CHIRURGIE IN EINZELDARSTELLUNGEN

BAND 39

R. PERWITZSCHKY

WIEDERHERSTELLUNGSCHIRURGIE DES GESICHTS

WIEDERHERSTELLUNGSCHIRURGIE DES GESICHTS

MIT AUSNAHME DER CHIRURGIE DES KIEFERS UND DER MUNDHÖHLE

VON

PROF. DR. REINHARD PERWITZSCHKY
DORTMUND-ASSELN
DIREKTOR DER HALS-, NASEN-, OHRENKLINIK
DER EHEMALS DEUTSCHEN UNIVERSITÄT BRESLAU

Mit 176 Bildreihen

1951

WALTER DE GRUYTER & CO.

VORM. G. J. GÖSCHEN'SCHE VERLAGSHANDLUNG · J. GUTTENTAG, VERLAGSBUCHHANDLUNG · GEORG REIMER · KARL J. TRÜBNER · VEIT & COMP.

BERLIN W 35

vorm. G. J. Göschen'sche Verlagshandlung, J. Guttentag, Verlagsbuchhandlung, Georg Reimer, Karl J. Trübner, Veit & Comp.
Berlin W 35

Archiv-Nr. 51 52 51 / 39. Printed in Germany

Satz: Walter de Gruyter & Co., Berlin W 35

Druck: Hermann Wendt, G. m. b. H., Berlin W 35

Meinem hochverehrten Lehrer

Herrn Prof. Dr. phil. et med. W. BRÜNINGS, München

zu seinem 75. Geburtstag in Dankbarkeit gewidmet.

Vorwort

Bis zum Beginn des zweiten Weltkrieges lagen über plastische Operationen und Wiederherstellungschirurgie des Gesichts die Handbücher von JOSEPH und LEXER vor. Während des Krieges erschienen dann die Werke von AXHAUSEN, LINDEMANN, GANZER und SCHUCHARDT.

Der zweite Weltkrieg mit seinem großen Anfall an Gesichtsverletzungen machte es erforderlich, daß neben den ursprünglich vorgesehenen, den Reservelazaretten angegliederten Fachabteilungen ein selbständiges Fachlazarett für Gesichts- und Kieferchirurgie geschaffen wurde. Dieses einzige deutsche, meiner Leitung unterstehende Fachlazarett befand sich in Breslau im Gebäude der alten Regierung; eine Ausweichstation war in Freiburg/Schlesien angegliedert. Die Bettenzahl betrug einschließlich der Ausweichstation 1200, die ständig voll belegt, häufig noch eine Aufstellung von Reservebetten notwendig machte. Wegen der langen, zwischen den einzelnen Operationen liegenden Wartezeit konnten die Verwundeten bis zu 6 Monaten beurlaubt werden, wodurch eine größere Anzahl von Urlauberbetten zur Verfügung stand, die, zwischenzeitlich von neueingelieferten Verwundeten belegt, die Iststärke des Lazarettes auf 13 bis -1400 Betten brachte. Die ärztliche Versorgung lag in den Händen von 5 Fachärzten für Hals-, Nasen-, Ohrenheilkunde und etwa 20 bis 25 Zahnärzten (darunter eine Anzahl Fachzahnärzte für Mund- und Kieferchirurgie).

Während alle, den Reservelazaretten angegliederten Fachstationen für Gesichts- und Kieferchirurgie von Kieferchirurgen geleitet wurden, sollte die Leitung dieses Fachlazarettes auf Anordnung des damaligen Wehrkreisarztes und späteren Inspekteurs des Heeressanitätswesens, Generalleutnant Dr. WALTER, ein Rhinologe übernehmen. Gesichts- und Kieferchirurgie lassen sich aber nicht scharf voneinander trennen, so daß mir die Aufgabe, vor die ich auf Grund meiner Operationserfahrungen in der Wiederherstellungschirurgie des Gesichts gestellt war, erwuchs, mich in das mir bis dahin fremde Gebiet der Kieferchirurgie einzuarbeiten. Meine Zusage erfolgte deshalb erst, als sich die Herren Professor Dr. EULER, Direktor des zahnärztlichen Instituts und Professor Dr. HÜBNER, Abteilungsleiter am zahnärztlichen Institut Breslau bereit erklärten, mich auf Grund ihrer im ersten Weltkrieg gesammelten Erfahrungen ehrenamtlich zu unterstützen. Mit ihrer Hilfe und unter ihrer ständigen Anleitung wurde es mir möglich, in das Gebiet der Zahnheilkunde hineinzuwachsen, wofür ihnen mein ganz besonderer Dank gilt. Trotz ihrer starken Beanspruchung durch die Institutsaufgaben stellten sich beide Herren bereitwillig zur Verfügung, bis sich aus der großen Zahl meiner Zahnärzte drei Herren durch besondere Leistungen und Fähigkeiten auszeichneten. Sie namentlich zu erwähnen, ist mir ein Bedürfnis: Dr. BEILHARZ, Ulm, Dr. KÖNIG, Langenfeld und Dr. TIETZE, Karlsruhe.

Wenn trotz der überstürzten Räumung Breslaus das Lazarett mit seinen Verwundeten und seinem Inventar noch rechtzeitig verlegt werden konnte (Würzburg, später Garmisch), so sind doch eine Anzahl von Krankengeschichten, Fotografien, Moulagen und sonstiger Präparate verlorengegangen. Immerhin gelang es, von dem großen Fotomaterial etwa 3000 Negative, von denen ein kleiner Teil in diesem Buch zur Illustration der verschiedenen Operationsmethoden verwandt worden ist, zu retten. Unersetzlich ist der Verlust des gesamten Cinema-Buntfilmmaterials, zumal durch die Cinemaaufnahmen nicht nur der kosmetische, sondern auch der funktionelle Erfolg einer Operation demonstriert werden kann. Zweimal fand während des Krieges eine Tagung für Sanitätsoffiziere in meinem Lazarett statt und einmal hielt die Gesellschaft der Deutschen Hals-, Nasen-, Ohrenärzte ihren Kongreß in Breslau ab, wobei ich Gelegenheit hatte, den Teilnehmern meine Verwundeten, die Erfolge und Mißerfolge der operativen Eingriffe zu demonstrieren.

Die Erfahrungen, die ich im Laufe der Jahre an dem großen Verwundetengut machen konnte, sollen in diesem Buch niedergelegt werden. Es stellt kein Handbuch in seinem eigentlichen, alles berücksichtigenden Sinne dar. So muß die allmähliche, geschichtliche Entwicklung der Wiederherstellungschirurgie des Gesichts in den oben erwähnten Werken eingesehen werden (JOSEPH). Alle bisher verwandten Operationsmethoden anzuführen, erscheint mir nicht nur überflüssig, sondern ist auch wegen der großen Vielzahl unmöglich.

Wenn es bei der Vielgestaltigkeit der Gesichtsverletzungen auch keine sogenannten Standardoperationsmethoden gibt, so haben sich doch im Laufe der Zeit einige typische Operationsverfahren herausgebildet, die mit einigen Modifikationen für den jeweils vorliegenden Fall in ihren Grundzügen verwandt werden können. Wer jedoch glaubt, nur auf den ausgetretenen Pfaden wandeln und damit in allen Fällen auskommen zu können, wird sich bald eines anderen belehren lassen müssen. Die Vielzahl der mitbestimmenden und zu berücksichtigenden Faktoren erfordert gerade auf diesem Gebiet eine sehr selbständige Handlungsweise. Starres Festhalten an einer Operationsmethode oder stures Durchhalten eines einmal festgelegten Operationsplanes garantieren nie den Erfolg. Die Situation liegt in jedem Fall, der uns unter das Messer kommt, anders, ja sie kann während der Operation grundsätzlich andere Wege als wir sie zu gehen beabsichtigen, von uns verlangen, so daß der Operateur vor neue, unerwartete Situationen gestellt, sich gezwungen sieht, seinen vorgesehenen Plan abzuändern und neue Entschlüsse zu fassen. Diese fordern neben den anatomischen und physiologischen Kenntnissen eine gute operative Schulung und Geschicklichkeit, neben dem Einfühlungsvermögen in die Psyche des Verwundeten einen starken Grad von Wendigkeit und ein künstlerisches Formgefühl. Das alles zu vermitteln, vermag kein Lehrbuch. Es kann einführen in die Materie, beraten und die gesammelten Erfahrungen überliefern. Diese Erfahrungen kann man im einzelnen nur an einem so großen Verletztenmaterial sammeln, wie es ein Krieg mit sich bringt. Die relativ seltenen Gesichtsverletzungen bei Unfällen in Friedenszeiten reichen nicht aus, sich ein abschließendes Urteil über den Wert einzelner Verfahren zu bilden, zumal ähnlich gelagerte Verletzungen meist in zeitlich großen Abständen vorzukommen pflegen. Die Vergleiche über die Brauchbarkeit der angewandten Methoden sind nur aus der Erinnerung möglich und infolgedessen wenig zuverlässig. Wie anders in Kriegszeiten! 10 und 20, manchmal auch mehr ähnlich gelagerte Fälle befanden sich zu gleicher Zeit in meinem Lazarett und konnten, nach verschiedenen Verfahren operiert, auf ihren kosmetischen und funktionellen Erfolg hin verglichen werden. Die auf diese Weise an Kriegsverwundungen gesammelten Erfahrungen sollen den in Friedenszeiten durch Unglücksfälle Verletzten zugute kommen, sie sollen dem Gesichtschirurgen die Grundlage geben für seine ärztlichen Maßnahmen, ohne von ihm „teures Lehrgeld", das andere vor ihm zahlen mußten, zu fordern.

In diesem Sinne habe ich meine Erfahrungen niedergelegt und mich in dem vorliegenden Werk darauf beschränkt, unser Wissen über die Heilungsvorgänge einer Wunde, über das Leben der aus dem Verband getrennten Zelle in ihrer spezifischen Gewebeeigenart wiederzugeben, die bewährten Operationsmethoden zu beschreiben, ihren Anwendungsbereich zu umgrenzen und an Hand von Fotografien die zu erreichenden Resultate zu demonstrieren. Auch die „verunglückten Fälle", Mißerfolge, ihre Ursachen und ihre evtl. mögliche Abhilfe bzw. Vermeidung will ich nicht unerwähnt lassen. Verständlicherweise wird auf dergleichen in den Publikationen ungern eingegangen und doch ist solche kritische Besprechung notwendig, denn gerade durch sie lernen wir, Fehler zu vermeiden.

Das Buch ist nicht nur für denjenigen gedacht, der selbst Erfahrungen auf dem Gebiet der Wiederherstellungschirurgie des Gesichts gesammelt hat und diese mit den meinigen vergleichen und abwägen kann, sondern vornehmlich für denjenigen, der sich diesem Spezialfach widmen will. Dem ersten mag vieles selbstverständlich und zu erwähnen überflüssig scheinen, was dem anderen zu Beginn seiner Tätigkeit ein wertvoller Fingerzeig sein wird.

Auf Wunsch des Herausgebers habe ich die Verletzungen und Operationsverfahren des Nervus facialis, der Augenlider und der Nasennebenhöhlen mit übernommen. Letztere sind jedoch nur soweit berücksichtigt, als die Verletzungen sich ausschließlich auf sie und nicht auf die angrenzenden Teile ausdehnen; auf die von ihnen ausgehenden Komplikationen einzugehen, war nicht meine Aufgabe.

Die Chirurgie des Kiefers und des Mundes findet ihre Bearbeitung von anderer Seite.

Dortmund-Asseln, Mai 1951 Der Verfasser

Inhalt

A. Allgemeines

I. Vorbemerkungen

Die Wiederherstellungschirurgie des Gesichts bezweckt die durch krankhafte Ursachen oder Trauma verlorengegangenen Teile des Gesichts zu ersetzen, Entstellungen zu verbessern oder zu beseitigen und gestörte Funktionen wiederherzustellen. Sie ist bestrebt, sich den Erfolgen der kosmetischen Chirurgie zu nähern oder sie gar zu erreichen. Art, Lage und Ausdehnung des Defektes werden unseren operativen Erfolgen Grenzen setzen, die selbst bei größter Geschicklichkeit und Technik nicht überschritten werden können, zumal häufig zwischen Kosmetik und Funktionswiederherstellung ein Kompromiß geschlossen werden muß, der unser Handeln nach der einen oder anderen Richtung hin ausschlaggebend beeinflußt. Es erscheint mir nicht unwichtig, auf diesen Punkt hinzuweisen, zumal hier die Entscheidung des Arztes nicht immer übereinstimmt mit den Wünschen des Verletzten. So verständlich es ist, wenn der Patient eine möglichst völlige Beseitigung einer kosmetischen Entstellung erhofft, so berechtigt ist es aber auch, wenn der Arzt diese zugunsten einer ihm wichtiger erscheinenden Funktionswiederherstellung hintenanstellt. Lassen sich beide Forderungen erfüllen, so ist diese Lösung die ideale. Andernfalls verlangen Unstimmigkeiten eine Aussprache und Klärung, um den Verletzten von vornherein vor Enttäuschungen zu bewahren.

Neben der körperlichen Entstellung liegt bei allen Gesichtsverletzten eine psychische Schädigung vor. Diese zu kennen und auf sie einzugehen ist für den Operateur ebenso wichtig wie die operative Beseitigung des Defektes. Man kann meist sehr deutlich drei aufeinanderfolgende Stadien der Einstellung des Verletzten zu seinem jeweiligen Zustand unterscheiden, wenn bei dem einen auch der Grad der Reaktion ein viel ausgesprochenerer sein kann als bei dem anderen. Setzt sich einer leicht über eine stärkere Entstellung hinweg, so kann ein anderer sich mit einer viel geringeren Schädigung nur schwer zurechtfinden. Diese nach beiden Seiten hin übertriebenen Einstellungen in die richtigen Bahnen zu lenken, stellt eine nicht unwichtige Aufgabe des Operateurs dar, die er über seinen plastischen Aufgaben nicht vergessen sollte.

Unmittelbar nach der Verwundung besteht eine Depression, die zwar nicht immer mit der Schwere der Verletzung, wohl aber mit der Ausdehnung derselben in Gleichklang zu stehen pflegt. Er sieht seine Zukunft bedroht, sein Familienleben, seinen Beruf gefährdet. Dieses Stadium muß bald abgelöst werden von dem der „Hoffnung", welches zu erreichen durch äußere Umstände beschleunigt werden kann: Kameraden, die schon im vorgeschrittenen Stadium der Wiederherstellung sind, haben ihm guten Mut zugesprochen, an Hand ihrer Fotografien (ich habe grundsätzlich jedem meiner Verwundeten einen Abzug der von ihm gemachten

Fotos ausgehändigt) gezeigt, wie sie selbst „einmal aussahen"; die zu Besuch weilende Frau hat mit viel Takt ihr sicher berechtigtes Erschrecken über die Entstellung zu verbergen gewußt und sie zu bagatellisieren vermocht und schließlich hat ihn der Arzt durch beruhigende Zusicherungen wieder aufgerichtet. Kurz, es sind eine Menge kleinerer Umstände, die aber, summiert, auf die Psyche des Verletzten sehr erheblich einzuwirken und ihn umso schneller aus dem Stadium der Depression herauszubringen vermögen. Hierzu gehört auch, den Verletzten nicht als „Kranken" zu behandeln und ihn durch unnötige Einschränkungen in seinen Lebensgewohnheiten zu behindern. Es ist unsinnig, ihm das Rauchen zu verbieten. Durch nichts ist bewiesen, daß der mäßige Tabakgenuß die Heilung einer Wunde ungünstig beeinflußt und oft genug bin ich der Erste gewesen, der einem frischeingelieferten Verwundeten eine Zigarette in den Mund gesteckt hat. Bedeutet schon das erste Aufstehen einen Fortschritt, der erste Ausgang einen weiteren Schritt zur Genesung, so gibt ihm die Erlaubnis, in seinem Beruf tätig zu sein, Zuversicht und Selbstvertrauen. Im allgemeinen pflegen die Wiederherstellungsoperationen lange Zeit in Anspruch zu nehmen. Diese so auszufüllen, (d. h. nicht mit „Spielereien", sondern ernsthaft, wenn möglich in seinem Beruf) daß der Verletzte auch psychisch gesundet, gehört mit zu unseren Aufgaben.

Nach Abschluß der Behandlung, in das Zivilleben zurückgekehrt, pflegt bei einem nicht unerheblichen Teil dann ein Zustand einzusetzen, wo er glaubt, durch seine „abstoßenden Narben" im Gesicht benachteiligt zu sein. Gewiß, es gibt Berufe, bei denen das Aussehen des Betreffenden eine Rolle spielt (Verkäufer, Kellner usw.). In den meisten Berufen aber — vom Wissenschaftler bis zum Arbeiter — ist die Leistung entscheidend. Und hier wird nun häufig, wenn die Leistung nicht ausreicht, die körperliche Entstellung als Grund für den Mißerfolg im Beruf angeschuldigt. Ich habe eine Reihe solcher Fälle während meiner Tätigkeit in Jena kennengelernt, die von Lexer im ersten Weltkrieg mit den denkbar besten Ergebnissen wiederhergestellt worden waren. Sie kamen immer wieder mit ihren Klagen und verlangten kleine Verschönerungen, um in „ihrem Beruf weiter vorwärts zu kommen". Hier in Verkennung der eigentlichen Ursachen ihrer Mißerfolge im Beruf durch kosmetische Operationen „nachhelfen" zu wollen, ist unzweckmäßig. Sie in richtiger Weise aufzuklären ist eine undankbare Aufgabe, weil der beabsichtigte Erfolg mangels Einsicht auszubleiben pflegt.

Dieser kurze Hinweis auf die Aufgaben des Arztes zur psychischen Gesundung seines Verletzten möge genügen. Das Thema wird sich nie erschöpfend behandeln lassen, weil jeder Verletzte ein Mensch mit all seinen Vorzügen und Nachteilen ist und sich deshalb nicht in ein Schema zwingen läßt.

II. Lokalanästhesie

1. Oberflächenanästhesie. Infolge seiner Giftigkeit ist das alte Schleimhautanästhetikum, das Kokain durch Ersatzpräparate fast völlig in den Hintergrund gedrängt worden und wohl nur noch in der Ophthalmologie zur Einträufelung in das Auge üblich, während es in der Rhino-Laryngologie zur Anästhesie der Schleimhäute der Luftwege in 5 bis 10% Lösung nur gelegentlich noch verwandt wird.

An seine Stelle getreten sind die weniger giftigen und in ihrer anästhesierenden Wirkung besseren Präparate wie: Tutocain, Psicain, Pantocain u. a. Statt des heute noch so häufig geübten Aufsprayens dieser Lösungen benutze ich nur den mit der Lösung getränkten Wattepinsel, mit dem ich zeitlich sehr langsam eine Gebietsfläche nach der anderen bestreiche. Es ist erstaunlich, mit wie geringen Mengen der Lösung sich auf diese Weise eine gute Anästhesie erreichen läßt.

Beim Pantocain sind schädigende Nebenwirkungen auf die Haut beobachtet worden (Berufsekzem der H-N-O-Ärzte). THIELEMANN berichtet über vier tödlich verlaufene Fälle nach Anwendung von Pantocain. Alle vier Patienten hatten tagelang wenig oder nichts gegessen, befanden sich also in stark reduziertem Ernährungszustand. Als Ursache glaubt THIELEMANN nicht etwa eine „individuelle Disposition" annehmen zu müssen, sondern „eine hochgradige, durch akuten Hungerzustand hervorgerufene Glykogenverarmung der Leber". Hierdurch wird die Widerstandskraft stark herabgesetzt. Da nach v. BERGMANN kleine Insulingaben mit reichlicher Kohlehydratzufuhr eine Glykogenspeicherung zur Folge haben, durch welche die Leber wieder entgiftungskräftig wird, empfiehlt THIELEMANN, nicht zu geringe Kohlehydratmengen (Dextropur oder Traubenzucker i. v.) vorbeugend zu verabfolgen. Es ist erforderlich, dem Pantocain Suprarenin zuzusetzen, weil dadurch das Pantocain, welches gefäßdilatatorisch wirkt und große Resorptionsneigung hat, verzögert aufgenommen in den Blutkreislauf gelangt.

Neben den zum Teil tödlichen Vergiftungen, über die auch FASELT und BENESI berichtet haben, die auf Überdosierung oder besondere Empfindlichkeit der Patienten zurückzuführen waren, kommen solche Unglücksfälle leider hier und da durch Verwechslung der beiden auf dem Anästhesietisch zur Verwendung bereitgestellten Lösungen für die Infiltrations- und für die Oberflächenanästhesie vor. Aus diesem Grunde habe ich vorgeschlagen, jede Oberflächenanästhesielösung mit einem nicht-vitalfärbenden Farbstoff zu versetzen, sodaß der Operateur jederzeit am Farbunterschied der Flüssigkeiten den Inhalt der Gläschen zu erkennen vermag und eine Verwechslung ausgeschlossen ist.

Es findet nicht immer genügend Berücksichtigung, daß Morphium sowie auch Äther und Chloroform die toxische Wirkung zu steigern vermag.

HOFENDAHL konnte bei tödlichen Kokaindosen durch intravenöse Injektionen von Somnifen den bereits eingetretenen Krampf lösen. Nach BEDAUIN „erschlafft der Patient schon während der Injektion, die Atmung wird ruhiger, die Augenlider schließen sich, der Kopf sinkt auf das Kissen und auch der vor einer Minute erregteste Patient schlummert ein". Intramuskulär sollen 1 bis 6 Ampullen, i. v. 1 bis 3 Ampullen je nach Schwere des Falles gegeben werden.

2. Infiltrationsanästhesie. Das am häufigsten angewandte Anästhetikum ist das Novocain. Nach Untersuchungen von BIEBERSTEIN übt das Mittel selbst in stark konzentrierten Mengen auch auf das zarteste Gewebe (Cornea) keine Reizerscheinungen aus. Die schädliche Wirkung auf den Gesamtorganismus hängt davon ab, wie groß in der Zeiteinheit die Novocainmenge ist, die in das Gehirn gelangt. Sie schwankt in großen Grenzen, haben doch SIEGEL und ZANGEMEISTER bei paravertebralen Anästhesien 600 bis 700 ccm einer ½%-Lösung ohne Schädigung verwandt.

Die schädigenden Wirkungen äußern sich nach MARCHAND und LENDLE in: Blässe des Gesichts, Kleinerwerden und Beschleunigung des Pulses, beschleunigte Atmung, Übelsein, Erbrechen, Oppressionsgefühl und Flimmern vor den Augen, sowie vorübergehende Amaurose (SZENDE, LEDERER) und epileptiforme Anfälle. Todesfälle beschrieben RADIAN, PERRET, AJAZZI, CANUYT. Besonders schwere, aber nur kurz dauernde Kopfschmerzen sah ich gelegentlich bei Injektionen in die seitlichen Halspartien, während bei gleichen Patienten diese Nebenerscheinungen nicht auftraten, wenn die Anästhesie an anderen Körperstellen vorgenommen wurde.

Die meisten Autoren nehmen an, daß alle Zwischenfälle auf versehentliche Einspritzungen größerer Mengen von Novocain in ein angestochenes Gefäß zurückzuführen sind und nur MARCHAND setzt sich für eine „Idiosynkrasie" des Organismus gegen das Betäubungsmittel ein.

Bei der sehr bedrohlichen Schockform mit tonisch-klonischen Krämpfen, die auf eine Reizung des kortikalen Systems zurückzuführen sind, empfiehlt BURGDORF nach einem Vorschlag von DIAMANT die intravenöse Injektion von Evipan.

Zur Herabsetzung der Nebenerscheinungen verabfolgt FUCHS 30 Tropfen einer 10% Sympatollösung, ¼ Stunde vor Beginn der Injektion des Lokalanästhetikums, per os.

Die anästhesierende Wirkung des reinen Novocains ist nur sehr flüchtig und erst durch den Zusatz von Adrenalin (BRAUN) hält die Anästhesie lange genug an, um auch die Durchführung zeitlich langdauernder Operationen zu ermöglichen. Durch den Adrenalinzusatz wird gleichzeitig eine starke Kontraktion der Blutgefäße hervorgerufen und damit ein blutarmes Operationsgebiet geschaffen. Allerdings hat man dem Adrenalin vorgeworfen, daß nach Aufhören der Anämie eine sekundäre Hyperämie auftritt, wodurch die höchst unangenehmen Nachblutungen entstehen. Tierexperimentelle Versuche von HIRSCH u. a. haben diese Behauptungen nicht bestätigen können. Man muß deshalb wohl annehmen, daß sich die Gefäße nach Aufhören der Adrenalinwirkung wieder auf ihre normale Lumengröße erweitern und, während des Eingriffs nicht unterbunden, nunmehr zu bluten anfangen.

„Potenzieren" läßt sich die anästhesierende Wirkung des Novocains nach den Untersuchungen von KOCHMANN, ZORN und HOFFMANN durch Zusatz von Kalium sulfuricum.

a) Leitungsanästhesie. Um eine einwandfreie Anaesthesie zu erreichen, ist eine genaue Kenntnis des Verlaufs und der Ausbreitungsgebiete der sensiblen Gesichtsnerven notwendig. Im Rahmen dieser Abhandlung ist es nicht möglich, alle für die einzelnen Gebiete in Frage kommenden verschiedenen Verfahren der Leitungsanästhesie zu bringen. Ich verweise auf die betreffenden Spezialwerke und begnüge mich mit der Schilderung der gebräuchlichsten Methoden.

Abb. 1 gibt den Verlauf und das Ausbreitungsgebiet der sensiblen Nerven des Kopfes und des Halses nach EISLER wieder. Zu dem Hauptnerv, der die sensible Innervation des Gesichts besorgt, dem Trigeminus, treten vom Halse her noch folgende sensible Hautnerven auf das Gesicht über:

1. N. auricularis major aus dem Plexus cervicalis stammend,
2. N. occipitalis minor,
3. N. occipitalis major, vom hinteren Ast des 2. Zervikalnerv stammend.

Leitungsanästhesie des N. trigeminus.

I. N. supraorbitalis: Einstich in die Incisura supraorbitalis, die deutlich am unteren Rande des Supraorbitalbogens zu palpieren ist.

II. N. maxillaris:

1. N. infraorbitalis: Einstichstelle in das Foramen infraorbitale, entweder von außen her oder von der Fossa canina. Das Foramen liegt etwa 5 mm unterhalb einer deutlich fühlbaren Rauhigkeit am unteren Orbitalrand.
2. Die N. alveolaris sup. post. und med. lassen sich auf verschiedenen Zugangswegen ausschalten, jedoch ist die Treffsicherheit nicht immer garantiert, so daß es sich empfiehlt, die von ihnen versorgten Gebiete an den Ausbreitungsstellen zu infiltrieren.
3. Zur Anästhesierung des N. maxillaris benutzt man am zweckmäßigsten die von Hubmann und Sgyergyay eingeführte Methode: Der Kopf des Patienten wird ziemlich weit zurückgelagert und der Patient aufgefordert, den Mund weit zu öffnen. Das Foramen liegt über der Distalkante des letzten Molaren. Betupft man die Schleimhaut etwas mit Jod, so sieht man deutlich auf der gebräunten Fläche Fältchen im Foramen palatinum majus zusammenlaufen. In diese Einziehung sticht man die Nadel bis zu einer Tiefe von 3 bis 3½ cm vor und injiziert 2 bis 3 ccm einer ½%-Lösung.

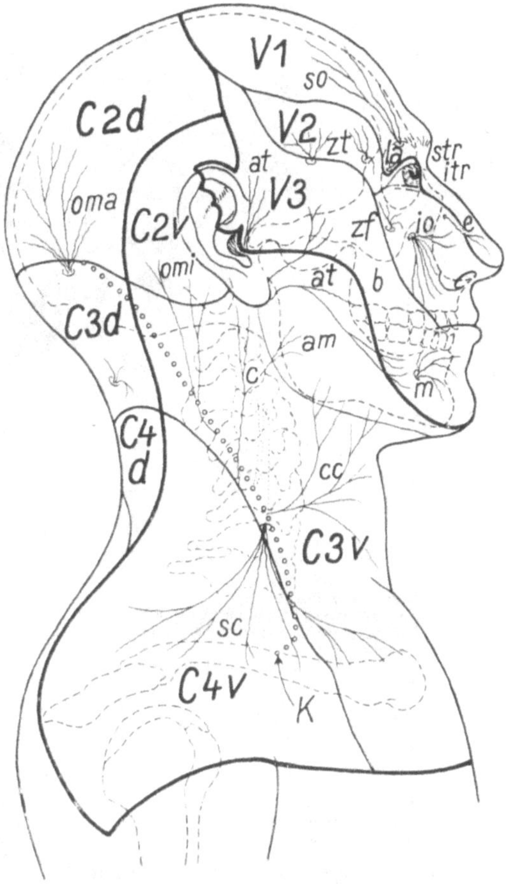

V1 erster Ast, V2 zweiter Ast, V3 dritter Ast } des Trigeminus
C2v, C3v, C4v = ventrale Äste des Plexus cervicalis
C2d, C3d, C4d = dorsale Äste des Plexus cervicalis
so Nervus supraorbitalis
str Nervus supratrochlearis
itr Nervus infratrochlearis
la Nervus lacrimalis
e Nervus ethmoidalis
zt Nervus zygomaticotemporalis
zf Nervus zygomaticofacialis
io Nervus infraorbitalis
m Nervus mentalis
b Nervus buccinatorius
at Nervus auriculotemporalis
am Nervus auricularis minor
omi Nervus occipitalis minor
oma Nervus occipitalis major
Skeletteile sind gestrichelt
K = hinterer Rand des Kopfnickers.

Abb. 1. Sensible Versorgung des Kopf- und Halsgebiets (nach Eisler.)

III. N. mandibularis: Die intraorale Methode wird nach Hirsch so vorgenommen, daß „wir dem Patienten den Mund weit öffnen und den Kopf ein wenig zurückbiegen lassen, bis die untere Zahnreihe horizontal steht. Nun tastet man mit dem Zeigefinger der linken Hand von innen das Trigominum retromolare, und zwar so, daß der Zeigefinger der Kaufläche der Zähne auflagert und mit seiner Kuppe in der Knochengrube liegt, während die Nagel-

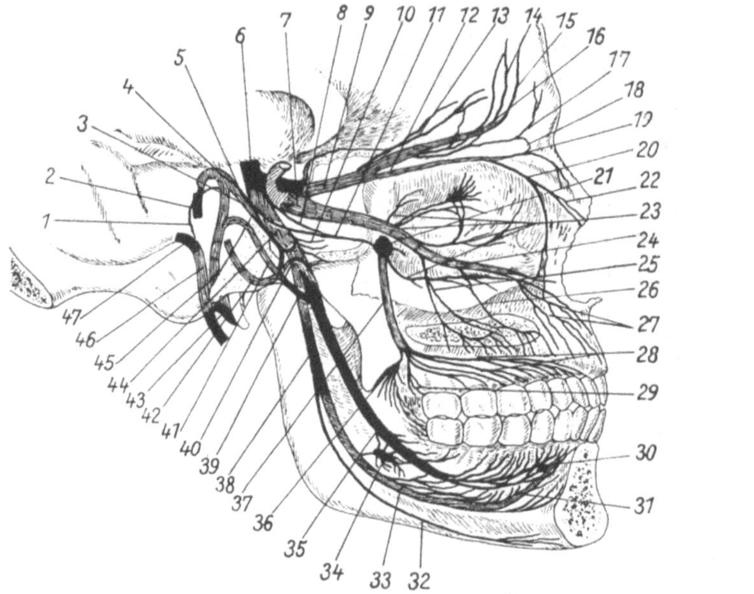

1 Nervus tympanicus
2 Nervus facialis (vor dem porus acust. int.)
3 Nervus petrosus superficialis minor
4 Ganglion geniculi
5 Nervus petrosus superficial. major
6 Nervus trigeminus
7 Nervus maxillaris
8 Nervus petrosus profundus
9 Nervus ophthalmicus
10 Nervus masticatorius
11 Nervus canalis pterygoidei
12 Nervus nasociliaris
13 Nervus lacrimalis
14 Nervus supraorbitalis
15 Nervus frontalis
16 R. frontalis
17 Nervus supratrochlearis Anastomose zum
18 Nervus infratrochlearis
19 Nervus ethmoidalis anterior
20 R. nasalis u. ethm. ant
21 Ganglion sphenopalat.
22 Nervus zygomaticus
23 Nervi nasales posteriores med. u. lat.
24 Nervus infraorbitalis
25 Nervus alveolaris sup. posterior
26 Nervus alveolaris sup. med.
27 Nervus alveolaris sup. anterior
28 Nervus palatinus anterior
29 Nervus palatinus med.
30 Nervus sublingualis
31 Nervus mentalis
32 Nervus mylohyoideus
33 Nervus alveolaris inferior
34 Ganglion submaxillare
35 Nervus lingualis
36 Nervus palatinus posterior
37 Nervi palatini im canalis pterygopalatinus
38 Nervus alveolaris inferior
39 Chorda tympani
40 Ganglion oticum
41 Chorda tympani
42 Nervus auriculo-temporalis
43 Nervus facialis (am foramen stylomastoideum)
44 Nervus mandibularis
45 Nervus facialis im Kanal
46 Nervus glossopharyngeus
47 Ganglion petrosum

Abb. 2. Schematische Darstellung des Trigeminus-Gebietes nach Casar Hirsch

seite nach innen (medial) gerichtet ist. Man sticht dann die Kanüle in der Mitte des Fingernagels nahe am Knochenrand in die Schleimhaut etwa 1,5 cm vor".

IV. Ganglion Gasseri. Die Leitungsanästhesie kommt nur bei Operationen in Frage, bei denen das ganze Gesichtsgebiet einer Seite anästhetisch gemacht werden soll. Am sichersten erscheint die Härtelsche Methode: „Die Punktion wird in sitzender Stellung ausgeführt. Der Einstichpunkt befindet sich an der Wange gegenüber dem 2. oberen Molarzahn. An der Kanüle ist die voraussichtliche Tiefe des Planum infratemporale (6 cm) durch den Schieber markiert. Die Nadel geht nun durch die Wangenhaut zwischen dem Musc. buccinator und Masseter hindurch und zwischen Oberkiefer und aufsteigendem Unterkieferast durch die Weichteile der Fossa infratemporalis zum Planum infratemporale, welches in der angegebenen Tiefe als harte, glatte Knochenfläche fühlbar ist. Das Aufsuchen des Foramen ovale muß mit leichter Hand geschehen. Ist das Foramen einmal gefunden, so gleitet die Kanüle über dessen Knochenrand hinweg in die Tiefe und schlägt zwangsläufig den rechten Weg ein". An die liegende Kanüle wird die Spritze angesetzt und ganz langsam, in kleinsten Zügen injiziert (½ bis 1 ccm).

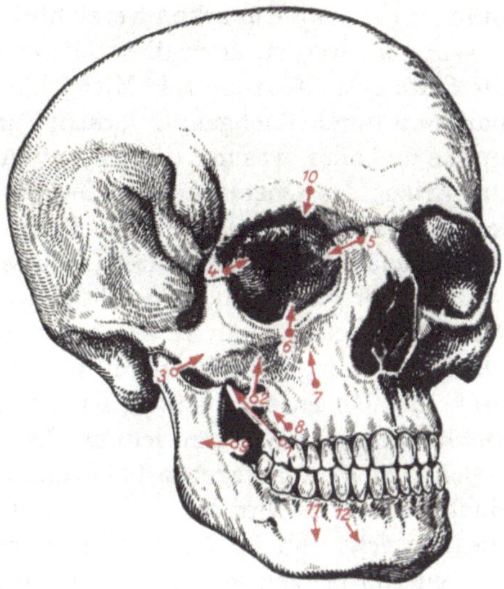

Abb. 3. Einstichpunkte zur Anästhesie der einzelnen Nerven (nach Hirsch)

b) Umspritzungsanästhesie. Die von Lexer propagierte Leitungsanästhesie für operative Eingriffe im Gesicht hat den Vorteil, daß Formveränderungen durch die Injektionsflüssigkeit im Operationsgebiet nicht auftreten, hat aber den Nachteil, daß die durch den Adrenalinzusatz bei der Umspritzungsanästhesie zu erreichende und die Operation so wesentlich erleichternde Anämie des Gewebes fortfällt. Aus diesem Grunde wird der Infiltrationsanästhesie von fast allen anderen Operateuren (Ganzer usw.) der Vorzug gegeben.

Die direkte Infiltrationsanästhesie in ein Transplantat oder Lappen ruft in diesem zweifelsohne eine Stoffwechseländerung hervor, die nicht ohne störenden Einfluß auf das aus seinem normalen Verbande gelöste Gewebe sein dürfte. Diese Störung kann durch die Umspritzungsanästhesie weitgehend ausgeschaltet werden. Die durch das eingespritzte Anästhetikum bedingte Formveränderung des Gewebes läßt sich durch Erhöhung der Konzentration und die damit verbundene Verringerung der Flüssigkeitsmenge herabmindern. Bei Korrekturen kleiner Niveauunterschiede der Hautoberfläche durch Unterpolsterungen verwende ich deshalb eine 2%-Lösung.

Die häufigsten Störungen bei Anwendung des Lokalanästhetikums im Gesicht sind gelegentlich auftretende Kopfschmerzen und Sehstörungen, die Szende und Lederer darauf zurückführen, daß von der Lösung kleine Mengen in die Vena ophthalmica gelangen und durch die entstehende Anämie in der Gegend der Vena centralis retinae Blindheit hervorgerufen wird, oder aber: die Lösung ist zur Hirnbasis gelangt und hat die Gebilde teils in dem Foramen opticum oder in der Fissura orbitalis blockiert.

III. Narkose

1. Die intravenöse Narkose. Der Evipanrausch (Evipan-Natrium-Bayer) ist für kurzdauernde Eingriffe (Plattendrahtnaht) zur Versorgung frischer Wunden im Gesicht das Betäubungsmittel der Wahl. Bei vielen Hunderten von Evipan-Narkosen habe ich außer geringfügigen Erregungszuständen nie einen Zwischenfall erlebt und habe somit auf die von anderer Seite ebenso günstig beurteilten Kurznarkosen durch SEE und Eunarkon verzichtet. Von vielen Autoren (HOLLE, SARBU, GEISTHÖVEL u. a.) werden auch diese Mittel sehr gelobt und dem Evipan gleichwertig an die Seite gestellt. Alle diese Mittel haben in unserem Gebiet die Inhalationsrauschnarkosen durch Lachgas, Chloräthyl und Äther völlig verdrängt, weil die Narkosemaske und alles, was mit der Durchführung der Inhalationsnarkose zusammenhängt, die Arbeit des Operateurs im Gesicht mehr oder weniger behindert und weil sie keinerlei Nachbeschwerden (Übelkeit, Erbrechen) zur Folge haben.

Es sind zwar Zwischenfälle, gelegentlich auch Todesfälle bei der intravenösen Narkose vorgekommen, jedoch liegt die Häufigkeit weit unter der Grenze der übrigen Narkosemittel und dürfte zu einem Teil auf unzweckmäßiger Dosierung beruhen. Da die Wirkung des Mittels in keiner Weise vom Körpergewicht und von Körpergröße des Patienten abhängig ist, ist es völlig abwegig, hiernach die Dosierung des Betäubungsmittels auszurichten. Die zuverlässigste Art der Dosierung ist die, welche ich 1933 angegeben habe und die wohl auch heute am meisten zur Anwendung gelangt: es wird für einen Rausch die doppelte Menge von Evipan eingespritzt, die ausreicht, ihn in den Schlaf zu bringen. Trat die Bewußtlosigkeit nach langsamem Einspritzen von 3 ccm ein, so genügen weitere 3 ccm, um eine Schlafdauer von 10 Minuten zu erreichen. Trat der Schlaf jedoch erst nach 5 ccm ein, so reagiert der Patient eben weniger stark auf dieses Mittel und braucht dementsprechend auch weitere 5 ccm für die erforderliche Schlafdauer. Die gleiche Dosierungsvorschrift empfiehlt HOLLE bei der Anwendung von SEE.

Um gelegentlich zu beobachtende Exzitationen zu bekämpfen oder ein schnelles Erwachen aus dem Rausch zu erreichen, wird Cardiazol (3 ccm i. v., evtl. noch 3 ccm i. m. CALWER) oder Coramin (5 bis 10 ccm i. v., evtl. 5 bis 10 ccm i. m. STÄHLER) empfohlen. Bei Erregungszuständen sind Opiate zu vermeiden.

Eunarkon verwandte SARBU und GEISTHÖVEL in 10%-Lösung und erzielte mit 8 bis 10 ccm eine 15 bis 20 Minuten anhaltende Betäubung.

Scopolamin-Eukodal-Ephetonin (SEE) „stark" eignet sich nach HOLLE besonders gut zur intravenösen Narkose, jedoch sieht er bei Schädelschüssen eine Kontraindikation für die Anwendung dieses Mittels.

Ein unschätzbarer Vorteil dieser intravenösen Narkosen ist abschließend darin zu sehen, daß ein meist mehrere Stunden dauernder Nachschlaf dem Verletzten gerade die Zeit überbrückt, in der die Schmerzen nach dem Eingriff am stärksten zu sein pflegen.

2. Die rektale Narkose. Gleicher Beliebtheit wie die intravenöse Narkose erfreut sich die rektale Avertin-Basisnarkose, die die gleichen Vorzüge bei den Operationen des Gesichts aufzuweisen hat. Auch sie eignet sich besonders gut für kurzdauernde Eingriffe. Vollnarkosen, zu deren Durchführung größere Mengen des Mittels (bis zu 0,18 gr Avertin pro kg Körpergewicht) notwendig sind, werden wegen der nicht selten zu beobachtenden Zwischenfälle weniger angewandt. BEECHER, ERKES, HILLEBRANDT, PFITZNER, VORSCHÜTZ u. a. haben Todesfälle beschrieben.

Nach eingehenden Untersuchungen und auf Grund von Erfahrungen an über 8000 Avertin-Basisnarkosen hat KASPAR die Dosierung von 0,06 bis 0,08 gr pro kg Körpergewicht angegeben, je nach der körperlichen Verfassung des Patienten und der voraussichtlichen Dauer des Eingriffs. KILLIAN, DOMANEG, ANSCHÜTZ und SPECHT haben genaue Dosierungstabellen ausgearbeitet, welche im Original nachgelesen werden müssen.

Kontraindiziert ist die Rektalnarkose bei schweren Graden von Kachexie, akuten Nephritiden und sonstigen Nierenschädigungen sowie bei nicht kompensierten Herz- und Kreislaufstörungen.

Anwendung: Am Abend vor der Operation wird zweckmäßigerweise 1 bis 2 Tabl. Adalin, 1 Stunde vor Beginn der Narkose 1 Ampulle Dilaudid oder Pantopon verabfolgt. Mit dest. Wasser von 35 bis 40 Grad wird eine $2\frac{1}{2}\%$ Avertin-Lösung hergestellt, deren Brauchbarkeit man durch Zugabe von 2 Tropfen Kongorot-Lösung ($^1/_{1000}$) auf 5 ccm der bereiteten Lösung prüft. Zersetzte Lösung ergibt eine Blaufärbung. 45 Minuten vor dem Eingriff erfolgt der Rektaleinlauf, der langsam und nicht unter zu hohem Druck erfolgen soll.

Bei gelegentlichen Versagern kann Evipan zusätzlich gespritzt und als Zusatznarkose Äther (KASPAR) verwandt werden. Als Weckmittel hat sich Coramin 5 bis 10 ccm i. v. und 4 bis 5 ccm i. m. bewährt.

3. Inhalationsnarkose. Ich wies bereits darauf hin, daß die Inhalationsnarkosen durch die Lokalanästhesie und die intravenösen und rektalen Narkosen bei Eingriffen im Gesicht sehr in den Hintergrund gedrängt worden sind, weil ihre Anwendung den Operateur in seiner Arbeit behindert und die Asepsis des Operationsgebietes gefährdet ist. Wenn das im Anschluß an die meisten Inhalationsnarkosen auftretende Erbrechen auch nach GAUSE durch Peremisingaben herabgedrückt werden kann, so begünstigt es doch in ällen Fällen, in denen die Wirkung ausbleibt, durch die beim Erbrechen auftretende Blutdrucksteigerung eine Nachblutung, ganz abgesehen davon, daß durch das Erbrochene der Verband meist stark verunreinigt wird. Aus diesem Grunde werden die Inhalationsnarkosen wohl nur dort Anwendung finden, wo die Lokalanästhesie oder die intravenöse Narkose kontraindiziert oder nicht durchführbar ist, oder man wird sie auf solche Fälle beschränken, in denen sich eine Anästhesie des Operationsgebietes, durch seine Lage oder Ausdehnung bedingt, nicht erreichen läßt, also vornehmlich bei Verwundungen, die bis in den Rachen oder Nasenrachenraum hineinreichen. Bei diesen Eingriffen muß dann Sorge getragen werden, daß bei den bewußtlosen, in Narkose sich befindlichen Patienten kein Blut in die tieferen Luftwege gelangen kann. Eine „Kopftieflagerung“ ist bei diesen Eingriffen aber nicht angebracht, weil hierbei eine stärkere, höchst unerwünschte Blutzufuhr ins Operationsgebiet auftritt.

Je nach dem Ort des Eingriffs wird man deshalb entweder die BELLOCQsche Tamponade oder die KUHNsche Intubationsnarkose verwenden.

a) BELLOCQsche Tamponade des Nasenrachenraums. Mit zurückgezogener Feder wird das BELLOCQ-Röhrchen durch ein Nasenloch in den Nasenrachenraum vorgeschoben, dann die in dem Rohr verlaufene Feder vorgedrückt, bis sie ihrer Krümmung gemäß um das Gaumensegel herum im Munde erscheint. An dieses Ende bindet man einen Zügel des BELLOCQ-Tampons, während der andere, zur Entfernung des Tampons nach beendetem Eingriff dienende Zügel zum Munde heraushängt. Mit eingezogener Feder wird das BELLOCQ-Röhrchen nunmehr wieder aus der Nase herausgezogen, der an sein Ende geknüpfte Zügel abgeschnitten und an ihm der Tampon in den Nasenrachenraum gezogen. Bei richtiger Lage und Größe des Tampons ist ein sicherer Abschluß des Nasenrachenraums gewährleistet, so daß die Anwendung dieses Verfahrens für alle Eingriffe in der Nase und den Nebenhöhlen geeignet ist.

Leider stellt sich oft nach Anwendung der BELLOCQschen Tamponade eine durch Infektion auf dem Tubenweg erfolgende, stürmisch verlaufende akute Mittelohreiterung ein. Der Tampon soll deshalb nur so lange wie unbedingt notwendig im Nasenrachenraum liegen bleiben. Mußte er wegen Nachblutung oder Nachblutungsgefahr aus dem Operationsgebiet noch nach dem Eingriff an Ort und Stelle belassen werden, so ist er grundsätzlich spätestens nach 24 Stunden zu entfernen.

b) KUHNsche Intubationsnarkose. Die Einführung des Intubationsrohres geschieht entweder in Narkose oder — diesen Weg wird jeder mit der Spiegeltechnik des Kehlkopfes vertraute Arzt wählen — nach Anästhesierung der Rachen- und Kehlkopfschleimhaut unter direkter Sicht und damit genauer und sicherer Leitung des Rohres. Um das eingelegte Rohr herum wird der Hypopharynx mäßig fest austamponiert und zwar so, daß unter Leitung des an dem eingeführten Rohr liegenden linken Zeigefingers durch die Tamponade das Rohr nach vorne an die Weichteile des Zungengrundes gedrückt wird. Nach Beendigung des Eingriffs ist die Tamponade und das Intubationsrohr erst dann zu entfernen, wenn der Patient beginnt, aus der Narkose zu erwachen und der Hustenreflex sich einstellt.

Da Äther die Kopfgefäße stark erweitert und damit die Blutung aus den Gefäßen unverhältnismäßig stark begünstigt, wende ich grundsätzlich das sogenannte BILLROTH-Gemisch an: Äther, Chloroform $\overline{aa}$ 30,0, Alkohol ad 100,0.

IV. Naht

Durch die Naht soll das durch das Trauma getrennte Gewebe in seiner ganzen Ausdehnung und Fläche so dicht wie möglich aneinandergelegt werden, um ein möglichst baldiges „Verheilen" der Wunde zu erzielen. Die durch die Naht in der ersten Zeit bedingte primäre oder anorganische Festigkeit geht allmählich durch die zwischen zwei Wundflächen entstehenden Verwachsungen in die sekundäre oder organische Festigkeit (KIRSCHNER) über. Diese organische Festigkeit wird neben anderen Faktoren umso eher erreicht werden, je exakter und enger eine Naht gelegt wird. Hierzu gehört, daß bei der subkutanen Naht die einander entsprechenden Gewebschichten vereinigt werden, bei der Kutisnaht ein kosmetisch einwandfreies Resultat erzielt wird.

1. Die primäre Naht nicht infizierter Wunden. a) Die subkutane Naht soll, die korrespondierenden Gewebsschichten einzeln erfassend, so eng gelegt sein, daß Hämatombildungen durch Nachblutungen aus kleinen, nicht unterbundenen Gefäßen vermieden werden. Hämatome trennen die zur Verwachsung kommenden

Wundflächen und sind darüber hinaus ein ausgezeichneter „Brutschrank" für Erreger, die gelegentlich einmal durch die Stichkanäle in die Tiefe gelangen und damit den ganzen Erfolg einer Operation in Frage stellen können. Durch eine enge subkutane Naht soll weiterhin die gesamte Entspannung der klaffenden Wunde erreicht werden. Es ist falsch, einen Teil dieser Aufgabe der Hautnaht zu übertragen oder sogenannte „durchgreifende Nähte" anzulegen. Sie pflegen meist in die Haut einzuschneiden und ergeben häßliche, senkrecht zur Wunde verlaufende Nahtnarben. Die subkutane Naht ist dann richtig gelegt, wenn durch sie allein sich die Wundränder der Epidermis locker berühren. Der Forderung ESSERS, möglichst wenig Unterbindungen zu legen, damit nicht unnötig viel Gewebe in der Umgebung der Gefäße der Nekrose anheimfällt, kommt man durch die enge, festgezogene Subkutisnaht ebenfalls nach.

b) Die Kutisnaht hat ausschließlich die Aufgabe, die Hautränder so genau aneinanderzulegen, daß die sichtbare Narbe strichfein ist. Während die versenkten Nähte so fest wie möglich zusammengezogen werden sollen, hat die Adaptionsnaht der Haut möglichst dicht am Wundrand (ESSER) und nur so fest zu liegen, als es die genaue Adaption erfordert. Gegen diese einfachste und verständliche Forderung einer richtig gelegten, kosmetischen Naht wird nur all zu oft verstoßen. Entweder wird die eigentliche Kutisnaht tief durch das Unterhautgewebe durchgeführt, weil sonst „die Wunde aufplatzen könnte", oder es wird nicht bedacht, daß auch bei jeder sterilen Wunde nach dem Eingriff eine Schwellung auftritt, durch welche die zu fest gelegte reine Kutisnaht unter eine stärkere Spannung kommt. Hierdurch schneiden die Stichkanäle wie auch die über der Haut liegenden Fadenteile in die Haut ein und fallen späterhin als „verzogene" Stichkanäle und senkrecht zur Narbe verlaufende Nahtfurchen sehr unangenehm auf.

Um überhaupt jede Nahtnarbe zu vermeiden, knüpft VARA-LOPEZ und MEANA NEGRETE die Nähte über einen 2 bis 3 mm breiten Zelloloidstreifen (Röntgenfilm). Besonders elegant ist die von KAST angegebene Methode: nach der Naht des Unterhautgewebes durch Katgut wird die Haut durch feine Knopfnähte vereinigt. Zwischen den gelegten Knopfnähten klebt KAST schmale Gazestreifchen mit Kollodium oder Mastisol. Sobald das Klebematerial getrocknet ist, werden die Hautnähte wieder entfernt. Die Streifchen, welche nunmehr allein die exakte Adaption der Wundränder besorgen, fallen nach 10 bis 14 Tagen ab.

Es kann mitunter sehr schwierig oder gar unmöglich sein, mit den üblichen Nadeln Schleimhautnähte in engen Spalten (Naseninneres) durchzuführen. CHILDREY benutzt hierzu eine dünne Injektionskanüle, durch welche ein Seidenfaden hindurchgezogen ist. Die Kanüle wird durch die beiden Schleimhautblätter gestochen, der Faden mit einer Pinzette an seinem vorderen Ende gefaßt und, nachdem die Kanüle zurückgezogen worden ist, mit dem anderen Fadenende verknüpft.

Wenn KÖNIG uns auch gelehrt hat, jede Wunde beim Operieren so wenig wie möglich mit unseren Händen in Berührung zu bringen und den Kontakt mit der Wunde während der Arbeit nur mit Instrumenten — da diese allein keimfrei zu machen sind — herzustellen, so erhebt sich die Frage, ob diese Forderung auch bei der Naht von Hautwunden aufrecht zu erhalten ist. JOSEPH hat auf die Anregung KÖNIGS hin seine „apodaktyle Naht" gegründet. Mittels eines besonders konstruierten „Einfädlers" wird die Seide — ohne Berührung mit den Händen — durch das Nadelöhr geführt. Die Knüpfung des Knotens geschieht mittels 4 Pinzetten! Da ich grundsätzlich während jeder plastischen Operation mehrfach die Gummihandschuhe wechsle — auf jeden Fall aber einen solchen Wechsel vor dem Schluß der Wunde vornehme und diesen Wechsel natürlich auch von Assistenten und der Operationsschwester verlange — ist die Gefahr einer Verunreinigung des Nahtmaterials behoben, so daß ich das sehr zeitraubende apodaktyle Nahtverfahren für eine übertriebene, nicht notwendige Vorsicht halte. Es erscheint mir im Gegenteil viel wichtiger, bei der Hautnaht zur Adaption der Wundränder so wenig wie möglich mit Pinzetten zu arbeiten: sie quetschen den Wundrand und verursachen Nekrosen. Ein Adaptieren mit den behandschuhten Fingern oder die Verwendung einer Nahtgabel, wie ich sie in größerer Ausführung für die frühzeitige Naht (Abb. s. d.) angegeben habe, ermöglicht ein schonendes Nähen der Wunde ohne die geringste Gewebsquetschung. Diesen Standpunkt teilt auch Esser: „Man scheue sich nicht, ab und zu abzuweichen von dem jetzt allgemein bevorzugten instrumentellen Operieren, da behandschuhte Finger oft zarte und wichtige Dinge leisten".

c) Als Inklusionsnaht bezeichnet Joseph seine Naht, die den Zweck hat, kleinere implantierte Knochen- oder Knorpelteilchen in ihrer richtigen Lage zu erhalten und ein Ausweichen im Gewebe zu verhindern; sie wird (meist als Matratzennaht) durch Haut und Implantat gelegt.

d) Situationsnähte sind Behelfsnähte, die gelegt werden, wenn die äußeren Umstände entweder die primäre oder die frühzeitige Naht nicht zulassen und durch die Größe des Defektes ein provisorisches Aneinanderlegen der Wundflächen (vor allen Dingen, um ein Austrocknen des freiliegenden Knochens zu vermeiden) notwendig ist.

In welcher Form die Naht durchzuführen ist — ob als einfache Knopf-, Matratzen- oder fortlaufende Naht — richtet sich nach Art und Beschaffenheit des Gewebes. Die fortlaufende Naht hat zwar neben der Ersparnis von Nahtmaterial den Vorteil der schnellen Durchführung, dagegen so viele Nachteile, daß sie bei kosmetischen Operationen kaum verwandt werden kann.

2. Die Plattendrahtnaht wird angewandt von dem Zeitpunkt ab, wo die Wunde sich in einem Stadium befindet, das eine primäre, lückenlose Naht nicht mehr zuläßt (s. frühzeitige Naht). Die im Stadium der Reinigung oder Granulationsbildung befindliche Wunde läßt durch die sich in der Wundumgebung abspielende Infektion eine Infiltrationsanästhesie nicht zu, so daß die Naht grundsätzlich in allgemeiner Betäubung durchgeführt wird. Diese Art des Wundverschlusses hat während des Krieges, wo die Verwundeten erst verhältnismäßig spät eine entsprechende Versorgung ihrer Verletzungen in den rückwärtigen Lazaretten erfahren konnten, ihre große Bedeutung erlangt (Ganzer, Goedel, Lindemann, Meyer, Perwitzschky, Reichenbach, Schuchardt, Wassmund, Seiferth, Mundnich u. a. m.).

Die verunreinigte Wunde wird zunächst mit Wasserstoffsuperoxyd ausgeschwemmt und sofort im Anschluß daran mit Kamillenlösung gründlich nachgespült; Fremdkörper und aus dem Verband getrennte Knochenstücke werden entfernt und bereits nekrotisch gewordene Gewebsteile — aber nur solche! — mit der Schere abgetragen. Mit einer großen, dreikantgeschliffenen Nadel — da das infiltrierte, entzündliche Gewebe der Nadel großen Widerstand entgegensetzt, sind solche Nadeln zu bevorzugen — sticht man mindestens 2 cm vom Wundrand entfernt ein, führt die Nadel zur Wunde heraus und zieht den Draht, der zweckmäßigerweise an seinem Ende mit einer PÉAN-Klemme gesichert ist, um ein Durchschlüpfen des gesamten Drahtes zu verhindern, nach (Abb. 4). Dann wird die Nadel an der gegenüberliegenden Stelle der Wunde eingestochen und die Spitze durch das Gewebe, 2 cm vom Wundrand entfernt, herausgeführt. Über die Nadel wird nun eine doppelt durchlöcherte Platte gezogen und bis auf die Haut über den Draht gestreift. Den umgekehrten Weg — parallel zum ersten — nimmt die Nadel zur Zurückführung des Drahtes auf die andere Seite der Wunde, an der jetzt die beiden freien Enden des Drahtes aus der Haut hervorragen. Die beiden durch die Löcher einer zweiten Platte geführten Drahtenden faßt man mit einer PÉAN-Klemme, zieht die Wunde zusammen, bis sich die Wundflächen engstens berühren und verdreht den Draht (Abb. 5). Zur Durchführung dieser Naht habe ich eine Nahtgabel (Abb. 6) angegeben, die einmal die Aufgabe hat, bei der Naht selbst das Gewebe durch Druck zu fixieren (Pinzetten reißen in dem morschen Granulationsgewebe aus oder quetschen das Gewebe unnötigerweise) und darüber hinaus beim Zusammenziehen der Wunde als Gegendrücker — auf die zweite Platte gelegt — zu wirken.

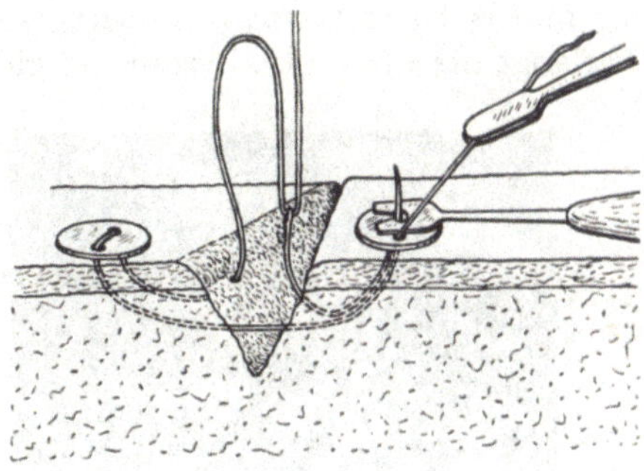

Abb. 4. Ausfuhrung der Plattendrahtnaht.

Die Abstände der einzelnen Nähte voneinander richten sich nach dem Grad des Klaffens der Wunde und dem Widerstand des Gewebes, welcher überwunden werden muß, um die gegenüberliegenden Wundflächen zur engen Berührung zu bringen.

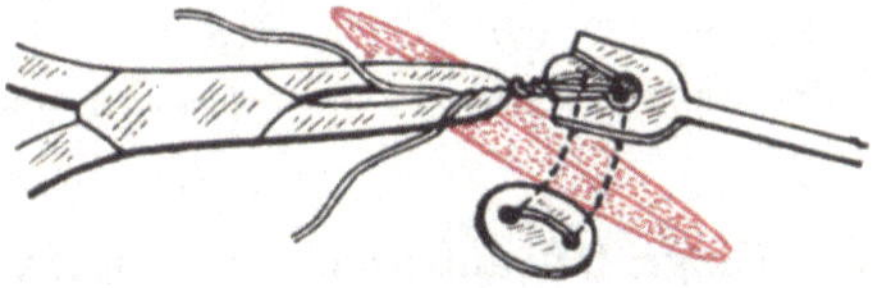

Abb. 5. Die Drähte der gelegten Naht werden mit einer Klemme gefaßt und zusammengedreht. Die Nahtgabel liegt auf dem Plättchen und wirkt als Gegendrucker.

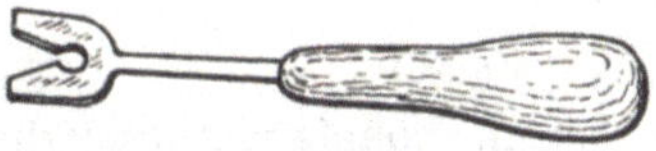

Abb. 6. Die Nahtgabel ($\frac{1}{3}$ norm. Größe).

Kleinere, zwischen den einzelnen Plattendrahtnähten liegende klaffende Strecken der Wunde verschließt man am zweckmäßigsten durch einfache Drahtnähte. „Kippen" die Platten auf einem gewölbten Teil der Hautoberfläche, sodaß dadurch der Rand der einen Plattenseite in die Haut einschneidet, so biegt man diesen Rand mit einer Flachzange oder einem PÉAN auf.

Läßt die Örtlichkeit die Verwendung der verhältnismäßig großen Platten nicht zu (wie z. B. bei Unterlid- oder Nasenflügelwunden), so findet statt ihrer die Bleiplombe ihre Verwendung. Es eignen sich hierzu Schrotkugeln (sog. Sauposten), die man mit einem Bohrer durchlöchert. Über den Draht gezogen, werden sie mit einer Zange zusammengekniffen.

Ich habe diese Naht auch verwandt bei Verwundeten, deren Wunden bereits vernarbt, im Effekt jedoch nicht befriedigend waren. Mit einem scharfen Löffel wurde die Narbe im Evipanrausch ausgekratzt und dann vernäht (Abb. 7a und b).

b) Als Entspannungsnaht (LINDEMANN, HAUPTMEYER, GANZER, SCHUCHARDT), verlangt die Plattendrahtnaht die gleiche Technik. Da die Ein- und Ausstichstellen

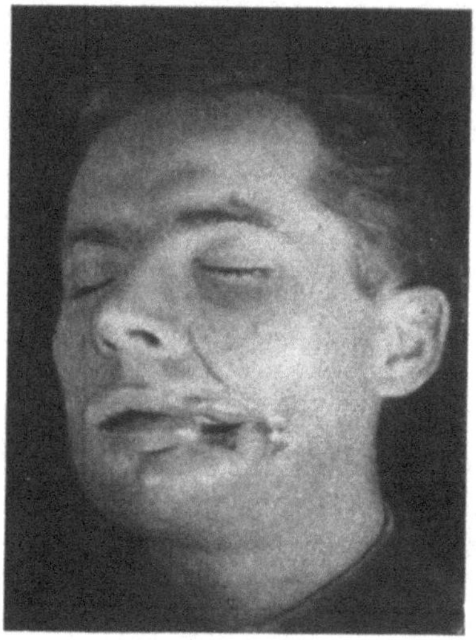

Abb. 7a

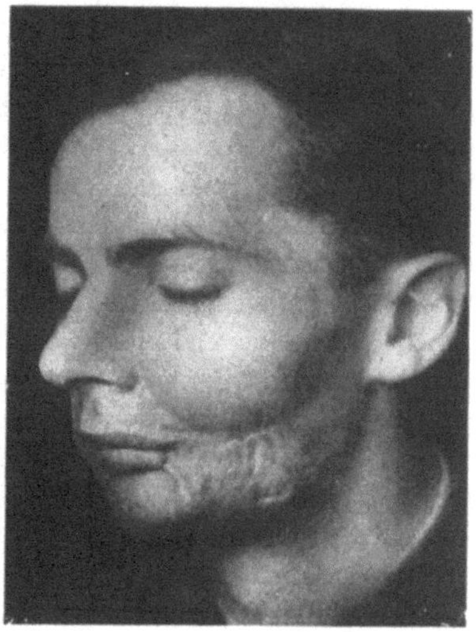

Abb. 7b

Abb. 7a. (Obltn. K.) Durchgehende Verletzung der linken Wange bis zum linken Mundwinkel reichend, Verlust der Zähne des Ober- und Unterkiefers. Die Wunde war bei der Einlieferung am 5. 12. 41 bereits vernarbt. Im Evipanrausch wurde die Narbe mit einem scharfen Löffel ausgekratzt und die Wunde durch Plattendrahtnaht verschlossen.

Abb. 7b. Zustand am 19. 6. 42. Der Lippenrotdefekt des linken Mundwinkels ist später korrigiert worden.

bei den in Lokalanästhesie durchgeführten Eingriffen außerhalb des Operations- und damit auch des eigentlichen Anästhesiegebietes liegen, müssen an diesen Stellen kleine Anästhesiedepots gesetzt werden. Zeitlich geht man bei dem Wundverschluß so vor, daß zunächst die Plattendrahtnaht gelegt, aber noch nicht zusammengezogen wird. Erst wenn die subkutane Naht durchgeführt ist, sind die Drahtnähte zusammenzuziehen und die Katgutnähte zu knüpfen.

Ihre Anwendung findet diese Naht dort, wo die Wundränder allein durch subkutane Katgutnähte nicht zur Berührung gebracht werden können oder, wie vornehmlich bei Mundplastiken, durch mimische oder Kaubewegungen Zerrungen an der Wunde zur Sicherung der Naht mit Sicherheit aufgehoben werden müssen (Abb. 8a, b, c).

3. Die versenkte Subkutandrahtnaht hat WASSMUND angegeben: „Die Drahtnaht wird mit einer großen und dicken, runden Nadel direkt unter der Haut des einen Wundrandes eingestochen. Man bemüht sich, so viel Gewebe wie nur möglich

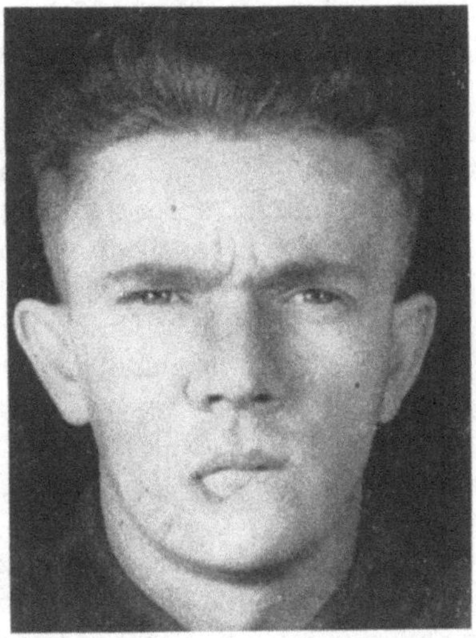

Abb. 8a

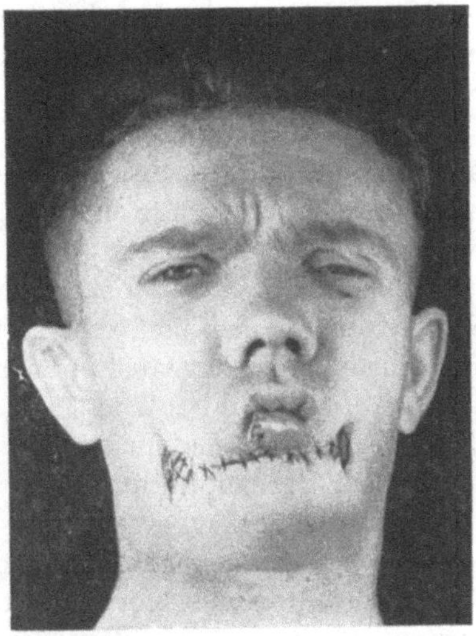

Abb. 8b

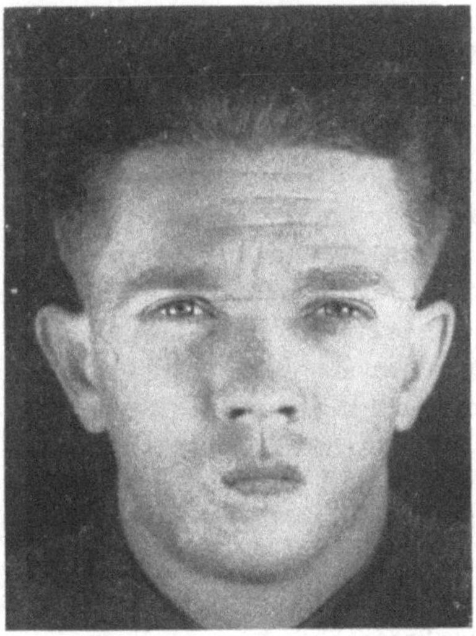

Abb. 8c

Abb. 8a. (W K.) Unterlippendefekt, Verlust der Vorderzahne des Unterkiefers, 2. 2. 43.

Abb. 8b. Die durchgefuhrte Unterlippenplastik ist gegen Zerrung an den Seidennähten durch Mundbewegungen gesichert durch eine Plattendrahtentlastungsnaht. 2. 2. 43.

Abb. 8c. Zustand am 3 3. 43

von der Subkutis und Muskelschicht mit der Nadel zu umgreifen und führt die Spitze der Nadel in der Tiefe der Wunde heraus. Durch den gegenüberliegenden Wundrand wird die Nadel gleichsinnig durchgeführt. Die Drahtnaht wird bis zur Berührung der Wundränder angezogen. Sie wird nicht geknüpft, da der Knoten unterhalb des Niveaus der Haut liegen und nach der Heilung der Hautschicht nicht zugänglich sein würde; vielmehr werden die Enden umeinander gedreht. Auch diese Umdrehungen liegen unterhalb des Hautniveaus und sind nach der Heilung nicht sichtbar. Die Enden jeder Drahtnaht bleiben 5 bis 6 cm lang und man achtet sorgfältig darauf, daß die Enden der einen Seite nicht auf die der anderen geraten. Man muß jedes Drahtende 2 bis 3 mm oberhalb der Wundränder rechtwinklig abbiegen, damit der starre Draht, der sich zur Haut hin umbiegt, die Hautränder nicht auseinanderzieht. Bei der Entfernung der Naht muß man wissen, wieviel Umdrehungen man gemacht hat, da man dieselbe Zahl der Umdrehungen in umgekehrter Richtung ausführen muß, um die Naht zu öffnen und den Draht zu entfernen". Die Naht soll 14 Tage liegen bleiben; bei zu frühzeitigem Entfernen derselben besteht die Gefahr, daß die kaum verheilten Wundränder wieder auseinanderreißen. Bei empfindlichen Patienten empfiehlt es sich, die Entfernung der Naht im Rausch vorzunehmen.

4. Nahtmaterial. Das gebräuchlichste Nahtmaterial für die Subkutannähte ist das Katgut in seinen verschiedenen Stärken. Die jeweils zu wählende Stärke richtet sich ausschließlich nach dem Grad, in dem der Faden durch den vorhandenen und von ihm auszuhaltenden Zug beansprucht wird. Katgut eignet sich nach GANZER auch vorzüglich zur Vereinigung frakturierter Knochenstücke oder zur Fixierung freitransplantierten Knochens an den Frakturrest, da es so lange diese Aufgabe zu erfüllen vermag, bis der Knochen zusammengewachsen ist und dann der Resorption anheimfällt. Carnofil (aus Pferdemuskeln hergestellt) und Silkworm (Spinndrüsensekret der Seidenraupe) haben gegenüber dem Katgut keine Vorteile und werden weniger verwandt.

ROTH empfiehlt neuerdings den synthetischen Faden: Synthasteril. Er hat dem anderen Nahtmaterial gegenüber manche Vorteile (einwandfreie Sterilisation), ist jedoch unresorbierbar. „Es scheint jedoch, daß im Verbleiben des unresorbierbaren Synthasterils im Gewebe kein ernsthaftes Problem mehr ist, da mit irgend einer unerwünschten Gewebsreaktion nicht zu rechnen ist".

Für die Hautnaht wird Seide, Draht, Frauen- oder Roßhaar verwandt. Alle vier Materialarten sind für diesen Zweck keineswegs als „ideal" zu bezeichnen. Nach vielen Versuchen bin ich doch wieder zur Seide, die sich noch am nachgiebigsten verhält, zurückgekehrt, obgleich Stichkanaleiterungen gerade bei ihr am häufigsten zu beobachten sind. Gefärbte Seide erleichtert das Auffinden der Nähte bei der Nahtentfernung. Draht (LINDEMANN, GANZER, HAUPTMEYER) in allen bisher vorliegenden Stärken und Qualitäten hat immer eine gewisse unerwünschte Spannung in sich. Durch seine oligodynamische Wirkung werden Stichkanaleiterungen vermieden. Das dünne Frauen- und Roßhaar schneidet zu leicht in das Gewebe ein und ist nicht „knotensicher".

In den letzten Jahren wurde verschiedentlich die Verwendung von synthetischen Fasern empfohlen (Supramid u. a.). Die größere Festigkeit des Fadens ermöglicht eine Verwendung wesentlich dünnerer Stärken als bei der gewöhnlichen Seide, jedoch ist seine Oberflächenverletzbarkeit (es können keine Nadeln mit Federöhr verwandt werden!) so groß, daß dieser Vorteil aufgewogen wird. Eine antibakterizide Wirkung besitzt das Material nicht, so daß Stichkanaleiterungen vorkommen können.

Von der Verwendung der HERFschen und MICHELschen Klammern ist man in der plastischen Chirurgie bei größeren Wunden abgekommen.

Für die Plattendrahtnaht hat sich mir nach vielen Versuchen mit den in der Technik vorhandenen und von anderen Operateuren empfohlenen Drahtsorten der 0,5 mm starke Aluminiumbronzedraht als der geeignetste erwiesen. Die Plättchen, in verschiedenen Formen, werden aus Randolfmetall hergestellt; ihr Durchmesser beträgt 1,5 bis 2 cm. Die Löcher sind möglichst an den Rand gerückt. Die Dicke der Platten beträgt 1 bis 2 mm. Bei dieser Stärke ist einerseits ein spontanes Durchbiegen durch den Drahtzug nicht möglich, andererseits aber lassen sich bei dieser Stärke die Ränder noch leicht aufbiegen, wodurch man ein Einschneiden derselben in die Haut vermeiden kann.

V. Verbände

1. Einfacher Verband. Bei frischen Wunden lassen Verbände sich wohl kaum vermeiden. Sie sollen die Wunden schützen, die Wundflächen zusammenhalten, ein Zerren der Wunde bei Gesichtsbewegungen verhindern, das Wundsekret aufsaugen und schließlich auch die Verwundung den Blicken der Mitmenschen entziehen. Je nach Lage, Ausdehnung, Zustand der Wunde und dem Hauptzweck, den der Verband erfüllen soll, wird man ihn mehr oder weniger groß und mehr oder weniger fest anlegen. Je kleiner der Verband, je weniger er angezogen ist, um so angenehmer ist er für den Träger. Durch zu fest anliegenden Verband dürfen auf keinen Fall Deformitäten des Gesichtschädels verursacht werden. Dies gilt besonders bei Verletzungen der Nase (Abb. 9) und des Unterkiefers, solange man keine Schienung oder Stützung des zerstörten Gerüstes vorgenommen hat.

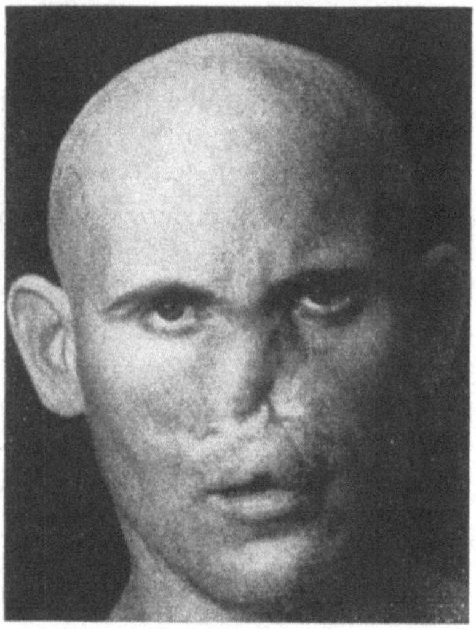

Abb. 9.

Bevor ein Verband angelegt wird, ist zunächst die Wunde und ihre Umgebung zu säubern, die Umgebung zum Schutz mit Salbe zu bestreichen und die Wunde mit einem trockenen, sterilen oder Salbenläppchen zu bedecken. Es empfiehlt sich, diese Verbandlage gesondert mit Leukoplast zu befestigen, um ein Verschieben der sterilen Abdeckung zu verhindern. Je nach Stärke der Absonderung der Wunde wird über diese Gazelage Zellstoff zum Aufsaugen des Wundsekrets mit Bindentouren befestigt.

Man macht immer wieder die Beobachtung, daß Wunden im allgemeinen viel zu häufig verbunden werden. Jeder, auch der vorsichtigste Verbandwechsel, stört die Heilungsvorgänge, da beim Ablösen ein Zerren an der Wunde sich nicht immer vermeiden läßt. Jeder Verbandwechsel ist auch immer mit Schmerzen verbunden, mindestens stellt er für den Verwundeten eine Belästigung dar.

2. Kompressionsverbände bei Weichteilwunden sind nur dort am Platze und zulässig, wo eine Blutstillung durch Unterbindung oder Umstechung nicht möglich ist und der Verband selbst durch seinen Druck die Blutstillung bewirken soll. Nur selten wird man gezwungen sein, eine dislozierte Knochenfraktur durch den Verband allein in der richtigen Lage erhalten zu wollen.

3. Feuchte Verbände sollen eine Entzündung der Wunde und ihrer Umgebung zum Rückgang bringen. Besonders geeignet ist Kamillen- oder Kamillosanlösung, während durch Essigsaure Tonerde Mazerationen der Haut hervorgerufen werden können.

4. Salbenverbände sind nach GUGEL nur dort angebracht, wo die Wunde sich bereits im Stadium der Granulation befindet. Hier kommen neben indifferenten Salben bei zu starker Granulationsbildung Argentum- evtl. Perubalsamverbände in Frage. Die Epithelisierung wird angeregt durch Scharlachrot-, Pellidol- und Epithensalbe, Granulationen durch Granugenol. Über die Wirkung der Lebertransalbe gehen die Meinungen noch sehr auseinander.

Primär geschlossene Wunden sind nach gründlichster Entfernung aller eingetrockneten Blutreste in der Umgebung nur mit einer trockenen Gazelage zu überdecken und diese mit Leukoplast oder Mastisol gesondert an der Haut zu befestigen. Die Art der Plastik kann es manchmal erforderlich machen, daß zwei in unmittelbarer Nähe gelegene Wunden gesondert verbunden werden müssen, nämlich dann, wenn voraussichtlich die eine Wunde einen frühzeitigeren Verbandwechsel erfordert als die andere, was der Fall zu sein pflegt, wenn zur Deckung eines Defektes ein Stiellappen erforderlich ist und der an der Entnahmestelle entstandene Sekundärdefekt durch ein freies Transplantat gedeckt wurde. Da das freie Transplantat sehr viel längere Zeit unter dem ersten Verband liegen bleibt als der Stiellappen, sind zwei gesonderte Verbände erforderlich.

Besteht die Notwendigkeit, aufgebaute Teile des Gesichts (Nase) vor der unmittelbaren Druckwirkung eines Verbandes zu schützen, so sind Prothesen aus Paladon oder ähnlichem Material notwendig, die den Druck auf die gesunde Umgebung ableiten.

Es ist angebracht, hier einmal die Frage zu ventilieren, ob es für die Heilung der Wunde vorteilhafter ist, mit Wärmeanwendung „durch den Verband" eine Hyperämisierung und damit bessere Ernährung der Wunde hervorzurufen, wie es von ESSER, SCHUCHARDT u. a. empfohlen worden ist. Auch ich habe in früheren Jahren häufig eine Wärmebehandlung der frisch versorgten keimfreien Wunde durch Bestrahlung mit Rotlicht, durch den Verband hindurch, angewandt. Daß eine sichtbar bessere und schnellere Heilung bzw. Anheilung des Transplantates damit verbunden gewesen wäre, habe ich nicht feststellen können. Dagegen wurde ich stutzig über die Zweckmäßigkeit dieses Verfahrens bei einem Fall von JOSEPHschem frontalen Nasenersatz, wo der Stirnstiellappen ohne erkennbare Veranlassung nekrotisch wurde. Überlegungen führten mich zu folgendem Ergebnis: die Temperatur der Haut liegt unter der Körpertemperatur. Ein Verband hindert die Abstrahlung der Hautwärme und verursacht dadurch eine Wärmestauung unter dem Verbande. Diese lokale, begrenzte Wärmestauung ruft eine Erhöhung des Stoffwechsels der Zelle hervor, die für eine normale Zelle gänzlich ohne Belang ist. Bei einem Transplantat (frei oder gestielt) ist der Stoffwechsel jeder Zelle erheblich gestört, einmal, was die Zufuhr der Zellnahrung, das andere mal, was die Abfuhr der Abbauprodukte — der Schlacke — betrifft. Die Zufuhr ist bei einem richtig angelegten und mit Blutgefäßen versehenen Lappen zwar herabgemindert, aber ausreichend. Gestört ist — und zwar in recht erheblicher Weise — die Abfuhr der Ausscheidungsprodukte durch die Gewebs- und Saftspalten, die bis auf den Teil des Ernährungsstiels ja auf der ganzen übrigen Fläche unterbrochen ist. Die verminderte Abfuhr dieser Ausscheidungsprodukte bedingt eine Anhäufung von Schlacken, die als Gifte für die Zelle sich umso stärker ansammeln werden, je mehr Zellernährungsstoffe durch die angewandte Hyperämie herangeführt und damit der Stoffwechselumsatz erhöht wird. Mit der durch Erwärmung des Wundgebietes hervorgerufenen Hyperämie stören wir nur noch mehr das an und für sich schon in Unordnung gebrachte Stoffwechselgleichgewicht einer aus seinem Verband ganz oder teilweise gelösten Zelle in dem Sinne, daß bei erhöhtem Stoffwechselumsatz zuviel Baustoffe heran- und zu wenig Schlacken abgeführt werden. Die Folge davon ist eine Vergiftung der Zelle, die zu ihrem Absterben führen kann. Aus diesem Grunde wird ja auch bei den „Züchtungsversuchen lebender Zellen" im Plasmatropfen (Harrison, Carrel, Burrows) unter der Körpertemperatur weiter gezüchtet. Von diesen Überlegungen ausgehend, habe ich versucht, durch Abkühlen des implantierten Gewebslappens (Aufhängen eines Eisbeutels über dem Verband, jedoch so, daß eine direkte Berührung nicht stattfindet) das gestörte Zu- und Abfuhrgleichgewicht wieder herzustellen. Ich habe den Eindruck gewonnen, als wenn die Kühlung dem Transplantat besser bekommt als die Wärme; die Zelle wird dadurch zwar unterernährt, aber nicht vergiftet. Dies mag auch der Grund für die Beobachtung sein, daß die der Luft ausgesetzten Plastiklappen besser einheilen als diejenigen unter einem Verband, weil die Luft für die notwendige „Kühlung" des Wundgebietes sorgt.

5. Verbandlose Wundbehandlung. Wenn irgendwie angängig, ist die offene Wundbehandlung ohne jeden Verband bei primärer lückenloser Wundnaht anzustreben. Sehr zweckmäßig ist das Überstreichen der Wunde mit der Kollodiumlösung „Ohla" (Firma Lederer). Eine gut vernähte Wunde ist unter den üblichen Vorsichtsmaßregeln und bei vernünftigem Verhalten des Operierten gegen eine Infektion geschützt. Tritt sie wirklich auf, so sind die Keime wahrscheinlich schon bei dem Eingriff selbst in die Wunde gekommen. Zur Vermeidung der Stichkanaleiterungen habe ich die Seidenfäden nach gelegter Naht mit Jodtinktur betupft. Die offene, verbandlose Wundbehandlung hat für den Operateur den Vorteil, daß er den Zustand der Wunde zu jeder Zeit vor Augen hat und der Patient am wenigsten belästigt wird.

Frei transplantierte Haut habe ich immer verbunden, um durch den leichten Druck des Verbandes das Transplantat gleichmäßig an die Unterfläche anzulegen. Denselben Zweck verfolgt Joseph mit seinem „Schürzenverband", indem er ein Stück Verbandgaze, welches größer ist als der Defekt, resp. das Transplantat an die Wundränder des Defektes annäht. Auch mit der von Lexer empfohlenen Bedeckung der Wunde mit Silberfolie habe ich gute Erfahrungen machen können.

6. Fixationsverbände. Um gegeneinander bewegliche Körperteile, von denen ein Transplantat vermittels Ernährungsstiels an den Transplantationsort gebracht worden ist, fest aneinander zu fixieren, bedienen wir uns des Gips- oder Stärkeverbandes. In den weitaus meisten Fällen wird es sich darum handeln, den Arm am Kopfe zu fixieren. Hierzu fertigen wir zunächst (am zweckmäßigsten schon 1 Tag vor der Operation) eine Gipskopfkappe an; die behaarte Kopfhaut wird

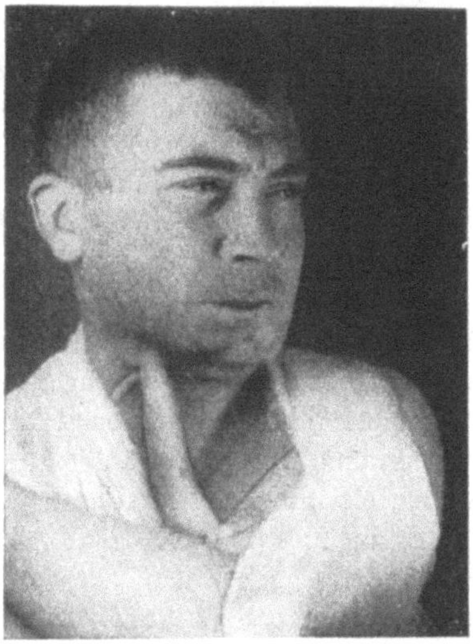

Abb. 10

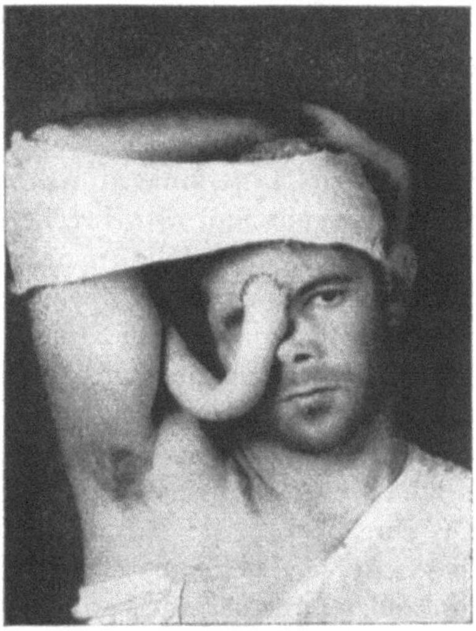

Abb. 11

Abb. 10. Fixationsverband. — Abb 11 Fixationsverband. Es ist kein Gelenk direkt in den Verband eingefugt. Aus beiden Verbänden konnen die Träger zeitweilig herausschlupfen Die vom Verband bedeckten Korperstellen sind dadurch fur Stunden dem Luftzutritt zugangig und können gepflegt werden.

durch ein Stück Billroth-Batist oder Zellophan abgedeckt und darüber die Gipsbinde in mehreren Touren gelegt. Nach beendeter Operation wird dann der Arm durch Gipsbinden an die bereits fertiggestellte Kopfkappe gewickelt, möglichst so, daß kein Gelenk des Armes mit eingegipst wird (Abb. 10 und 11). Dort, wo die Gipsbinde mit der Armhaut in Berührung kommt, muß eine Unterpolsterung durch Watte erfolgen. Die zwischen Arm und Kopf verlaufenden freien Bindenabschnitte werden zweckmäßigerweise durch eingelegte Holzspatel versteift. Man erreicht dadurch die gewünschte Festigkeit, erspart Bindenmaterial und verringert das Gewicht. Der Stützverband soll so unkompliziert wie möglich sein und ein Abnehmen in toto gestatten. Für den Träger stellt es eine außerordentliche Erleichterung dar, wenn man den in dieser Form angefertigten Verband in den nächsten Tagen, wenn auch nur für kurze Zeit, abnehmen und die von dem Verband bedeckten Stellen des Kopfes und der Armhaut der Luft zugängig machen und somit pflegen kann.

B. Die Versorgung frischer Gesichtswunden

I. Weichteile

1. Schürfwunden heilen gewöhnlich schnell und ohne entstellende Narbenbildung unter trockenen oder Salbenverbänden ab, nachdem die Wundflächen schonend mit Kamillenwasser gereinigt worden sind. Beim Sturz mit dem Gesicht auf die Erde dringen häufiger kleine Fremdkörper (Sand usw.) unter die Haut, die später sehr unschöne, pigmentierte Stellen hinterlassen. LINDEMANN empfiehlt deshalb solche Wunden mit Scharlachrotsalbe dick zu bedecken und keinen Verband darüber anzulegen, damit die Salbe an der Luft eintrocknen kann. Nach Abheilung fällt die Salbe ab und nimmt dabei die Einlagerungen mit fort. Ich selbst habe nach Abdeckung der gesunden Haut die Wundflächen mit Höhensonne überdosiert bestrahlt, so daß Blasenbildung entstand. Nach Eröffnung der Blasen ließen sich die in ihnen freiliegenden Fremdkörper leicht auswischen. Durch diese schonenden Verfahren ist das von TSCHMACKE angegebene Reinigen der Wunde mit einer starken Bürste (in Narkose) überholt. Kommen solche Fremdkörpereinlagerungen erst nach Epithelisierung der Wunde in unsere Behandlung, so sind sie meist nur durch Exzisionen zu entfernen.

2. Tiefergreifende Weichteilwunden. Die Erfahrung hat gelehrt, daß im allgemeinen Wunden des Gesichts für Infektionen weniger empfänglich sind als die des übrigen Körpers: Gasbrand, Tetanus wird kaum beobachtet. Ich habe während des ganzen Krieges in meinem Fachlazarett nicht einen einzigen Fall erlebt. Dagegen findet sich die Wundrose wohl ebenso häufig wie bei den Körperwunden. Durch Sulfonamidbehandlung ist man heute in der Lage, den Krankheitsverlauf so günstig zu beeinflussen, daß die sonst 8 bis 10 Tage zu ihrem Ablauf brauchende Infektion in 2 bis 3 Tagen abklingt.

Es ist eine immer wieder gemachte Beobachtung, daß Wunden im Sommer besser heilen als im Winter (GARCIA, VALCARTEL), daß die Heilungsneigung vom Körperbau weitgehend abhängig ist (OTT) und daß Schleimhautwunden besser und schneller heilen als Hautwunden (MAJ). Ich selbst konnte die Beobachtung machen, daß auch klimatische Einflüsse bei der Heilung eine wesentliche Rolle spielen. So hat SCHNEIDER den Eindruck gewonnen, daß die Heilungstendenz der Wunden in dem Garmischer Lazarett wesentlich besser war als in Breslau.

Frische Gesichtswunden pflegen im allgemeinen stark zu klaffen, zeigen aber durch Zusammenziehen und Verkleinerung eine sehr gute Heilungstendenz. Bei der Heilung der sich selbst überlassenen größeren Wunde erfolgt mitunter ein Verschluß ohne Rücksicht auf Wiederherstellung von Funktion und ursprünglicher Form des verletzten Gesichtsteiles. Kosmetische Entstellungen und zurückbleibende

Funktionsbehinderungen sind unerwünschte Resultate. Aufgabe des Arztes ist es, die Heilungsvorgänge so zu beeinflussen und zu lenken, daß solche Störungen vermieden werden.

Die Auffassungen der einzelnen Gesichtschirurgen über die zweckmäßigste Art der Wundbehandlung gehen auseinander: konservative Einstellung einerseits, aktivstes Vorgehen andererseits!

a) Konservative Wundbehandlung. Nach LINDEMANN können bei Quetschungen oder oberflächlichen Schußverletzungen „gelegentlich eine Reihe von Vorbedingungen erfüllt sein," bei denen sich eine Wundexzision mit Naht „als günstig erweist". Sind jedoch Schädigungen der Mundhöhle, Nebenhöhlen, Parotis, Submaxillaris, sowie des Gesichts- und Kieferknochens vorhanden, so ist „eine primäre Versorgung der Wunden unangebracht". „Erst wenn sich nach der mittlerweile erfolgten exakten Einstellung der frakturierten Gesichts- und Kieferknochen die meist zerfetzten Wundränder gereinigt haben, wird von chirurgischer Seite eine Reposition oder Adaptierung der Wundränder mittels Pflasterverbandes oder Situationsnaht vorgenommen und damit die Heilung der Verletzung beschleunigt werden können. Später können dann in jedem Stadium weitere korrigierende Eingriffe ausgeführt werden. Durch mehrmals täglich vorzunehmende Spülungen der gesamten Buchten und Tiefen (10% Harnstofflösung, ½ bis 1% Rivanol- oder Surfenlösung, Wasserstoffsuperoxyd oder Lebertran) werden die Wunden fortlaufend gesäubert" und darin sieht LINDEMANN „die Segnungen der offenen Wundbehandlung".

Dieser, von LINDEMANN, FESSEL u. a. vertretene Standpunkt wird allerdings von den wenigsten Gesichtschirurgen geteilt (AXHAUSEN, GANZER, JAENSCH, LEXER, MEYER, PERWITZSCHKY, REICHENBACH, SCHUCHARDT). Sie verlangen vielmehr alle ein mehr oder weniger aktives Vorgehen in der Wundbehandlung, wobei zwischen der primären Wundversorgung und derjenigen durch die frühzeitige Naht sehr genau zu unterscheiden ist.

b) Operative Wundbehandlung. Wie alle Wunden, macht auch die Gesichtswunde in ihrem zeitlichen Verlauf verschiedene Stadien der Wundheilung durch. Der sofort einsetzende Aufbau eines Leukozytenwalles hindert das Vordringen von Keimen in die Tiefe des Gewebes. Die Wunde sondert in den ersten Tagen ab und beginnt sich vom 3. bis 12. Tage an zu reinigen, indem sie die Fremdkörper und die zugrundegegangenen, nekrotischen Teile abstößt. Dann bilden sich die frischen Granulationen, durch welche die Wunde verkleinert und durch Epithelisierung allmählich verschlossen wird (WASSMUND). Diesen Ablauf kann man mit selbstverständlich zeitlich kleinen Abänderungen an jeder Wunde des Gesichts beobachten. Abweichungen dieses Heilungsverlaufes sind in der Hauptsache bedingt durch den Grad der Verunreinigung der Wunde, der Virulenz der eingebrachten Erreger und der mehr oder weniger starken Quetschung der Weichteile.

α) Die primäre Naht. Eine primäre Heilung der Wunde wird bei einer nicht infizierten Gewebstrennung nur in den ersten beiden Tagen durch die Naht zu erzielen sein. Nach dieser Zeitspanne, d. h. im Stadium der Reinigung und der Granulationsbildung kann sich die Wunde — auch wenn sie genäht wird — nur per secundam intentionem schließen.

In Friedenszeiten wird wohl bei jedem Unfall so rechtzeitig ärztliche Hilfe zur Hand sein, daß der Wundverschluß durch primäre Naht die Regel darstellen dürfte. Ausnahmen können nur diejenigen Fälle bilden, bei denen eine gleichzeitige Knochenverletzung die vorherige, zeiterfordernde Anfertigung einer Schienung notwendig macht. In Kriegszeiten liegen die Verhältnisse wesentlich anders. Mit Notverbänden oder mit einigen Situationsnähten versehen, treffen die Verwundeten erst nach Tagen in den rückwärtigen Lazaretten ein, sodaß allein durch den Zeitverlust die Möglichkeit der primären Naht nicht mehr gegeben ist. Überdies war auch nach den „Richtlinien für die Versorgung Verwundeter in den vorderen Sanitätseinrichtungen 1940" die primäre, lückenlose Naht nicht erlaubt.

GANZERS Ansicht über die frische Wundbehandlung ist die, daß „die primäre Naht nur dann angezeigt ist, wenn, abgesehen von der Zeit, die zwischen der Verwundung und der Naht verstreicht, die Wunde nach erfolgter Schienung bis in die letzte Tiefe ganz klar zu übersehen und ohne Entfernung von Knochensplittern im chirurgischen Sinne zu reinigen und zu klären ist. Sie bietet keine besonderen Vorteile gegenüber dem frühzeitigen Nahtverschluß einige Tage später, wo die Situation in vollem Umfange klar geworden ist. Solche primären Nähte platzen oft auf, besonders, wenn sie mit Seide genäht sind. AXHAUSEN fordert bei Schußverletzungen die primäre Naht.

Auch WASSMUND spricht sich für die primäre Naht der Wunden in den ersten zwei Tagen aus, fordert aber eine vorherige Exzision der Wundränder[1]). Ich selbst habe bei den Friedensverletzungen Exzisionen an den Wunden nur dann vorgenommen, wenn eine Randnekrose zu erwarten war oder wenn durch die Ausschneidung eine bessere Gestaltung der Narbe erzielt werden konnte. Während des Krieges kamen Verwundete nie so frühzeitig in meine Behandlung, daß eine primäre Naht gelegt werden konnte.

Bei frischen Verwundungen, die mit einem größeren Defektverlust verbunden sind, empfiehlt ESSER, nach der Wundexzision den Defekt unter Zuhilfenahme einer Lappenbildung aus der Umgebung der Wunde durch primäre Naht zu verschließen. ESSER schreibt: „Die ganz frischen Verletzungen durch Unfälle, wobei schmierige, zerfetzte offene Wunden mit Straßenkot überdeckt waren, gaben mir schon oft Gelegenheit, ohne je einem ernsten Mißerfolg zu begegnen, nach gründlicher Exzision und gleich unmittelbar anschließender Plastik den Defekt zu beseitigen".

KUNIC hat in den Fällen, in denen das Epithel zur Deckung der frischen Wunde nicht ausreicht, THIERSCHsche Lappen verwandt.

Sind durch den Unfall Teile des Gesichts, der Nase oder des Ohres völlig abgetrennt, so soll immer der Versuch gemacht werden, dieselben wieder anzunähen. Es sind verschiedentlich Fälle beschrieben worden, bei denen ein voller Erfolg erzielt werden konnte (KUNIC, MARX).

β) Frühzeitige Naht. Eine sich selbst überlassene, d. h. nicht genähte Wunde, braucht je nach ihrer Ausdehnung und Tiefe verhältnismäßig lange Zeit, um den Defekt zwischen den Wundrändern durch Granulationen auszufüllen, wobei häufig

[1]) Selbstverständlich, und das kann nicht eindringlich genug betont werden, kommt ein Wundverschluß durchNaht, sei es durch die primäre oder fruhzeitige Naht, nur dann in Frage, wenn frakturierte Knochen reponiert bzw. so geschient sind, daß eine Dislokation der Knochen enden ausgeschlossen ist.

nicht zusammengehörende Wundpartien und Gewebschichten zusammenwachsen. Es scheint, als wenn die Natur ausschließlich bestrebt ist, die Wunde gegen die Außenwelt (Infektion) abzuschließen ohne Rücksicht auf Form und Wiederherstellung der Funktion, die oft genug durch Narbenbildung gestört wird. Ich denke dabei an die Unterkieferschußfrakturen, bei denen eine Narbe die Vereinigung der Frakturenden und damit die Heilung des Bruches nicht selten verhindert und an die durchgehenden Verwundungen bis in eine Höhle (Mund-Nasen-Nebenhöhlen) hinein, wo das durch die Verwundung verlorengegangene Gewebe nicht immer ersetzt wird und dadurch der Verschluß der Höhle ausbleibt; die Wundheilung sucht sich zum Abschluß den kürzesten Weg, indem die Wundränder epithelisieren, wobei ein Defekt (Fistel) zurückbleibt.

Diese sehr unvollkommenen Heilungsergebnisse lassen sich durch rechtzeitiges ärztliches Eingreifen so günstig beeinflussen, daß häufig neben einem schnellen Wundverschluß auch zufriedenstellende kosmetische und funktionelle Erfolge zu erzielen sind.

In allen Fällen, in denen der Zeitpunkt für eine primäre Naht und damit eine Heilung per primam intentionem verstrichen ist, kommt nur eine Wundvereinigung im Stadium der Granulationsbildung und damit eine Heilung per secundam intentionem in Frage. Durch die Naht der in diesem Stadium der Heilung befindlichen Wunden sollen die Heilungsvorgänge der Wunde so gelenkt werden, daß in physiologischer, kosmetischer und funktioneller Hinsicht ein befriedigendes Resultat erreicht wird, das so weit wie möglich den früheren Zustand wiederherstellt oder zum mindesten den Schaden, der durch die Verwundung entstanden ist, so gering wie möglich gestaltet; darüber hinaus sollen aber dem Verwundeten selbst die Qualen, die jede Verwundung mit sich bringt, erleichtert und seine Leidenszeit verkürzt werden.

Ich bin als Vertreter des aktivsten Vorgehens in der operativen Wundbehandlung sehr oft angegriffen worden, auch von denen, die diese Methode nur auf bestimmte, besonders günstig gelagerte oder geeignete Fälle angewandt wissen wollen (Axhausen, Hammer, Meyer, Reichenbach, Wassmund). Darum sehe ich mich veranlaßt, meinen in dieser Frage extremen Standpunkt durch Gegenüberstellung von ähnlich gelagerten Fällen — die einen auf konservative Weise von anderer Seite behandelt, die anderen als frisch Verwundete direkt in meine Behandlung gekommen, — zu vertreten.

Im Rahmen dieser Abhandlung ist es mir nicht möglich, das gesamte Fotomaterial zu veröffentlichen, sodaß ich mich auf die Wiedergabe einzelner, besonders instruktiver Fälle beschränken muß.

Vorausschicken möchte ich, daß in meinem Lazarett grundsätzlich jede Verwundung genäht wurde. Lag eine Knochenverletzung vor, so ging die Reponierung bzw. Schienung der Fraktur der Naht voraus; ebenso selbstverständlich war die Anfertigung und Einlage einer Prothese bei Knochendefekten, über der, zur Erhaltung der Form der betreffenden Gesichtspartie, die Weichteile vernäht wurden. Eine Ausnahme bilden nur die sehr wenigen Fälle, in denen durch Verlust des knöchernen Kinnbogens die Weichteile durch Naht über einer Pelotte nicht zusammengebracht werden können.

Seit 1942 habe ich in meinem Lazarett etwa 660 Verwundungen auf diese Weise behandelt und war in keinem einzigen Fall gezwungen, die Naht wegen einer Komplikation öffnen zu müssen.

Ich beginne mit der einfachsten Art der Verwundung, den

a) reinen Weichteilwunden (Abb. 12a und b, Ltn. N.). Der durch die Wundnaht erreichte funktionelle und kosmetische Erfolg ist so zufriedenstellend, daß ein weiterer Eingriff nicht notwendig wurde. Zum Vergleich verweise ich auf die Abb. 7a,

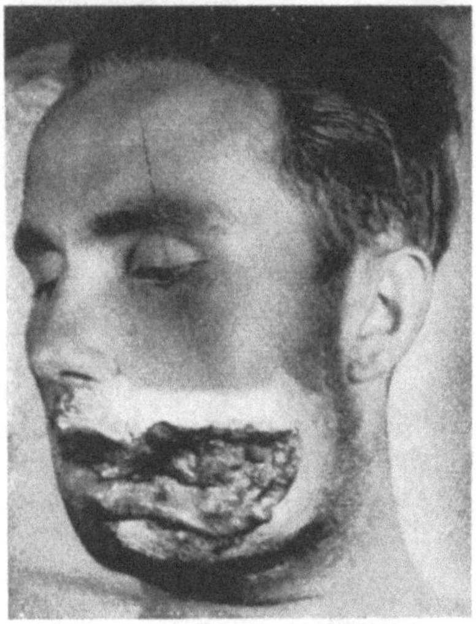

Abb. 12 a

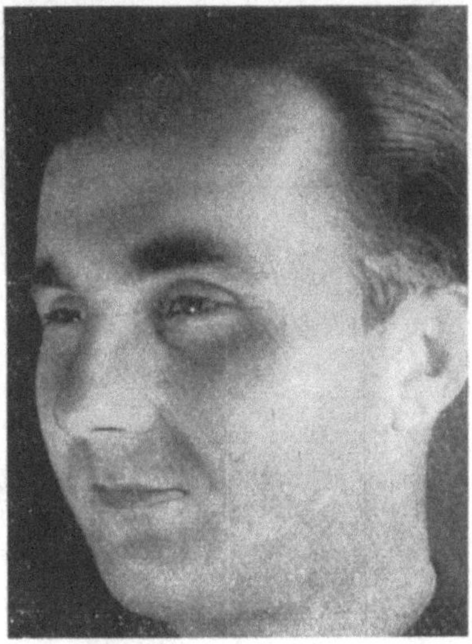

Abb. 12 b

Abb. 12a. (Ltn. N.). Verwundung der linken Wange, durchgehend bis in die Mundhöhle und in die Mundöffnung, Zahnverlust. Verschluß der Wunde durch Plattendrahtnaht am 8. 7. 43.

Abb. 12b. Zustand am 4. 4. 44 bei der Entlassung (nach Zahnersatz).

wo die Behandlung konservativ durchgeführt wurde: das eine Mal ein Erfolg, der demjenigen einer primären Naht gleichkommt, erreicht durch eine nur wenige Minuten dauernde Operation, dem gegenüber der bis zur endgültigen Plastik vorhandene Defekt mit all seinen Unannehmlichkeiten für den Verletzten (Sprachstörung, Behinderung der Nahrungsaufnahme, Verbände). Es ist selbstverständlich, daß nicht alle Weichteilverletzungen ein derartig günstiges Resultat aufweisen und daß eine Narbenverbesserung wie im Fall K. (Abb. 13a und b) notwendig wird, ein zweiter Eingriff zwar, der aber im Vergleich zu einer späteren Plastik nicht ins Gewicht fällt. Hinweisen möchte ich, daß die vorhandene Verletzung der Parotis mich nicht gehindert hat, die Naht auszuführen (Kontraindikation nach Ganzer).

b) Weichteil- und Knochenverletzung (K. H. Abb. 14a, b, c). Der große Defekt der rechten Wange reicht bis in die Mundhöhle und Mundöffnung, Zertrümmerung des horizontalen Astes des Unterkiefers, Parotisverletzung. Durch den großen Epithelverlust ließ sich die Wunde in ihrer ganzen Dicke nicht völlig schließen, jedoch

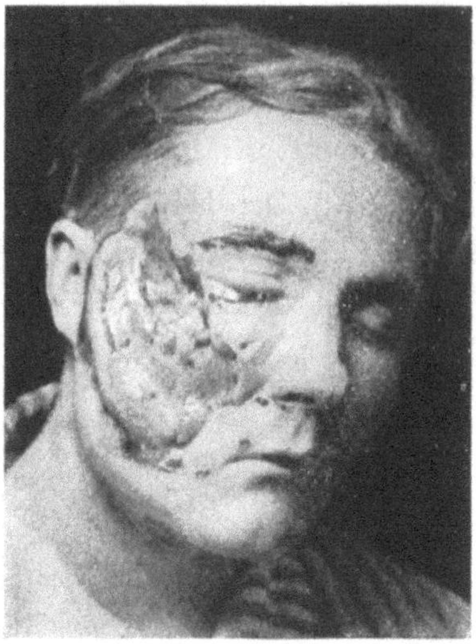

Abb. 13 a

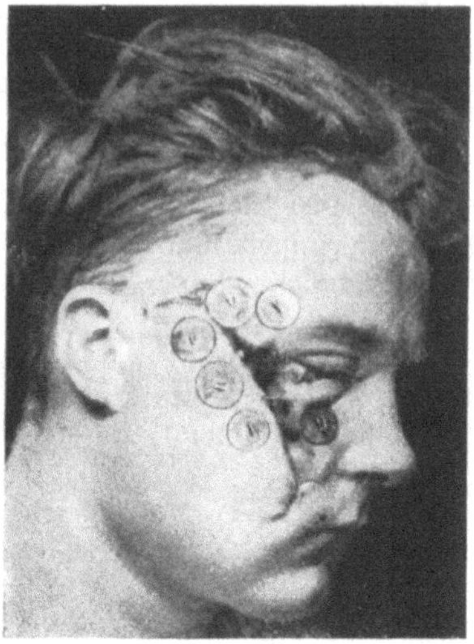

Abb. 13 b

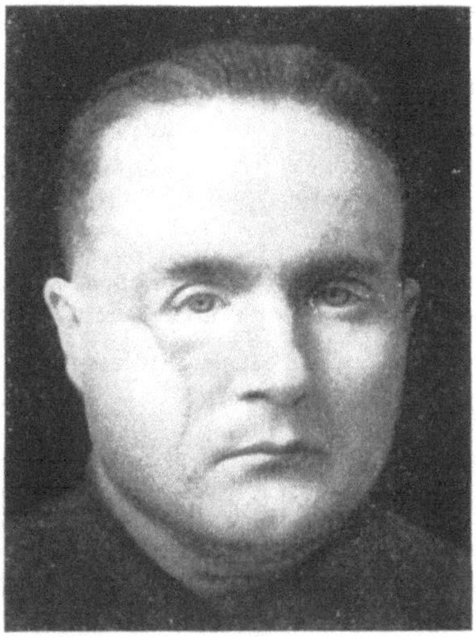

Abb. 13 c

im subepithelialen Teil soweit zusammenziehen, daß die Granulationsflächen der Wundränder sich eng berührten. Durch den Wundverschluß wurde die Unterkieferfraktur bedeckt, so daß eine Spontanheilung eintrat. Die immerhin recht ausgedehnte Verwundung wurde durch einen einzigen Eingriff im Evipanrausch von 10 Minuten Dauer kosmetisch und funktionell zur Ausheilung gebracht und ersparte dem Patienten eine Weichteil- und Osteoplastik.

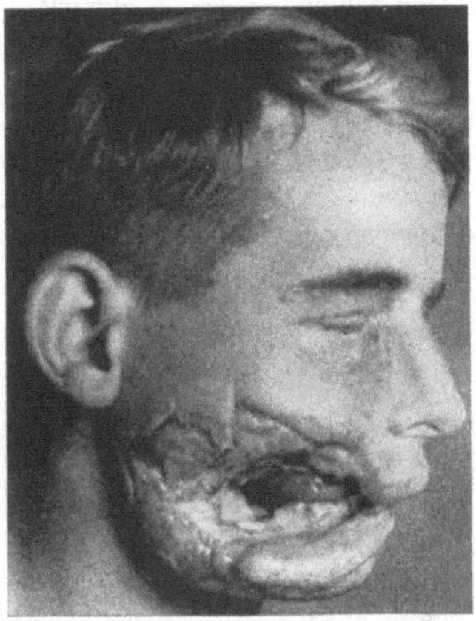

Abb. 14 a

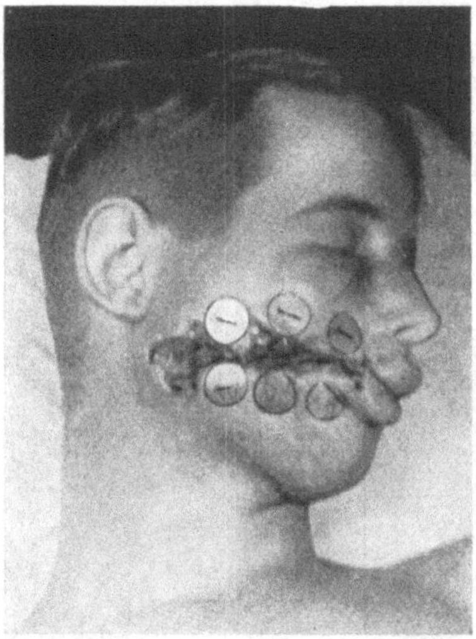

Abb. 14 b

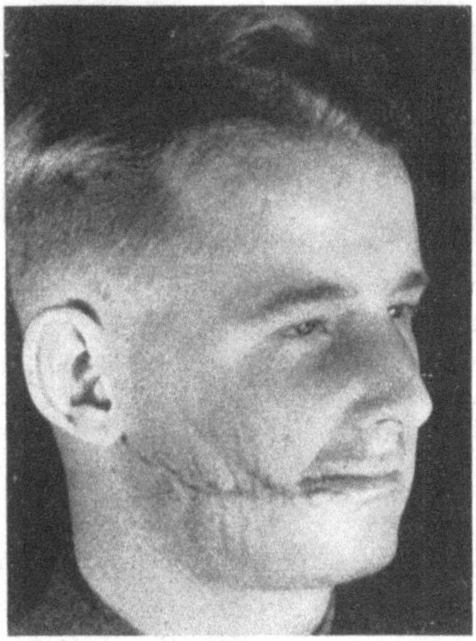

Abb. 14 c

Abb. 14a. (K. H.) Verwundet am 27. 8. 41. Bis in die Mundhöhle und in die Mundöffnung hineinreichende Verwundung, Zertrümmerungsfraktur des horizontalen Unterkieferastes.

Abb. 14b. Nach Schienung des Unterkiefers Verschluß der Wunde durch Plattendrahtnaht.

Abb 14c. Zustand am 13 9 41.

Ähnlich gelagert war die Verwundung des A. M. (Abb. 15a u. b). Auch hier waren die Weichteile der Wange weit aufgepflügt, der horizontale Unterkieferast zertrümmert. Nebenbei bestand eine wie aus der Abb. 15a ersichtliche, nicht unerhebliche entzündliche Schwellung des Wundgebietes. Mit Rücksicht auf den freiliegenden frakturierten Unterkieferknochen wurde die Wunde vernäht. Unter feuchten Umschlägen ging die Entzündung in den folgenden Tagen zurück, heilte allerdings unter einer Narbenbildung aus, die eine kosmetische Korrektur notwendig machte.

Es erübrigt sich, zu betonen, daß unter der Naht nicht alle Unterkieferfrakturen spontan heilen und daß der erwähnte Fall zu den besonders günstig verlaufenden zählt. Ich komme weiter unten noch darauf zurück, daß selbst bei einer späteren Osteoplastik der Eingriff sich viel sicherer und leichter durchführen läßt, wenn das Knochenimplantat im „ortseigenen" Gewebe eingebettet werden kann.

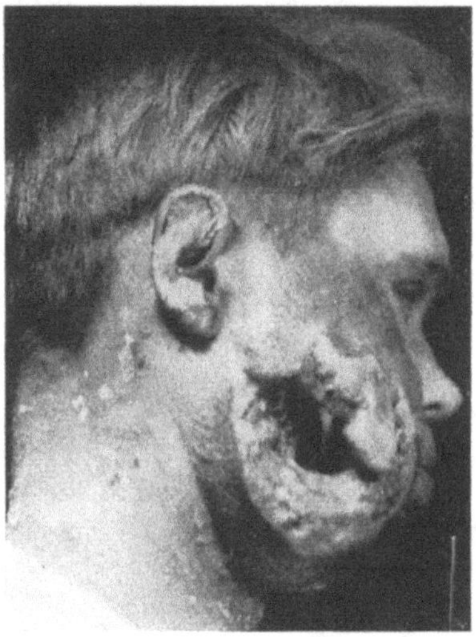

Abb. 15 a

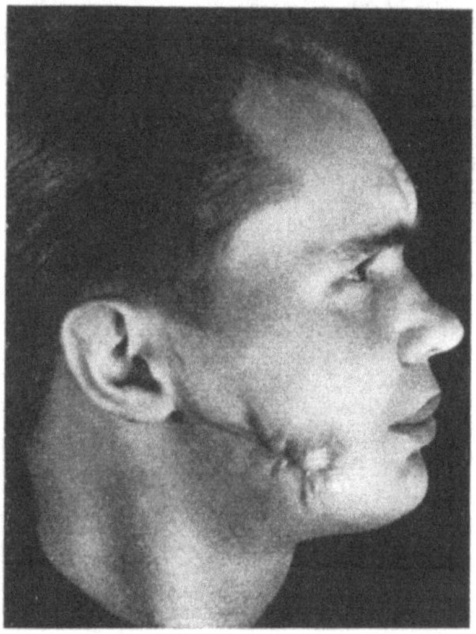

Abb. 15 b

Abb. 15a. (A. M.). Verwundet am 14. 8. 41, Verletzung der Wange bis in die Mundhöhle hinein, Zertrummerung des horizontalen Astes des Unterkiefers und Oberkiefers, Parotisverletzung. Trotz entzundlicher Schwellung der Umgebung wurde die Plattendrahtnaht am 1. 9. 41 nach Schienung der Fraktur gelegt. Feuchte Verbande.

Abb. 15b. Zustand am 20. 12. 41.

Besonders unangenehm sind die durchgehenden Verletzungen des Kinns mit Zertrümmerung des knöchernen Kinnbogens. Bei dem Verwundeten A. W. (Abb. 16 a, b, c) sind deutlich zwischen dem Weichteildefekt die freiliegenden Kieferstümpfe zu erkennen und der etwa 3 bis 4 mm betragende Knochendefekt sichtbar. Im Evipanrausch wurde in wenigen Minuten die Wunde durch Naht vereinigt, die Knochenfraktur heilte trotz der bestehenden Dehiszens spontan.

Der Verwundete W. K. (Abb. 17a, b, c) kam in einem Stadium in mein Lazarett, in dem die Wundheilung schon sehr weit vorgeschritten war. Der linke Wundrand war bereits völlig epithelisiert, während rechts die Epithelisierung zum größten Teil über die Granulationen reichte. Mit einem scharfen Löffel wurden beide Wundflächen vom Epithel befreit und die Wunde genäht. Hierdurch gelang, wie oben, ein Verschluß der Weichteilwunde, erleichterte beiden Verwundeten ihren Zustand (Nahrungsaufnahme, Sprache) und ersparte ihnen eine spätere Plastik.

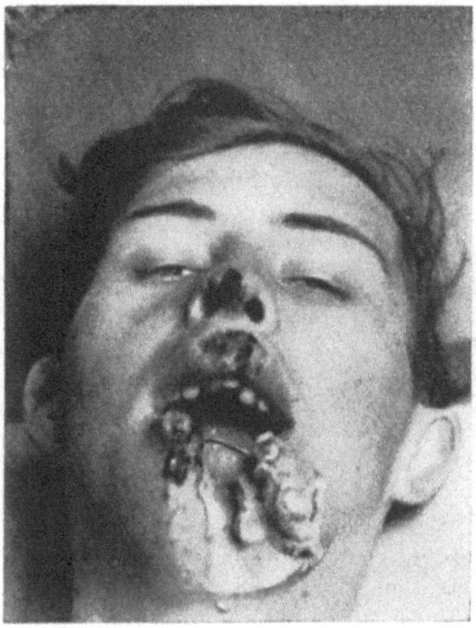

Abb. 16 a

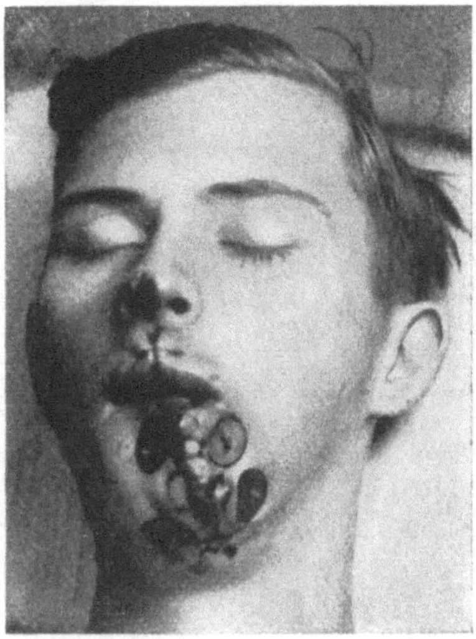

Abb. 16 b

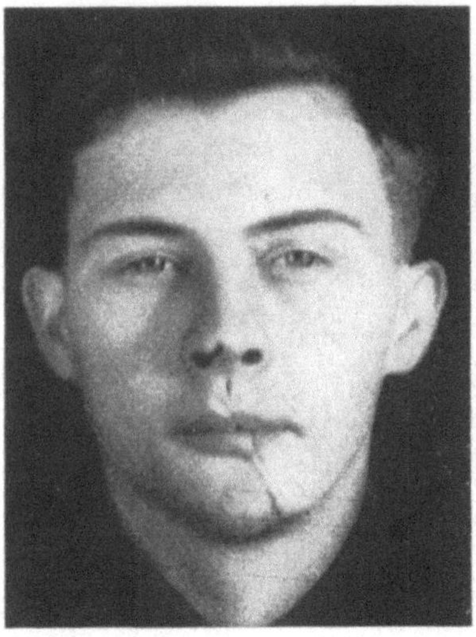

Abb. 16 c

Abb. 16a. (A. W.). Durchgehender Defekt der Kinnhaut bis in die Mundhöhle reichend, oberflächliche Verletzung der Oberlippe und Nasenspitze, Unterkieferdefektfraktur. Zustand am 1. 11. 41.

Abb. 16b. Nach Unterkieferschienung Verschluß der Wunde durch Plattendrahtnaht im Evipanrausch.

Abb. 16c. Zustand am 10. 3. 43 (Entlassungstag; nach Anfertigung des Zahnersatzes).

Zur Gegenüberstellung die beiden Fälle (Abb. 18 a u. b und Abb. 19), bei denen die konservative Wundbehandlung durchgeführt worden war. Bis zu dem Zeitpunkt, wo der plastische Verschluß ausgeführt werden kann, vergehen Monate, in denen der Verwundete sich mit allen aus dem Defekt ergebenden Beschwerden abfinden

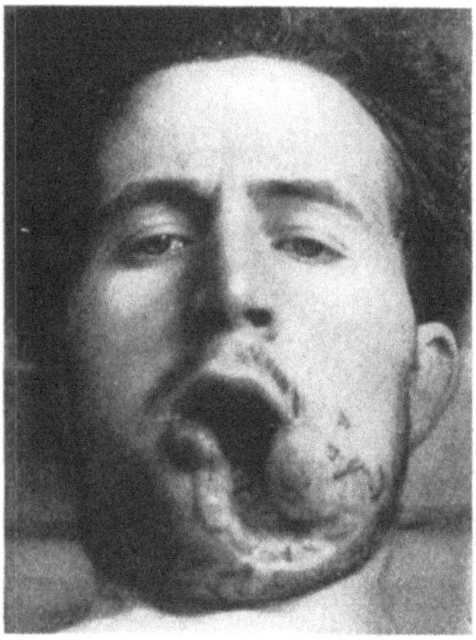

Abb. 17 a

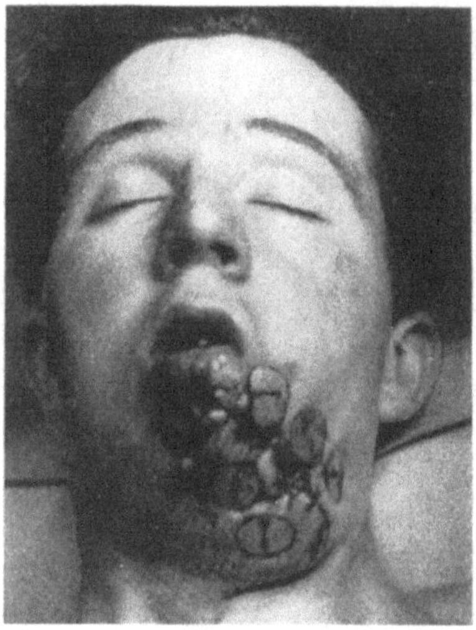

Abb. 17 b

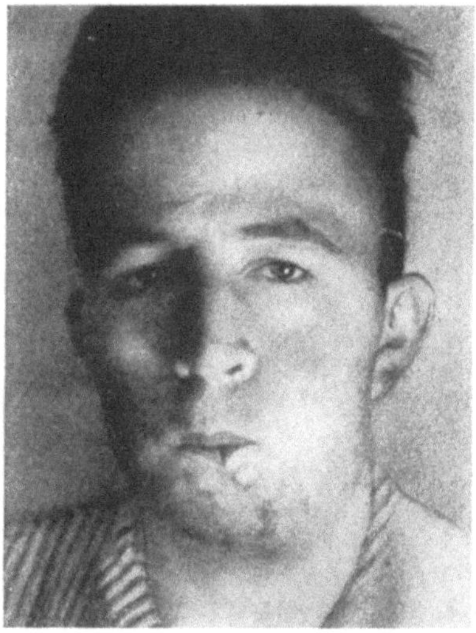

Abb. 17 c

Abb. 17a. (W. K.). Durchgehender Defekt der Kinnweichteile mit Defektfraktur des Kinn-. bogens. Die Wunde war bei der Einlieferung fast völlig epithelisiert. Zustand am 26. 12. 41.
Abb. 17b. Die epithelisierten Wundränder wurden mit dem scharfen Löffel abgekratzt und die Wundflächen durch Plattendrahtnaht über einer Pelotte vereinigt.
Abb. 17c. Zustand am 14. 5. 42.

muß. Der plastische Verschluß derartiger Defekte stellt schon einen recht erheblichen Eingriff dar, der gewöhnlich nicht in einer Sitzung zum Abschluß gebracht werden kann. Zum mindesten wird durch die Osteoplastik ein weiterer Eingriff notwendig, dessen Erfolg in einem Hauttransplantat wesentlich unsicherer ist als im ortseigenen

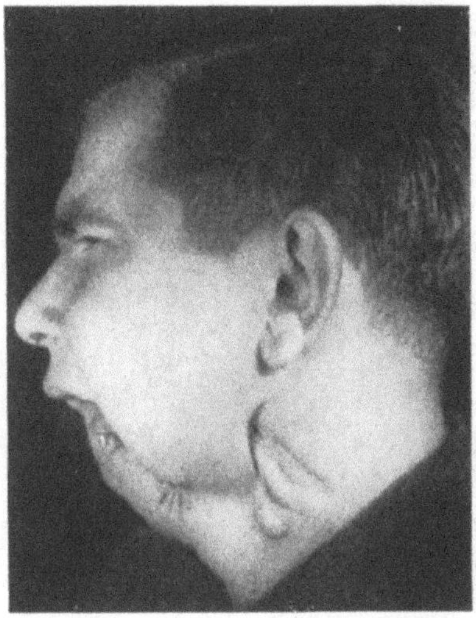

Abb. 18a

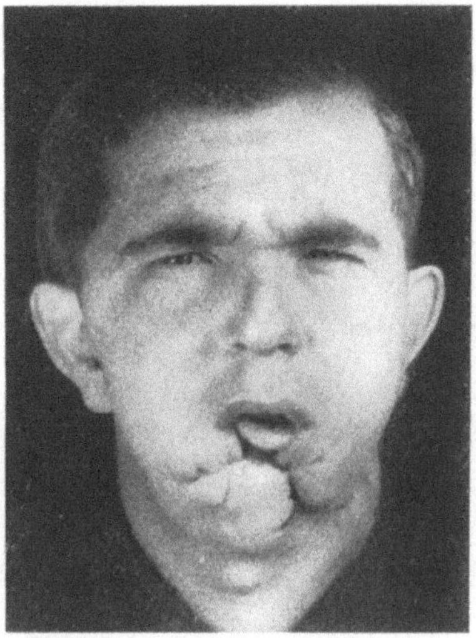

Abb. 18b

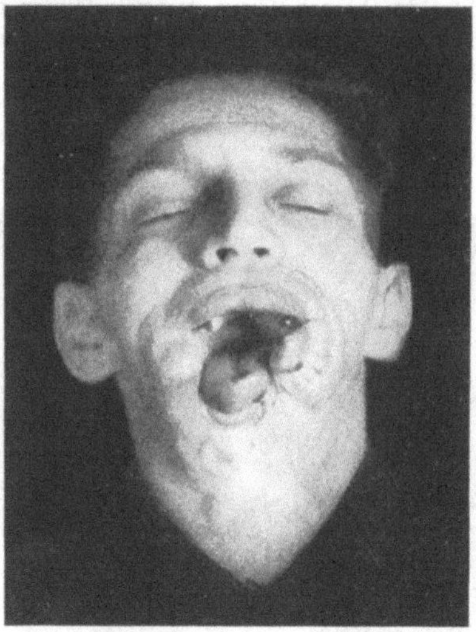

Abb. 19

Abb 18a und b, Abb. 19 Kinnverwundungen nach konservativer Behandlung.

Gewebe. Gewiß wird man einwenden können, daß die Verletzungen in ihrem Ausmaß größer waren als die vorher erwähnten. Ein Foto von der ursprünglichen Größe der Verletzung steht mir nicht zur Verfügung, um diesem Einwand begegnen zu können. Zu bedenken ist aber, daß sich die Wundränder bei Kinndefekten durch Muskelzug stark retrahieren und infolgedessen bei der konservativen Behandlung einen sehr viel größeren Defekt hinterlassen, als er ursprünglich war.

Ich glaube aber behaupten zu können, daß die Verwundungen sicher nicht größer waren als die der Abb. 20 a und b und 21 a bis f. Bei dem Verwundeten

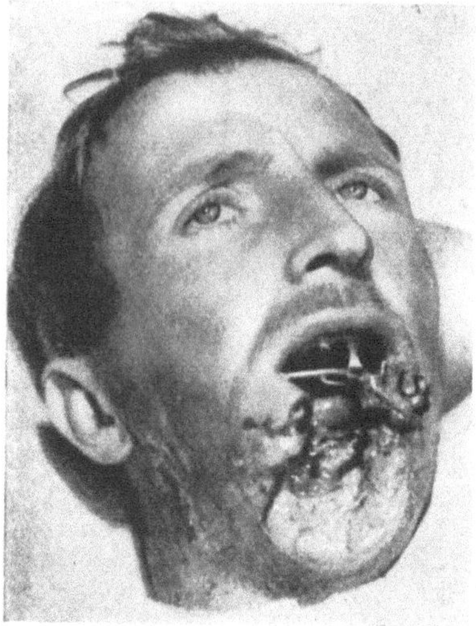

Abb. 20 a

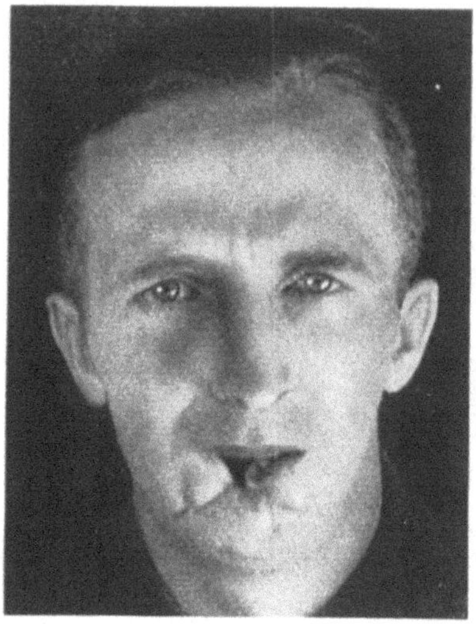

Abb. 20 b

Abb. 20a. (P. H.) Großer Weichteildefekt des Kinns, verwundet am 10. 8. 41, nach Schienung der Unterkieferfragmente und Drahtplattennaht. Zustand am 18 8. 41.

Abb. 20b Zustand am 5. 12. 41 (Unterlippenplastik s. Abb. 128a, b).

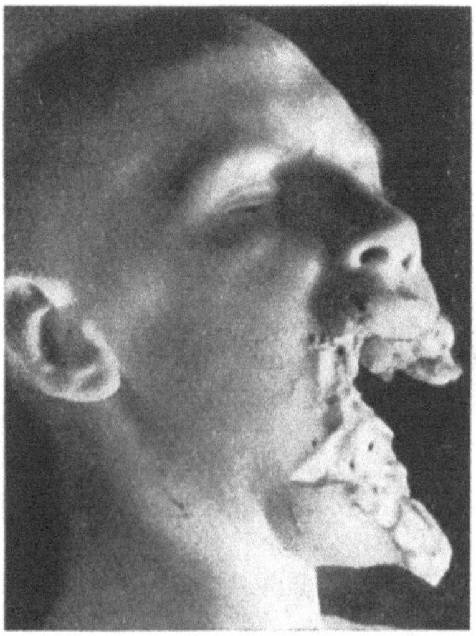

Abb. 21 a

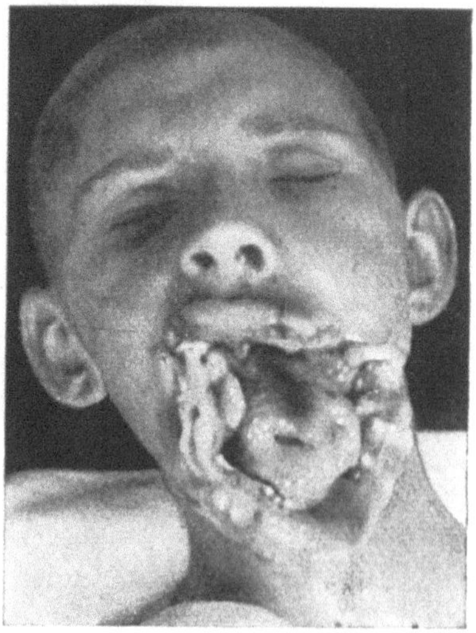

Abb. 21 b

Abb. 21a, b, c. (M. K.). Schwere Verwundung der linken Wangenseite unter Verlust der Unterlippe auf den rechten Mundwinkel ubergreifend. Völlige Zertrümmerung des horizontalen Unterkieferastes bis über den Kinnbogen auf die rechte Seite herübergreifend. Abrißfraktur des Oberkiefers, Verletzung des harten Gaumens, der Zunge und der Parotis. Tracheotomie. Zustand am 12. 10. 43.

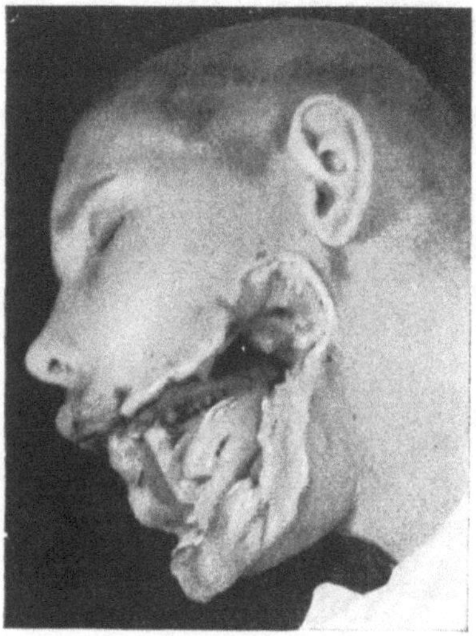

Abb. 21 c

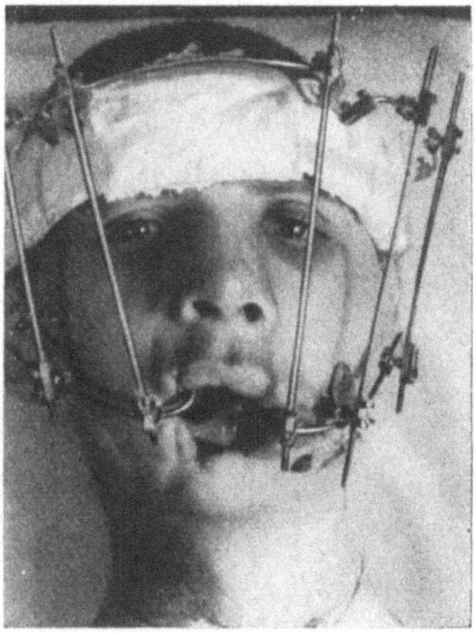

Abb. 21 d

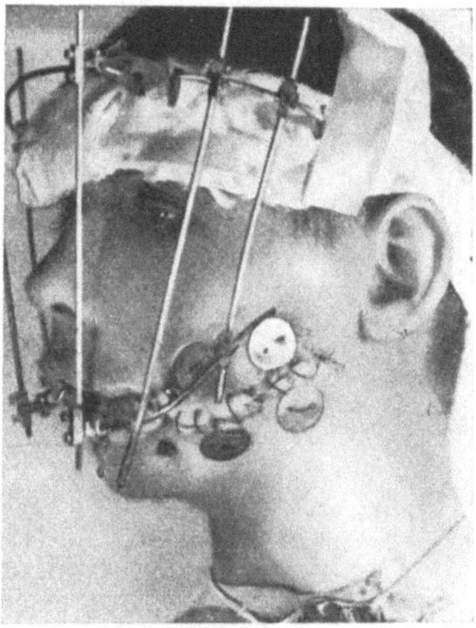

Abb. 21 e

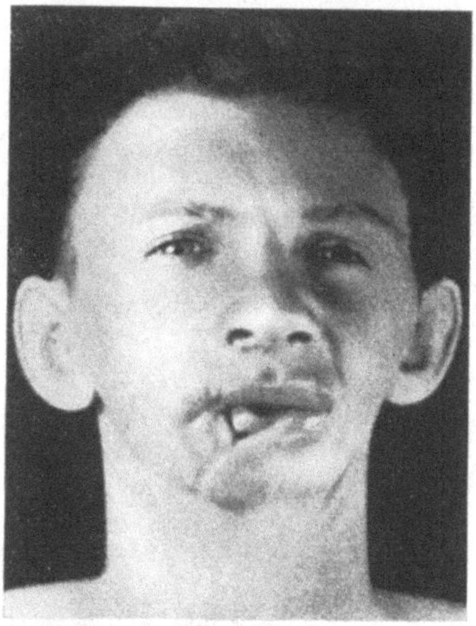

Abb. 21 f

Abb. 21d u. e. Nach Reposition des Oberkiefers durch Hirschgeweih wird uber einer Unterkieferpelotte die Wunde am 10. 11. 43 durch Plattendrahtnaht verschlossen.
Abb. 21f. Zustand am 26. 8. 44.

P. H. reichten die Weichteilreste nicht aus, den gesamten Defekt zu decken. Durch die Naht aber konnten sie so weit vereinigt werden, daß für den Patienten ein erträglicher Zustand geschaffen wurde, bis die endgültige Plastik ausgeführt werden konnte. Daß diese sich viel einfacher gestalten ließ als der Ersatz in Abb. 18, liegt auf der Hand. Durch Türflügellappenbildung (Abb. 128a, b) konnte der Musc. orbicularis oris vereinigt werden, so daß auch die Beweglichkeit der Unterlippe wiederhergestellt wurde.

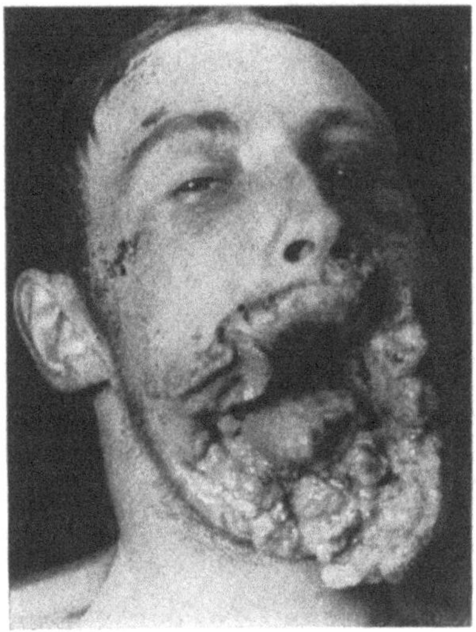

Abb. 22a

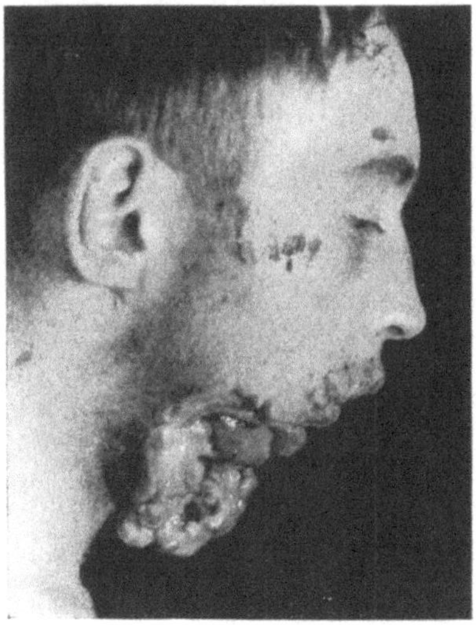

Abb. 22b

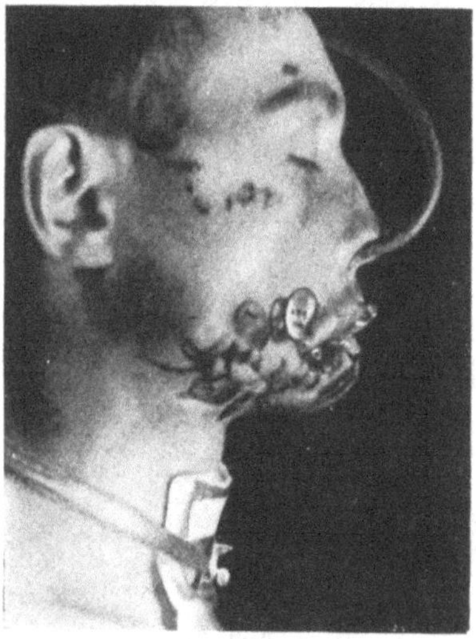

Abb. 22c

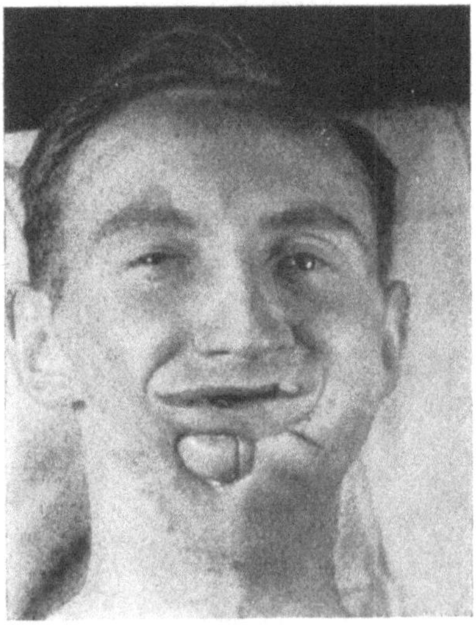

Abb. 22d

Abb. 22a u. b. (Obltn. v. A.). Verwundet am 23. 3. 42, schwere Weichteilverwundung der Kinnpartie, völliger Verlust der Unterlippe und des Unterkieferknochens bis beiderseits fast zum aufsteigenden Ast. Zungenspitzendefekt, Perforation des harten und weichen Gaumens.

Abb. 22c. Nach Tracheotomie wird das vorhandene Gewebe durch Drahtplattennaht so weit wie möglich einander genähert. Zustand am 4. 4. 42.

Abb. 22d. Zustand am 19. 1. 43, nachdem über einer Unterkieferprothese durch eine zweite Operation die Unterlippe gebildet worden war (die dazwischenliegenden Fotos sind mir verlorengegangen). Die neugebildete Unterlippe stand über der Prothese unter zu starker Spannung, so daß später durch Atrophie des Gewebes wieder eine Dehiszens eintrat.

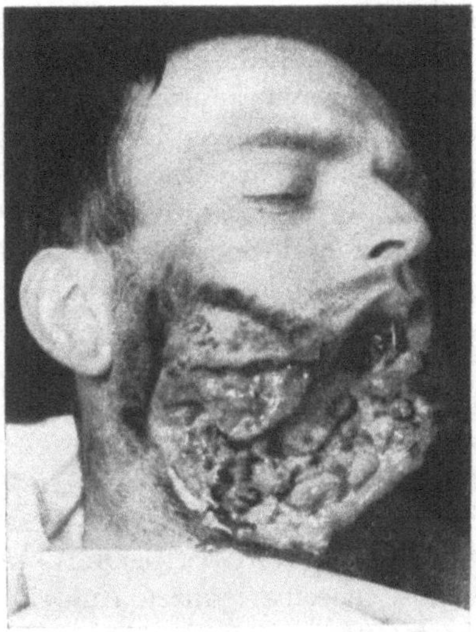

Abb. 23 a

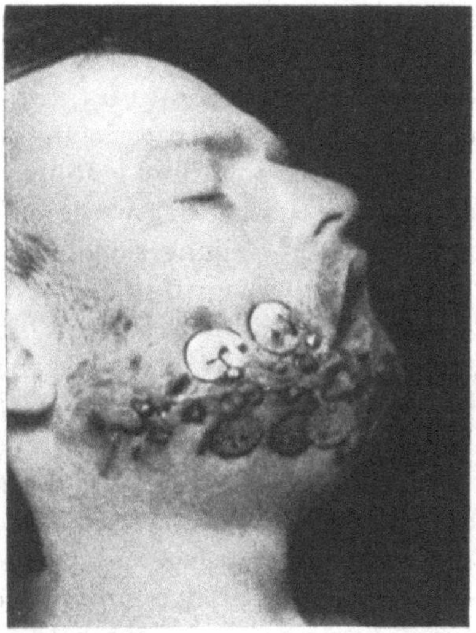

Abb. 23 b

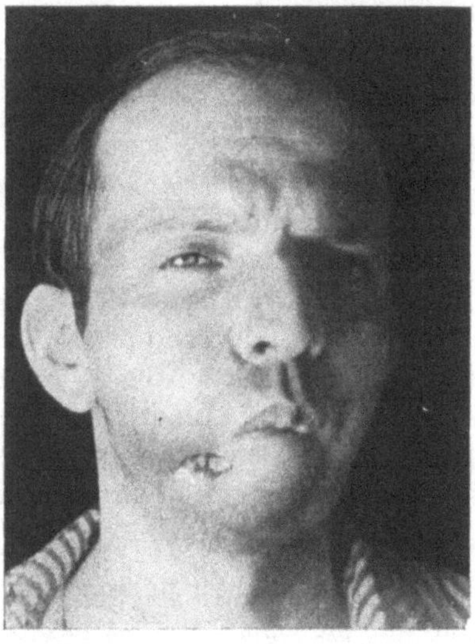

Abb. 23 c

Abb. 23a. (K. H.). Schwere Verwundung der rechten unteren Wangenpartie bis auf den Hals übergreifend, Zertrümmerung des rechten horizontalen Unterkieferastes, Zahnverluste des Oberkiefers.

Abb. 23b. Über einer Pelotte wird nach Schienung der Unterkieferfraktur die Drahtplattennaht gelegt.

Abb. 23c. Es resultiert ein daumennagelgroßer, durchgehender Defekt zur Mundhöhle, der später durch einen Verschiebelappen geschlossen wurde (s Abb. 153a, b).

Auf wie kleine Restdefekte man durch die Naht selbst größere Verwundungen reduzieren kann, mag Abb 21 a bis f zeigen. Hier war die linke Wangenseite bis in die Mundhöhle rechts aufgepflügt, die Verwundung setzt sich durch die Mundöffnung unter Verlust der Unterlippe bis auf die andere Wangenseite fort. Der linke horizontale Unterkieferast ist über den Kinnbogen hinaus bis auf die rechte Seite völlig zertrümmert. Oberkieferabrißfraktur, Verletzung des harten Gaumens, der Zunge und der Parotis. Nach Anfertigung eines Hirschgeweihs und einer Unterkieferprothese wurde die Naht durchgeführt. (Eine Tracheotomie war in sehr wohl überlegter Weise bereits bei der vorderen Sanitätseinheit angelegt worden). Diese Verwundung, in ihrer Heilung sich selbst überlassen, hätte zur Deckung des Defektes recht ausgedehnte Eingriffe zur Plastik erfordert. Selbst bei bestem kosmetischen Erfolg wäre der funktionelle weit hinter dem durch die aktive Wundbehandlung erreichten geblieben, bei der es gelang, die Kaumuskulatur der linken Wangen seite (Masseter) zu vereinigen und die Kaufunktion wiederherzustellen. Auch die Schließung des restierenden Unterlippendefektes dürfte keine großen Schwierigkeiten machen und ein ebenso gutes funktionelles und kosmetisches Resultat zeitigen. Was die Osteoplastik des Unterkiefers betrifft, so gilt auch hier das bereits oben Gesagte.

Eine ungünstiger gelagerte, schwere Verwundung lag bei Oberltd. v. A. (Abb. 22a—d) vor. Hier war der Unterkieferknochen fast in seiner ganzen Ausdehnung bis zu den aufsteigenden Ästen beiderseits herausgerissen. Die vorhandenen Weichteilreste reichten nicht aus, den Weichteildefekt zu decken. In Abb. 22d ist ein Stadium der Heilung wiedergegeben, wo bereits eine weitere plastische Vereinigung der Unterlippenreste über einer Prothese ausgeführt worden war. Ich mußte dieses Foto wählen, weil die mir dazwischen liegenden abhanden gekommen sind.

Diese letzten Fälle bilden schon einen Übergang zu denjenigen

c) Verwundungen, bei denen das vorhandene Gewebe zur Deckung des Defektes nicht ausreicht. Auch hier habe ich grundsätzlich versucht, die Wundränder wenigstens so weit wie möglich einander zu nähern. Rücksicht genommen werden muß in diesen Fällen allerdings darauf, daß durch das Zusammenziehen der Wunde ein Verziehen des Mundwinkels oder der Lider vermieden wird (Abb. 23 a, b, c und Abb. 24a und b). Die in beiden Fällen bis in die Mundhöhle reichenden Defekte sind später durch einen kleinen plastischen Eingriff (s. Abb. 153a und b) leicht zu decken. In der Zwischenzeit wurden die Defekte durch kleine Verbände verschlossen, wodurch die lästige Speichelabsonderung unterbunden war.

Ganzer sieht eine Kontraindikation dieser Wundbehandlung in den

d) Parotisverletzungen. Dieser Einwand ist unberechtigt. Auf verschiedenen der bisher gezeigten Abbildungen war die Speicheldrüse mit beteiligt. Einen besonders eindrucksvollen Fall zeigt Abb. 25 a, b, c. Hier besteht wohl kein Zweifel, daß die Parotis in ihrer ganzen Ausdehnung schwerstens verletzt ist. Ohne hierauf Rücksicht zu nehmen, wurde die Wunde verschlossen und heilte ohne Komplikationen in zufriedenstellender Weise aus. Nun hat diese schwere Verwundung einen besonders günstigen Verlauf gezeigt: wie aus Abb. 25c zu ersehen ist, besteht eine

e) Fazialisparese aller drei Äste. Soweit ich mich erinnere, stellte sich bereits ½ Jahr nach der Verwundung die Fazialisfunktion wieder ein. Es kann gar kein Zweifel darüber bestehen, daß dieses Ereignis nur ein glücklicher Zufall ist und deshalb nur nebenbei erwähnt werden soll, denn bei der Naht wurde auf den N. fazialis keine Rücksicht genommen, es wurde nicht einmal versucht, die Stümpfe des Fazialis im Wundgebiet aufzusuchen. Daß aber eine Vereinigung der Stümpfe überhaupt zustande gekommen ist, kann nur darauf zurückgeführt werden, daß die Wunde genäht wurde. Bei konservativer Wundbehandlung wäre dieser Ausgang nie eingetreten.

Defekte, die sich durch die Ausdehnung des Gewebsverlustes nicht ohne Verziehung der Umgebung decken lassen, kann man nach dem Vorschlag von Esser für die primäre Naht (s. d.) auch bei dieser Naht und in diesem Zustand der Wund-

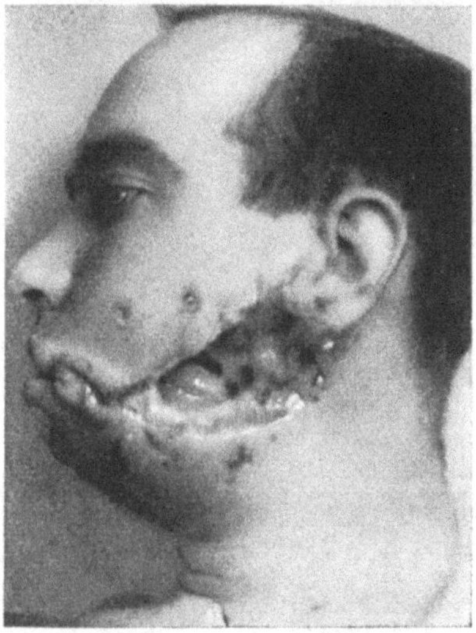

Abb. 24 a

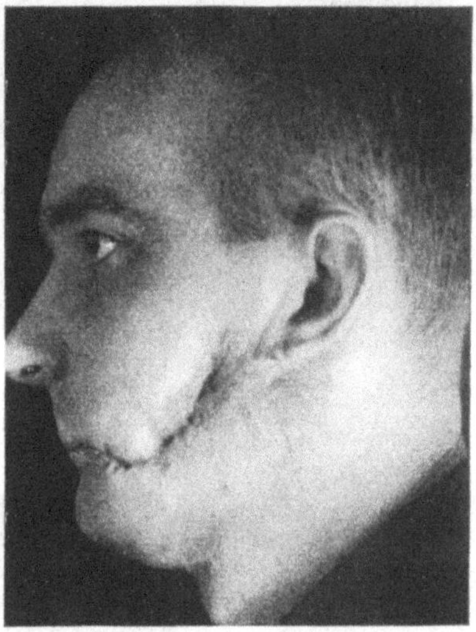

Abb. 24 b

Abb. 24a. (H. P.) Bis in die Mundhöhle durchgehende Verwundung der linken Wange vom Ohrläppchenansatz bis zur Mundöffnung reichend. Zertrümmerung des horizontalen und aufsteigenden Astes des linken Unterkiefers und des hinteren Teils des Oberkiefers. Parotisverletzung. Fazialisdurchtrennung. Nach der Verwundung sind bei der vorderen Sanitätseinheit Situationsnähte mit Seide gelegt, die, wenn sie auch im hinteren Teil die Wunde nicht zu schließen vermochten, die Mundwinkelverletzung zur Verklebung brachte. Verwundung am 6. 9. 41. Durch Plattendrahtnaht am 23. 9. 41 wird versucht, die Wunde völlig zum Schluß zu bringen.

Abb. 24b. Zustand am 20. 12. 41. Die Wunde ist bis auf eine kleine schlitzförmige Fistel im obersten Wundteil geschlossen.

heilung durch einen Lappen aus der unmittelbaren Umgebung decken (Abb. 26a und b). Der Verschluß dieser Wunde war bei der ungünstigen Lage in Augennähe nicht möglich. Durch eine Zuglappenbildung wurde die Haut so verschieblich gemacht, daß der Defekt des Unterlides und die bis in die Kieferhöhle hineinreichende Wunde verschlossen werden konnte. Es ist hier also die Wunde gewissermaßen durch die frühzeitige Naht, kombiniert mit der primären Naht, durch Lappenbildung abgedeckt worden.

Diese angeführten Ergebnisse der Wundbehandlung durch Naht mögen genügen. Ich könnte die gebrachten fotographischen Abbildungen nach den vorhandenen Negativen noch um ein beträchtliches vermehren. Als Beweismaterial für die Richtigkeit meines Vorgehens aber scheint das Mitgeteilte mir ausreichend. Jeder unvoreingenommene Beobachter wird zugeben müssen, daß der Vergleich mit der

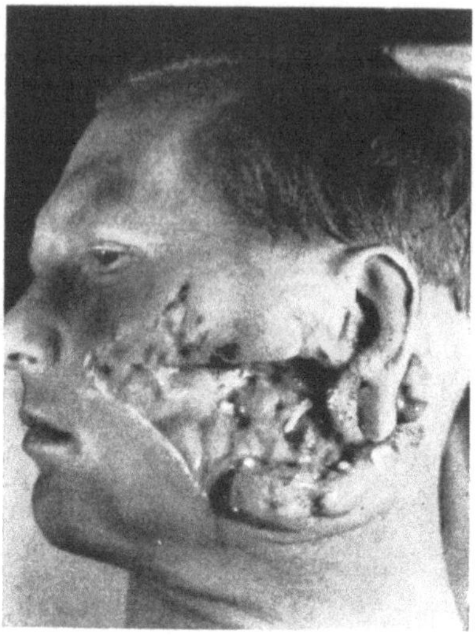

Abb. 25 a

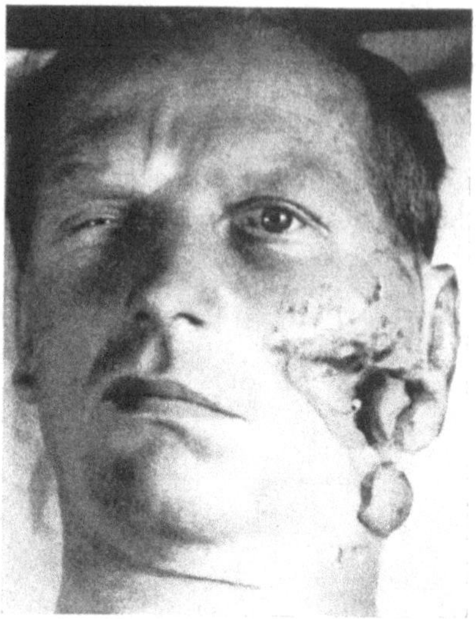

Abb. 25 b

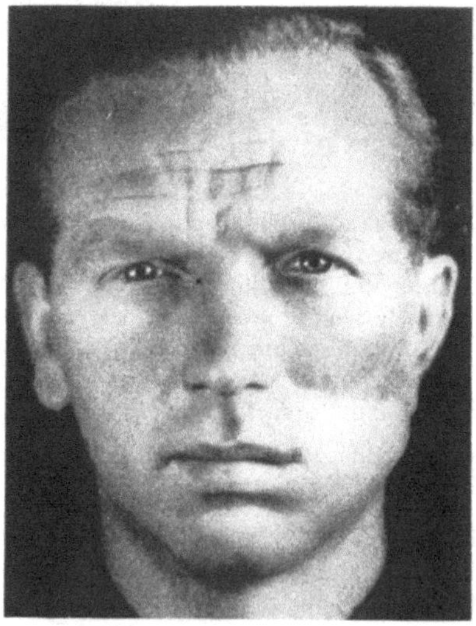

Abb. 25 c

Abb. 25a u. b. Tiefe Aufpflugung der linken Gesichtsseite vom Proc. mastoideus bis zur Nasolabialfalte reichend, Abriß des Ohrlappchens, Defektfraktur des aufsteigenden Unterkieferastes, Parotisverletzung, Durchtrennung des Nerv. facialis mit den deutlich sichtbaren Lähmungserscheinungen aller drei Äste. Zustand am 4 12. 43.

Abb 25c Zustand am 5. 12. 44 Soviel ich mich erinnere – die Krankengeschichte ist nicht in meinem Besitz – traten bereits ½ Jahr nach der Verwundung die ersten Anzeichen fur eine Wiederherstellung der Fazialisfunktion – wie sie auf der Abbildung erkenntlich ist – auf. Durch die Räumung Breslaus und die damit verbundene Verlegung eines großen Teils meiner Verwundeten habe ich uber den weiteren Verlauf keine Kenntnis.

konservativen Methode zugunsten der Wundbehandlung durch Naht ausfallen muß. Hierin stimmen mit mir auch die meisten Gesichtschirurgen überein, wenngleich sie nicht so weit gehen, alle Verwundungen zu nähen, sondern Einschränkungen fordern, auf die ich weiter unten eingehen werde.

Es sei mir zunächst noch einmal gestattet, zusammenfassend auf die Vorteile dieser aktiven Wundbehandlung einzugehen. Wenn bei den einfachen Weichteilverletzungen nur die Dauer der Heilung abgekürzt und weitere plastische Operationen erspart werden, so sind die Vorteile bei den bis in die Mundhöhle durch-

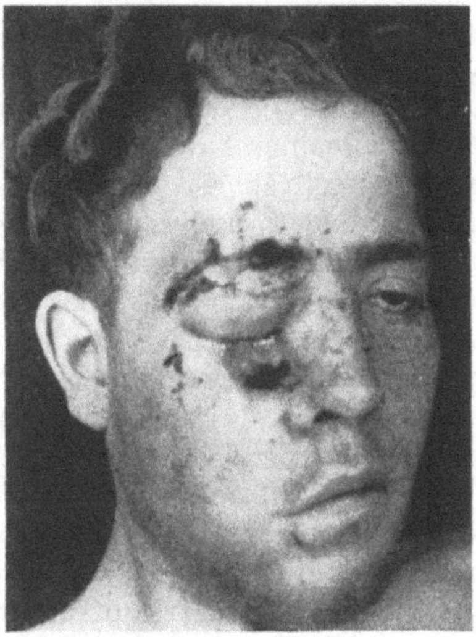

Abb. 26a

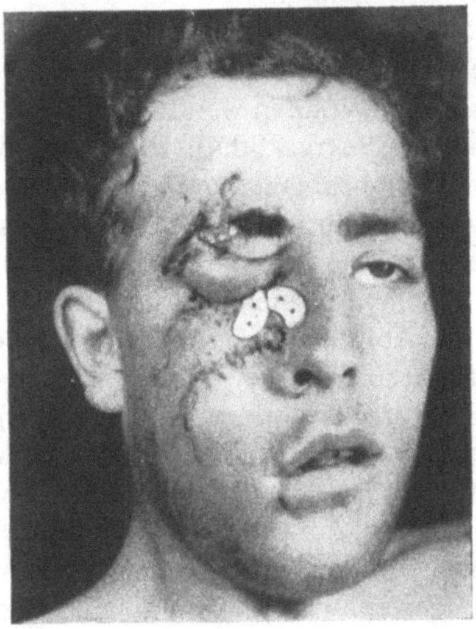

Abb. 26b

Abb. 26a u. b (J. N.). Verletzung der linken Wangenseite, Eröffnung der linken Kieferhöhle und Verlust eines Teiles des linken Unterlides. Ein Zusammenziehen der Wunde hätte eine Verziehung der unteren Augenlidpartien zur Folge gehabt. Von den beiden lateralen Wundecken aus werden zwei parallele Schnitte in Richtung auf die Wange geführt, der Lappen mobilisiert und über den Defekt vernaht

gehenden Verletzungen unvergleichlich höher zu veranschlagen. Durch Verschluß der Wunde fallen sofort Störungen der Sprache und der Nahrungsaufnahme fort, bei Knochenverletzungen des Unterkiefers wird die Spontanheilung (durch den Abschluß der Luft und die damit unterbundenen, schädigenden Austrocknungen) begünstigt. Der Verwundete wird durch den sonst durch die Wunde abfließenden Speichel nicht belästigt. Sehr bald wird er wieder „ausgangsfähig". Die bei jedem Gesichtsverletzten zu beobachtende Depression läßt nach, seine Sorgen schwinden bald! In der konservativen Wundbehandlung dagegen ist gerade bei Mundverletzungen die lange Wartezeit bis zur endgültigen Plastik eine sehr qualvolle: Unverständlichkeit der Sprache, Behinderung der Nahrungsaufnahme, große, häufige Verbände, um den herausfließenden Speichel aufzusaugen, Mazerationen der Haut u. v. a. m. Dieser Zustand dauert Monate, bis die endgültigen plastischen Operationen, bei denen wir selten mit einem einzigen Eingriff auskommen, durchgeführt werden können. Aber selbst dann, wenn die Eingriffe gelungen sind und der Defekt durch einen Lappen verschlossen worden ist, bildet ein solches Transplantat immer eine leblose, in einer beweglichen Umgebung liegende Hautpartie, die hierdurch und durch seine Farbtönung von der Umgebung absticht. In funktioneller Beziehung stellt ein freies Transplantat immer einen völligen Versager dar; selbst die mit Muskulatur aus der unmittelbaren Umgebung des Defektes verwandten Lappen garantieren keineswegs immer die von ihnen erwarteten Erfolge.

Die von verschiedenen Seiten gegen diese von mir vertretene und geforderte Art der Wundbehandlung erhobenen Einwände bzw. Einschränkungen sollen nicht unerwähnt bleiben:

Reichenbach verschließt die Defekte nur dann völlig, „wenn die Wunde übersichtlich und die Annahme berechtigt ist, daß sie keimarm ist". Bei stärker verunreinigten Wunden wendet er die partielle Naht an und sorgt durch Einlegen eines Drains für Sekretabfluß. Eine derartige Vorsichtsmaßnahme halte ich auf Grund meiner Erfahrungen für nicht notwendig. Diese Art der Naht ist ja nicht wie die primäre im chirurgischen Sinne „lückenlos" (Wassmund). Zwischen den einzelnen Nähten vermag des Wundsekret durchzusickern, ein eingelegtes Drain hält aber die Wundflächen auseinander und verhindert die Vereinigung, ganz abgesehen davon, daß die Abführung des Sekretes durch ein Drain in einer Weichteilwunde recht problematisch ist: gewöhnlich verlegen die Granulationen die Drainöffnungen; erst beim Verbandwechsel und dem Entfernen des Drains fließt das angestaute Sekret — nicht zuletzt unterhalten durch den „Fremdkörper" Drain — ab.

Wassmund, der sich sehr für die Wundnaht einsetzt, will diese nur ausgeführt wissen im Stadium der Granulationsbildung — also ungefähr vom 12. Tage ab — und nicht in dem vorhergehenden Stadium der Reinigung. Es besteht kein Zweifel, daß dieser Einwand insofern seine Berechtigung hat, als in diesem Stadium für die Vereinigung, Verklebung und Heilung die günstigsten Bedingungen bestehen. Das widerspricht aber nicht dem, daß auch in dem früheren Stadium der Reinigung ein Wundverschluß ausgeführt werden kann. Solche Zeitbeschränkungen, die nicht unbedingt erforderlich sind, verwirren nur, wodurch der bei den vorderen Sanitätseinheiten tätige Arzt unsicher wird und dann geneigt ist, lieber ganz von dieser Methode Abstand zu nehmen, um sich keinen Verstoß „gegen die Vorschriften" zuschulden kommen zu lassen.

Auch die Nachteile dieser Naht, die Wassmund weiterhin anführt: gelegentliches Ein- und Durchschneiden der Drähte, Dekubitus unter den Plättchen, wird niemand ableugnen können.

Ganzer sieht eine Kontraindikation dieser Naht in Parotisverletzungen und Nebenhöhleneröffnungen. Was die Parotisverletzungen anbetrifft, so muß ich nach meinen Erfahrungen diesem Einwand widersprechen: ich habe bei meinen zahlreichen Fällen nie eine Speichelretention oder Abszedierung der Parotis erlebt. Daß solche Infektion gelegentlich einmal vorkommen kann, wird nicht abzustreiten sein. Die Gefahr ist aber so gering, daß darauf keine Rücksicht genommen zu werden braucht, zumal eine Komplikation bei rechtzeitiger Öffnung der Naht und unter feuchten Umschlägen leicht zu beseitigen ist. Gelegentlich blieb eine Fistelbildung zurück.

Die Eröffnung der Kieferhöhle ruft stets ein Empyem hervor, da bei der Verwundung immer Keime in sie hineingelangen. Auf unvorbereitete Schleimhaut

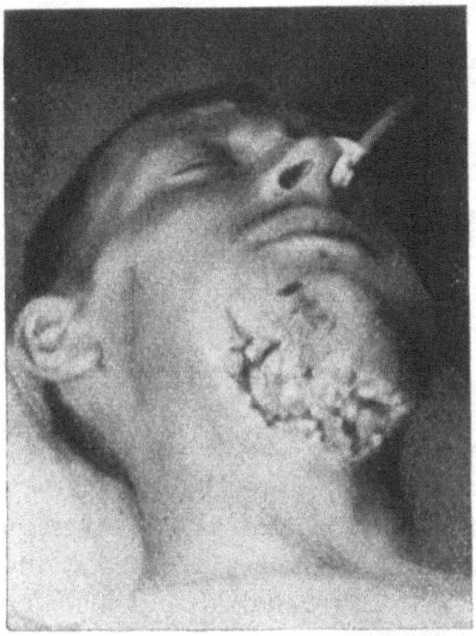

Abb. 27 a

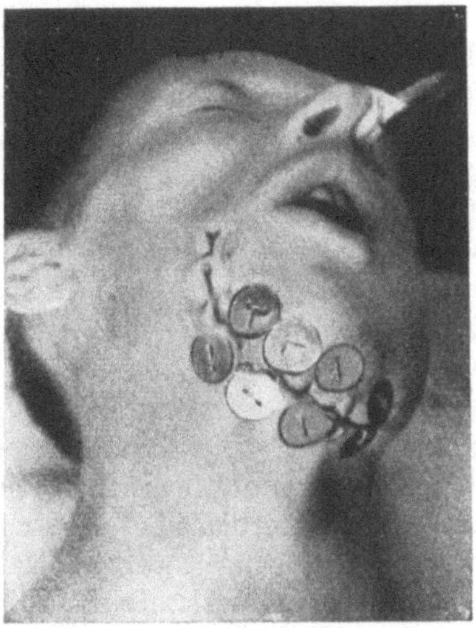

Abb. 27 b

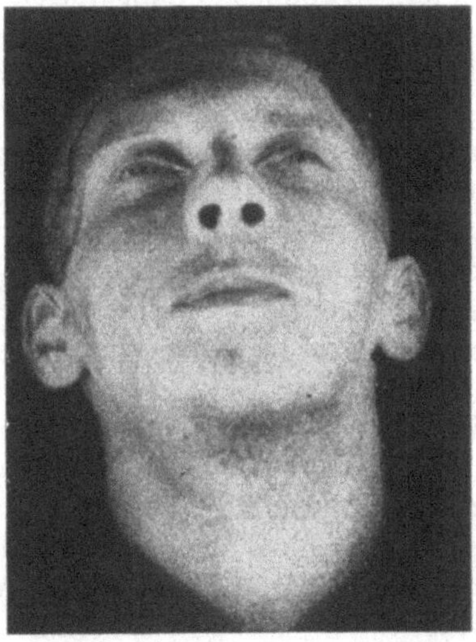

Abb. 27 c

Abb. 27 a u. b. (H.). Die bis in die Mundhöhle durchgehende und den Zungenboden mitergreifende Verletzung wird durch 4 Plattendrahtnähte zum Verschluß gebracht, zwischen denen zur Erzielung eines besseren kosmetischen Erfolges einfache Drahtnähte gelegt worden sind.

fallend, pflegen diese Entzündungen sogar viel stürmischer zu verlaufen als bei den rhinogenen Entstehungsursachen. Es wäre ein großer Fehler, ein derartiges Empyem durch die Naht der Wunde abzuschließen, bevor ein unbehinderter Abfluß des Eiters garantiert ist. Diesen nun allerdings, wie Ganzer es vorschlägt, in die Fossa canina zu verlegen und dann erst die Wunde zu schließen, ist die unglücklichste Lösung! Durch diesen Weg wird eine Kommunikation der Kieferhöhle mit der

Mundhöhle geschaffen. Abgesehen davon, daß der aus der Höhle abfließende Eiter im Munde ekelerregend ist, dringen umgekehrt Speiseteilchen von der Mundhöhle in die Kieferhöhle und lassen sie nicht zur Ausheilung kommen. Erfahrungsgemäß müssen diese Fisteln später plastisch verschlossen werden. Warum nicht den einfachen Weg der Rhinologen gehen?: Eröffnung der Kieferhöhle vom unteren Nasengang aus! Durch diese in Lokalanästhesie ausgeführte Trepanation fließt der Eiter in die Nase ab, von hier aus ist eine Spülung der Höhle leicht möglich. Unter konservativen Maßnahmen und Kopflichtbädern nach Brünings pflegen diese Empyeme meist auszuheilen, nur in den seltensten Fällen war ich gezwungen, die Höhle nach Caldwell-Luc radikal operieren zu müssen. Da wir durch die eben beschriebene Trepanation dem Empyem einen ungehinderten Abfluß schaffen können, sehe ich nicht ein, warum die Wunde nicht durch Naht verschlossen werden soll.

Ich glaube damit die Einwendungen und Einschränkungen, die von anderen Seiten gemacht worden sind, widerlegt zu haben. Wenn ich unter 660 Verwundungen nicht einmal gezwungen war, die Naht wegen einer Komplikation öffnen zu müssen, so ist das kein „glücklicher Zufall", sondern eine Tatsache, die für sich spricht. Aber selbst dann, wenn bei 200 bis 300 Fällen einmal eine Komplikation, eine Infektion des Wundgebietes auftreten sollte, die eine Öffnung der Naht notwendig macht, so wird dadurch diese Wundbehandlung durch Naht noch nicht in Mißkredit gebracht.

Diese aktive Wundbehandlung durch Naht habe ich seit Beginn meiner Tätigkeit an dem Lazarett angewandt, das Verfahren und die Technik ausgebaut. 1943 erschien von Ganzer das Handbuch der Kriegsverletzungen des Gesichts und des Gesichtsschädels, in dem er mitteilt, diese Naht, die er als „frühzeitige Naht" bezeichnet, bereits während des ersten Weltkrieges „in vielen hundert Fällen" mit Erfolg angewandt zu haben.

Grundsätzlich soll die Naht nur als Drahtnaht durchgeführt werden. Um ein Ein- und Durchschneiden der Nähte zu verhindern, laufen dort, wo der Draht der Haut aufliegt, die Drähte über Plättchen. Als Matratzennaht angelegt, verteilt sich der Zug über dieser Unterlage auf eine breitere Fläche und verhindert dadurch selbst bei starker Spannung ein Durchschneiden. Die Naht wird stets so fest zusammengezogen, als es die Spannung der Haut zuläßt. Im allgemeinen genügt ein Abstand der einzelnen Nähte von 2 bis 3 cm, jedoch kann sich die Entfernung je nach Umständen ändern. Mitunter empfiehlt es sich, zur Erzielung eines besseren kosmetischen Erfolges zwischen den einzelnen Plattendrahtnähten einfache Drahtnähte zu legen, wodurch die Wundränder genauer adaptiert werden und eine bessere Narbenbildung ergeben (Abb. 27a, b, c).

Die genähte Wunde wird trocken verbunden. Nur bei entzündlicher Schwellung der Umgebung wende ich feuchte Umschläge mit Kamillenlösung an. Der erste Verbandwechsel erfolgt, falls der durch stärkere Sekretabsonderung verunreinigte Verband nicht einen früheren Wechsel erfordert, in der Regel am 2. oder 3. Tage. Hierbei zeigt sich häufig, daß durch den Rückgang der Gewebeschwellung die gelegte Naht locker geworden war. In solchen Fällen wird das über die Platte hinwegziehende Drahtstück mit einem Péan gefaßt, der Draht straff gezogen und verdreht.

Die Entfernung der Naht erfolgt erst dann, wenn ein absolut fester Verschluß der Wunde erreicht war.

3. Brandwunden. Unsere besondere Aufmerksamkeit erfordern die Brandwunden, welche bis tief in das Gewebe hineinreichen oder sich über große Teile der Hautoberfläche erstrecken. Die von deutscher Seite während des Krieges gemachten Erfahrungen sind noch nicht veröffentlicht worden, während von angelsächsischer Seite jetzt ein Sammelreferat von Bund, Green, Taylor, Levenson (deutsch von Köbcke) vorliegt. Die aus der verbrannten Oberfläche austretende Blut- und Gewebeflüssigkeit, welche in den ersten Tagen bis täglich 25 bis 30 g betragen kann, ruft eine Änderung der Blutzusammensetzung und des Stoffwechsels hervor. Sekundäre Schädigungen der Niere, Nebenniere und Leber werden in verschieden starken Graden beobachtet. Schädigungen der Luftwege und der Lunge im Sinne einer membranösen oder nekrotisierenden Tracheitis sind die Folgen einer Rauchvergiftung.

Ernste Komplikationen, die häufig zum Tode führen, stellen der Verbrennungsschock und die Sekundärinfektionen der Wundflächen dar.

Der Verbrennungsschock, gekennzeichnet durch „herabgesetztes Blutplasmavolumen, kleines Minutenvolumen, niedrigen Blutdruck und erhöhten Strömungswiderstand der Peripherie" kann bei Kindern schon bei einer verbrannten Oberfläche von 8%, bei Erwachsenen von 15% der Körperoberfläche auftreten; 25% der verbrannten Körperoberfläche enden erfahrungsgemäß tödlich. Dabei ist zu berücksichtigen, daß das Gesicht bei Kindern 10%, bei Erwachsenen 3½% der Körperoberfläche ausmacht und daß die Verbrennungsflächen des Gesichts besonders reichlich absondern, also einen starken Verlust an Plasmaflüssigkeit zur Folge haben. In allen Fällen ist deshalb eine ganz besondere ärztliche Überwachung des Verbrannten notwendig, um die Frühstadien des Schocks zu erkennen und rechtzeitig zu bekämpfen. Hierzu gehört:

1. von Seiten des Blutes und Blutkreislaufes: dauernde Kontrolle des Pulses und des Blutdrucks (bleibt letzterer für 3 bis 4 Stunden unter 50 mm Hg., so ist eine Hilfe nicht mehr möglich), Bestimmungen der Hämatokritwerte, des Hämoglobingehaltes (bei anämischen Kranken bedeutet der Hämoglobinwert von 110 bereits einen bedrohlichen Plasmaverlust) und die Prüfung auf Fibrinolyse, d. h. die spontane Auflösung des Blutkuchens in vitro innerhalb von 24 Stunden.

2. Urinuntersuchung: solange eine Harnabsonderung besteht, liegt keine akute Gefahr vor.

Die Schockbekämpfung hat in erster Linie dem Blutplasmaersatz zu gelten, wozu sich menschliches Blutplasma und -serum am besten eignet. Nach dem Referat von Köbcke kann „als Faustregel gelten, daß bei Verbrennungen von mehr als 10% der Körperoberfläche jedes Prozent mehr 100 ccm Plasma erfordert, die Hälfte des Gesamtbetrages in den ersten 6 Stunden, ¼ in den nächsten 6, der Rest in den folgenden 12 Stunden. Doch muß man gelegentlich noch mehr geben. Beim ausgebrochenen Schock muß man rasch infundieren: ¾ bis 1 Liter in 10 bis 15 Minuten". Reichliche perorale Zufuhr von Natr. bicarbonatlösung. Bluttransfusionen sind, nachdem man vorübergehend davon abgekommen war, wieder erfolgreich verwandt worden.

Die zunächst keimarme Verbrennungswundfläche bildet durch den Gewebszerfall einen ausgezeichneten Nährboden für Erreger aller Art und ist deshalb sobald wie möglich durch einen sterilen trockenen Verband abzudecken, der 2 bis 3 Wochen liegen bleiben soll. Sulfonamide in Form von Salben und Pudern dürfen nur in schwer löslicher Form auf die Wundflächen gebracht werden, da die Resorption eine außerordentlich starke ist. Das Auswaschen der Wunden soll die Schockgefahr erhöhen und ist deshalb zu unterlassen. Penicillin- und Sulfonamidinjektionen haben sich zur Bekämpfung der Wundinfektion bewährt. In jüngster Zeit wurden besonders gute Erfahrungen mit Auromycin-Salbenverbänden gemacht, sodaß deren Anwendung in Zukunft wohl eine große Rolle spielen wird.

Temperaturen von 41 Grad und darüber, die länger als einige Stunden bestehen bleiben, deuten auf einen sehr ernsten Ausgang hin. Es soll deshalb für eine starke Abkühlung der unbeschädigten Haut gesorgt werden: Eiswasserpackungen, Entfernung größerer Verbände, die eine Wärmestauung begünstigen können.

Bei membranösen und nekrotisierenden Tracheobronchitiden besteht Luftmangel, der durch Sauerstoffgaben bekämpft werden kann. Schwellungszustände — vor allen Dingen in Höhe der Glottis — können eine Tracheotomie notwendig machen. Das Einatmen flüssigkeitsgesättigter Luft (Bronchitiskessel) ist für die Verflüssigung der Membranen von Vorteil.

Im übrigen ist zu berücksichtigen, daß bei schweren Verbrennungen stets eine starke Gewichtsabnahme zu verzeichnen ist, deshalb: kräftige Ernährung mit Eiweißmengen bis zu 200 g täglich, um den Stickstoffverlust auszugleichen. Intravenöse Traubenzuckerinjektionen, Bluttransfusionen. Injektionen (i. m.) von Testosteron bis zu 10 mg täglich haben „eine günstige Wirkung in den Spätstadien gezeigt: Nachlassen der Schmerzen, Steigerung des Appetits, Gesundung der Granulationen und rascher Gewichtsanstieg" (Köbcke).

Bei Brandwunden 1. und 2. Grades legt Lindemann Brandbinden auf die Wundfläche, eröffnet die vorhandenen Blasen und bürstet die Wunde in Narkose aus. Chirurgische Eingriffe kommen erst in Betracht, wenn eine Erweichung der Narben, die durch Röntgenbestrahlung günstig zu beeinflussen ist, eingetreten ist (Lexer).

II. Knochen

Da die Knochen des Gesichtsschädels gegen Infektionen verhältnismäßig resistent sind und eine gute Heilungstendenz zeigen, soll man bei der Entfernung freiliegender Knochenteile äußerst sparsam sein und sich dabei nur auf solche beschränken, die abgelöst vom Gewebeverband, störend in der Wunde liegen. Soweit wie möglich sind die gesplitterten Knochenteile zu reponieren und in ihrer Lage zu erhalten. Je besser und vollständiger es gelingt, den Knochendefekt durch die richtige Lage der Splitter auszufüllen, um so geringer sind später die Entstellungen und Funktionsausfälle.

Durch die Gesichtsform mit ihren Vorsprüngen über einer gewölbten Fläche ist die Haut verhältnismäßig straff gespannt und arbeitet dadurch dem Wiederaufrichten zerstörter Knochenteile (besonders der Nase) entgegen. Aus diesem Grunde wird es oft notwendig sein, die reponierten Fragmente solange in ihrer Lage zu stützen, bis eine Konsolidierung stattgefunden hat. Am zweckmäßigsten sind Prothesen aus Paladon und ähnlichem Material, die mittels starrer Verbindung an geeigneten Teilen des Kopfes gestützt werden. Gummizüge, die die Fragmente in ihre Lage zurückbringen und befestigen sollen, sind unzweckmäßig,

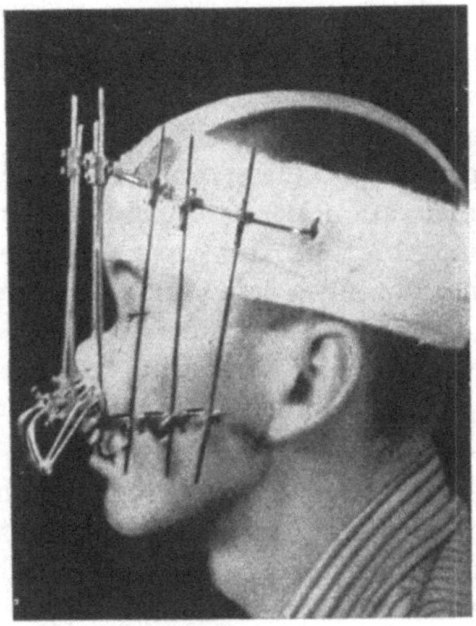

Abb. 28 a

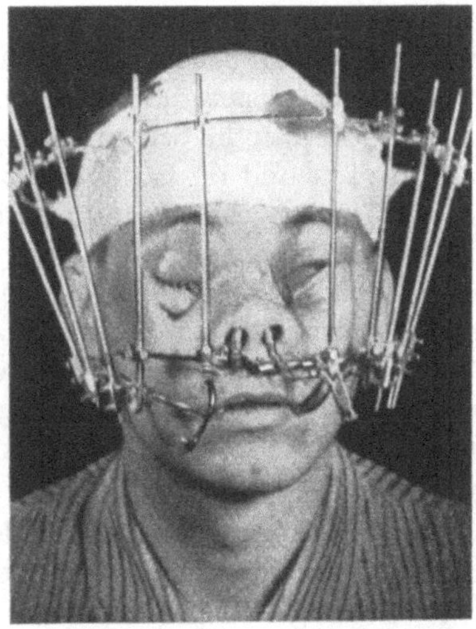

Abb. 28 b

Abb. 28a u. b. (M.). Ein Tangentialschuß führte zum Verlust beider Augen, Eröffnung beider Kieferhöhlen mit Zertrümmerung des Oberkieferknochens und Defekt des mittleren Teils des knöchernen und häutigen Nasengerüstes. An einer Kopfgipskappe ist durch starre Drahtschienung der Oberkiefer in seiner richtigen Lage gehalten. Zwei gleichzeitig an ihn durch Gummizug nach oben wirkende Nasenpelotten drücken die Reste des Nasenstützgerüstes nach außen.

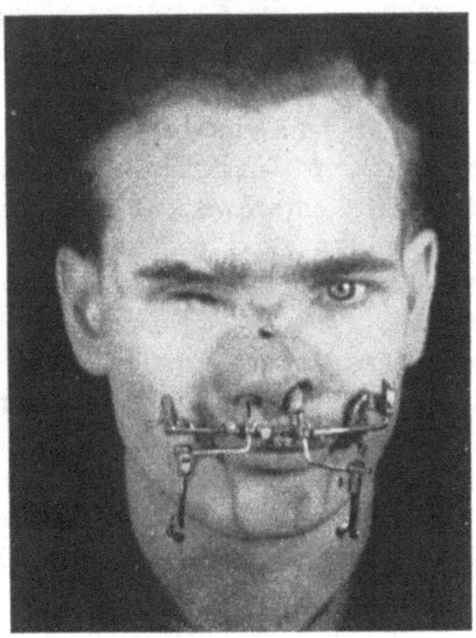

Abb. 29 a

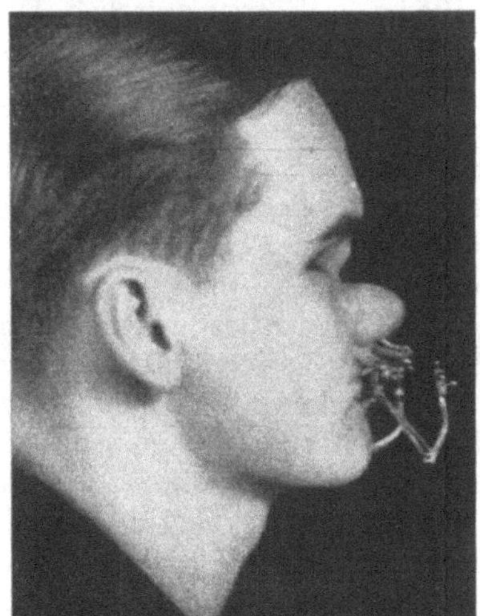

Abb. 29 b

Abb. 29a u. b. Das durch die Verwundung zertrümmerte Nasengerüst im mittleren Teil wird durch zwei Pelotten, die an einer Oberkieferzahnschiene — abnehmbar — befestigt sind, mittels Gummizug nach außen gedrückt.

da durch ihren unregulierbaren dauernden Zug „Überkorrekturen" entstehen. Ihre Verwendung ist nur behelfsmäßig zulässig und soll bald durch starre Schienen ersetzt werden, bei denen durch Anbringung von Klemmen die Länge der einzelnen Drahtstäbe jederzeit in der gewünschten Weise korrigiert werden kann (Abb. 28a und b, Abb. 29a und b). Durch die Befestigungen der Prothesen an unbeweglichen Teilen des Gesichtsschädels mittels starrer Drahtfixation ist ein fester Sitz garantiert. Bei den Nasenwiederaufrichtungsprothesen (Abb. 28 u. 29) sorgt ein Gummizug als Ansatzkraft am langen Hebelarm für ein schonendes, langsames, kontinuierliches Herausdrücken der frakturierten Knochen bis in die gewünschte Lage. Ist diese erreicht, so wird der Gummizug durch einen starren Draht ersetzt, der so lange belassen wird, bis die Konsolidierung eingetreten ist. Für eine spätere Weichteilplastik ist damit wertvolle Vorarbeit geleistet.

Von verschiedenen Operateuren wird die Fixation von größeren Knochenfragmenten durch Drahtnaht empfohlen. Ich habe immer wieder feststellen können, daß diese Drähte durchschneiden. Diesen „Erfolg" sah ich auch an den Fällen, die von den Anhängern der Methode operiert waren. Meine Erfahrungen bestätigt Ganzer, der statt des Drahtes Katgut benutzt, welches bis zur Konsolidierung seine Aufgabe voll und ganz erfüllt und dann resorbiert wird.

1. Nase. Rostock rät in seiner Arbeit über Nasenbeinfrakturen, bei Verdacht auf Nebenhöhlenverletzungen den Rhinologen hinzuzuziehen. Diese Forderung möchte ich dahin erweitern, daß auch jede Nasenfraktur dem Facharzt zur Behandlung zugewiesen wird: es ist nicht leicht, festzustellen, ob sich die Fraktur nur auf das eigentliche Nasengerüst beschränkt, so daß eine einfache Reposition der frakturierten Knochenstücke genügt. Eine genaue Inspektion des Naseninneren ist bei jeder Fraktur erforderlich. Dem widerspricht nicht die Feststellung, daß bei vielen Frakturen die Aufrichtung des Nasengerüstes genüge. Der Nasenarzt allein wird bestätigen können, wie häufig neben der Fraktur der äußeren Nase auch eine gleichzeitige Verletzung des Septums vorliegt, aus der dann eine behinderte Nasenatmung resultiert, die den Patienten — längst nachdem der Bruch abgeheilt und der Patient aus den Augen des erstbehandelnden Arztes entschwunden ist — zu ihm führt. In solchen Fällen ist es mit der Wiederherstellung der äußeren Nasenform nicht allein getan. Es muß gleichzeitig durch die Reposition des frakturierten Septumknochens die normale Funktion, d. h. die normale Nasenatmung, erreicht werden, um Schädigungen der Schleimhäute der tieferen Luftwege zu vermeiden. Alle diese auf unvollkommene Behandlung zurückzuführenden, sich erst später bemerkbar machenden Störungen kommen dem erstbehandelnden Arzt nicht zur Kenntnis und rufen bei ihm den Eindruck hervor, als ob sein Vorgehen zu dem gewünschten Erfolg geführt hätte. Soll deshalb ein zweiter Eingriff, die Resektion des frakturierten Septums dem Patienten erspart bleiben, so ist unmittelbar nach dem Unfall das Naseninnere genauestens zu inspizieren und die Reponierung des Septums gleichzeitig mit der Aufrichtung des äußeren Nasengerüstes vorzunehmen.

Das bei einer Nasenfraktur häufig entstehende Septumhämatom kann zu einem Septumabszeß führen, der sich in ungünstig verlaufenden Fällen nach oben zur Schädelbasis hin ausbreitet und die Ursache für eine lebensgefährliche Meningitis sein kann.

Jede Nasenfraktur soll sobald wie möglich nach dem Unfall reponiert werden (Kelly, Zeno, Got, Kunc, Brown, Berendes u. v. a. m.). Gleichzeitig vorhandene Hautwunden sind zu vernähen (Zeno). Eine strikte Gegenindikation hierzu stellt nur der Verdacht oder gar der Nachweis einer vorhandenen Schädelbasisfraktur dar, weil durch Reponierungsmaßnahmen Eröffnung neuer Infektionswege zum Endokranium geschaffen werden.

Die Reponierung der frakturierten Nasenteile geschieht zweckmäßig gleichzeitig von innen und außen, in der Weise, daß mit einem in die Nase eingeführten Instrument (langes Killianspekulum, abgebogene Kornzange oder auch ein schlankes, stumpfes Elevatorium) die hineingedrückten Knochenteile herausgehebelt werden und die außen auf die Nase aufgelegten Finger der anderen Hand die Wirkung der Hebelbewegung die richtige Lage der reponierten Knochenstücke kontrollieren. Nicht selten verspürt man durch deutliches Knacken das Einspringen der dislozierten Stücke in die richtige Lage. Der Schmerzhaftigkeit wegen empfiehlt es sich, den Eingriff im Chloräthyl- oder Evipanrausch vorzunehmen. Haben die reponierten Knochenstücke die Tendenz, zurückzufedern, so ist man gezwungen, die Beibehaltung der richtigen Lage durch eine endonasale Tamponade mit Watte oder Vasenolstreifen zu erzwingen. Die Tamponade darf jedoch nur einen Tag liegen bleiben und muß, falls notwendig, nochmals erneuert werden.

Statt oder gleichzeitig mit der Tamponade wird von einzelnen Autoren das Anlegen von Nasenformern gefordert, (Joseph, Sheehan, Barnes) besonders in den Fällen, wo durch das Trauma eine Seitenabweichung der Nase eingetreten ist. Andere verwenden Nasenformer aus Stenzmasse (Gerrie, Hume) oder Gips (Zeno, Rode). In einzelnen Fällen habe ich mit gutem Erfolg eine Plattendrahtnaht durch die Nase gelegt, so daß die beiden Unterlageplättchen beiderseits das Os nasale in der richtigen Lage hielten. Diese Drahtnaht kann beliebig lange und ohne Belästigung für den Patienten bis zur völligen Konsolidierung der Fraktur liegen bleiben. Ihre Brauchbarkeit wird bestätigt durch Ganzer, Lorenz, Brown.

Komplikationen können eintreten durch eine Infektion der Weichteilwunde, welche das Öffnen derselben notwendig macht oder durch einen Septumabszeß, der endonasal zu spalten und zu tamponieren ist.

Schon nach wenigen Tagen pflegen die frakturierten Stücke ziemlich fest miteinander verwachsen zu sein. Eine — gewöhnlich erst nach Rückgang der starken Hautschwellung und des Hämatoms bemerkbare oder als Folge einer unsachgemäß behandelten Fraktur zurückgebliebene — Nasendeformität macht eine erneute Mobilisierung der in Heilung begriffenen Fraktur oder eine spätere Plastik notwendig.

Nasenblutungen, die im Anschluß an eine Fraktur auftreten, können sehr häßlich sein und zu ihrer Stillung ein Vorgehen verlangen, wie es weiter unten beschrieben ist. Besonders bei Verletzungen mit Bewußtseinstrübungen des Verunglückten fordert Rotter, der mehrere tödlich verlaufende Fälle von Blutaspirationen in die Lunge beschrieben hat, den Rachen genauestens zu inspizieren und sich zu überzeugen, daß kein Blut an der Rachenwand herunterläuft.

2. Nasennebenhöhlen. Durch Einwirkung stumpfer Gewalt bei Unfällen, durch Stich- oder Schußverletzung des Gesichts werden die Nasennebenhöhlen häufig in Mitleidenschaft gezogen. Ihre Behandlung soll hier nur soweit berührt werden, als sich die Auswirkung der Verletzung ausschließlich auf die Höhle selbst bezieht und nicht über ihre Grenzen, aus denen sich weitergehende Komplikationen entwickeln können, hinausgreift. Da diese Möglichkeit aber besonders groß ist, fordert jede Verletzung der Nasennebenhöhlen die Hinzuziehung des Facharztes (SPECHT, BERENDES).

Bei jeder Verletzung der Nebenhöhlen tritt nach UFFENORDE ein Ödem der Höhlenschleimhaut auf. Das Eindringen von Erregern erst führt zu einer Entzündung, die je nach der Abwehrkraft des Organismus und der Virulenz der Erreger mehr oder weniger stürmisch zu verlaufen pflegt.

Ist durch die Gewalteinwirkung lediglich eine Impression der äußeren Stirnhöhlenwand entstanden, ohne daß es zu einer Infektion gekommen ist, so kann man versuchen, das frakturierte Stück vor der Naht zu reponieren. Dieses Vorgehen wird aber meist erfolglos bleiben, da die reponierten Frakturstücke durch die sekundäre Weichteilschwellung zurückgedrückt werden. Bei Impression der Kieferhöhlenwand ist jeder Reponierungsversuch zu unterlassen, da selbst bei völligem Verlust der fazialen Wand eine kosmetische Entstellung nicht auftritt.

Auch bei Stichverletzungen der Nasennebenhöhlen ist zunächst ein konservatives Verhalten den Höhlen gegenüber angezeigt. Zwar kann es bei Verletzungen der Innenauskleidung zu Blutungen in die Höhle kommen, jedoch pflegen dieselben sich zu resorbieren. Durch Spülungen der Höhle kann nur das Eindringen von Keimen begünstigt werden.

Fremdkörper sind aus den Nebenhöhlen grundsätzlich zu entfernen, auch wenn sie, wie es bei Geschoßteilen meist der Fall zu sein pflegt, „steril" sind, da sie gelegentlich einer späteren Nebenhöhlenerkrankung diese unterhalten und nicht zur Ausheilung kommen lassen. So hat MARX einen Fall beobachtet und beschrieben, wo nach 21 Jahren ein Granatsplitter aus der Kieferhöhle wegen einer nicht zur Ausheilung kommenden Kieferhöhleneiterung entfernt werden mußte. Ähnliche Fälle liegen von VOSS und von v. EICKEN vor. Das Aufsuchen und die Extraktion der Fremdkörper wird meist durch die Wunde, die durch ein KILLIANsches Spekulum auseinandergespreizt wird, erfolgen.

Schon kosmetische Gründe machen es erstrebenswert, die Weichteilwunden über der verletzten Höhle zu verschließen. Sind aber Keime in die Höhle hineingekommen, so entwickelt sich ein Empyem mit all seinen Folgeerscheinungen. In jedem Falle muß demselben eine Abflußmöglichkeit geschaffen werden, um unter konservativen Maßnahmen ein Abklingen der Infektion gefahrlos abwarten zu können. Bei den Kieferhöhlenverletzungen bin ich stets mit der Anlegung eines Fensters zur Nasenhöhle, entweder von der Wunde oder von der Nase aus, ausgekommen. Der in der Höhle sich bildende Eiter konnte ungehindert abfließen und die Eiterungen durch konservative Maßnahmen (Spülungen, Kopflichtbäder) zur Ausheilung gelangen. Die Abflußöffnung durch die faziale Wand in die Mundhöhle hin anzulegen, wie GANZER es empfiehlt, halte ich für sehr unzweckmäßig, weil durch die von der Mundhöhle durch die Fistel in die Kieferhöhle gelangenden Speiseteile eine Eiterung unterhalten wird, die eine spätere Radikaloperation notwendig macht.

Bei der Stirnhöhleninfektion liegen die Verhältnisse nicht so günstig, weil hier der Abfluß zur Nase schwieriger und nicht immer genügend weit zu gestalten oder offenzuhalten ist. Deswegen begnüge man sich zunächst damit, die Stirnhöhlenwunde nicht völlig zu verschließen, sondern sie nur so weit zu vernähen, daß ein in die Höhle eingelegter Drain für den Eiterabfluß nach außen sorgt.

Bei allen Verletzungen der Nasennebenhöhlen ist es selten möglich, die ganze Ausdehnung der Knochenzerstörung zu erkennen, so daß mit einer Komplikation in jedem Fall gerechnet werden muß. Aus diesem Grunde verlangen MARX, STEURER, VOSS, SEIFERTH, LINK u. a. eine möglichst frühzeitige operative Versorgung der Höhlen, wobei allerdings SEIFERTH die Einschränkung macht, daß „manche Nebenhöhlenverletzungen wegen Geringfügigkeit überhaupt nicht versorgt und behandelt zu werden brauchen". So erklärt sich auch mein mehr konservativer Standpunkt zu dieser Frage, zumal bei Unfällen in Friedenszeiten und unter normalen Bedingungen der Verletzte ja dauernd unter Beobachtung steht. Bei den geringsten Anzeichen einer Komplikation allerdings ist eine sofortige Operation durchzuführen.

Bei allen Eingriffen an frischen Nebenhöhlenverletzungen wird man nicht immer die Weichteilwunde als Zugang zu den Nebenhöhlen benutzen (SEIFERTH). Bei Kieferhöhleneiterungen ist es zweckmäßiger, den typischen Eingriff nach CALDWELL-LUC von der Fossa canina aus vorzuziehen und die Weichteilwunde durch frühzeitige Naht zu verschließen. Der breite Zugang zur Nase garantiert einen genügenden Sekretabfluß.

Stirnhöhlen- und Siebbeinverwundungen stellen wegen der Nähe dieser Höhlen am Gehirn immer eine ernste und gefährliche Verwundung dar. Durch kleinste Knochenfissuren können Erreger in das Schädelinnere eindringen und endokranielle Komplikationen hervorrufen (BRÜCKNER, WEINGÄRTNER, SEIFERTH). Einer gründlichen operativen Ausräumung dieser Höhlen folgt dann gewöhnlich kein Verschluß der Weichteile, um auch die geringste Möglichkeit einer Sekretverhaltung zu vermeiden.

3. Os cygomaticum. Durch das Trauma ist der frakturierte Jochbogen meist in die Tiefe gedrückt, nur selten (bei Tangentialeinwirkungen) kann er herausluxiert sein. Ihn in die richtige Lage zu bringen, ist bei einer gleichzeitig vorhandenen Weichteilwunde mittels Elevatorium nicht schwer, ihn jedoch in dieser Lage zur Einheilung zu bringen, gelingt selten, da die Spannung der Haut das frakturierte Stück immer wieder in die Tiefe drückt. Aus diesem Grunde sind eine Reihe von Verfahren angegeben worden, um das Fragment während der Einheilung in der richtigen Lage zu halten. Sie laufen alle darauf hinaus, das Frakturstück durch eine durch die Haut geführte Drahtschlinge oder durch einen Drahtstab zu fixieren. Diese Verfahren mögen dann ihren Zweck erfüllen, wenn der Knochen ein einziges Fragment darstellt und ein Eingreifen mag dann gerechtfertigt sein, wenn durch den Druck auf den Nerv. infraorbitalis Schmerzen ausgelöst oder die Bewegung des Unterkiefers eingeschränkt werden. Handelt es sich aber darum, nur eine kosmetische Entstellung auszugleichen, so sind alle Vorschläge, wie sie HOFRATH und THEODORESCU gemacht haben, mit viel zu großen Belästigungen für den Patienten verbunden und garantieren nicht einmal einen einigermaßen sicheren Erfolg. Ich habe in solchen Fällen, wo das Fragment keine weiteren Störungen verursachte, die Entstellung später durch eine Plastik behoben und halte diesen Weg für den einfachsten und sichersten.

III. Gefäße

Die durch eine Schußverletzung hervorgerufenen Verwundungen des Gesichtsschädels pflegen im allgemeinen nicht allzu stark zu bluten, weil sich die Gefäße durch das Zerreißen einrollen und die Blutung dadurch zum Stehen kommt. Die klaffende Wunde, die durch das Trauma ausgelöste Kontraktur der Muskulatur helfen mit, die eröffneten Gefäße zu komprimieren. Erfolgt eine frühzeitige Naht der Wunde, so verkleben die Wundränder bald und verhindern dadurch die gefürchteten Nachblutungen, die man bei offen behandelten, im Stadium der Reinigung sich befindlichen Wunden oft beobachtet. Durch Wundinfektion und Nekrosenbildung werden die thrombosierten Endstücke der Gefäße abgestoßen, es kommt zu überraschenden Blutungen aus Gefäßen, die nicht zu fassen sind, weil man sie entweder in dem Granulationsgewebe nicht findet oder dieses weich und morsch ist und eine Unterbindung nicht zuläßt. Besonders gefährlich sind dabei die Blutungen aus der Art. maxillaris, weil man dieses Gefäß nicht durch Druck gegen eine feste Unterlage komprimieren kann. Das gleiche gilt für alle Blutungen aus dem verletzten Rachen und der Zunge. Häufig kommt es vor, daß eine Blutung plötzlich sistiert, ohne daß man das Gefäß gefaßt oder unterbunden hat. Die Ursache besteht in einer durch Kopfdrehung oder Mundbewegung bedingten Gewebeverschiebung. Dieser „glücklichen Lösung" traue man nicht; eine geringe Bewegung des Kopfes kann genügen, die mechanische Kompression aufzuheben, wodurch die Blutung erneut einsetzt. Solche Unglücksfälle ereignen sich meist während der Nacht und nehmen oft genug ein tragisches Ende, weil einmal sofortige Hilfe nicht immer zur Stelle ist, zum andern aber auch die Blutung bei dem entkräfteten Patienten so langsam vor sich gehen kann, daß er sie im Schlaf gar nicht bemerkt und dann verblutet.

Bei stärkeren Blutungen und ergebnislosen Versuchen, dieselben durch Unterbindung zum Stehen zu bringen, muß das blutende Gefäß außerhalb der Wunde, in den gesunden Partien, aufgesucht und unterbunden werden. Besonders bedrohlich sind die Blutungen aus den Rachengefäßen, weil bei ihnen, selbst nach Unterbindung der Carotis externa, die Blutung nicht zum Stehen kommt. Durch zahlreiche Anastomosen mit der gegenüberliegenden Seite erfolgt die Blutung retrograd, sodaß eine erfolgreiche Unterbindung stets zentral und peripher der Blutungsstelle zu erfolgen hat. Nach den Untersuchungen von Hoppe und D. Schneider mit der Reinschen Stromuhr setzt nach Unterbindung einer Karotis eine Mehrdurchblutung der Carotis interna der anderen Seite um 70 bis 100% ein. Diese Steigerung, die auf den Meningeareflex (D. Schneider) zurückzuführen ist, erfolgt auch bei der Unterbindung der Carotis externa.

Ist eine Unterbindung peripher und zentral der Blutungsstelle nicht möglich, so bleibt nur eine feste Drucktamponade des Nasenrachenraums oder des Rachens (evtl. nach vorheriger Tracheotomie) übrig.

1. Art. carotis. Die Unterbindung der Karotis führt bei Menschen jenseits des 30. Lebensjahres meist zu einer Lähmung einer Körperhälfte, die auf Erweichungsherde im Gehirn zurückzuführen ist. Um die, nach der Unterbindung der Carotis externa in dem stagnierenden Gefäßrohr sich bildende und dann in die Interna fortschreitende Thrombose zu verhindern, soll das Gefäß stets über der Abgangsstelle der Art. thyreoidea sup. ligiert werden (Wüst). Die oben erwähnten Lähmungen können sich im Laufe der Zeit zurückbilden. Um die Anämie der abgedrosselten Gehirnseite möglichst abzuschwächen, wird gleichzeitige Ligatur der Vena jugularis empfohlen.

Freilegung der Karotis (Abb. 30): bei stark rückwärts gebeugtem Kopf verläuft der Hautschnitt am vorderen Rande des Musc. sternocleidomastoideus von der Höhe des Zungenbeins 7 cm nach abwärts. Unterbindung der Vena jugularis externa, Spaltung des Platysma und stumpfes Vorgehen am vorderen Rande des großen Kopfnickers bis in die Gefäßscheide. Die medial gelegene Karotis wird von der Vena jugularis interna und dem Nerv. vagus abgelöst und unterbunden.

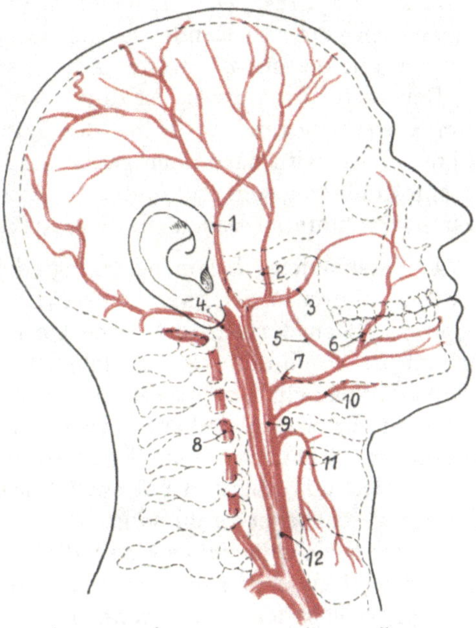

1 Art. temporalis
2 Art. meningea media
3 Art. maxillaris interna
4 Art. occipitalis
5 Art. alveolaris interna
6 Art. maxillaris externa
7 Art. tonsillaris
8 Art. vertebralis
9 Art. carotis externa
10 Art. lingualis
11 Art. thyreoidea
12 Art. carotis communis

Skelett-Teile sind gestrichelt

Abb. 30. Nach DENKER-KAHLER

Durch diesen Zugang erfolgt ebenfalls die Freilegung der Carotis externa und interna. Die Unterbindung der Externa hat stets oberhalb der Abgangsstelle der Art. thyreoidea (s. o.) zu erfolgen.

2. Art. sphenopalatina nach A. SEIFFERT (Abb. 31). „Fortnahme der Vorderwand der Kieferhöhle vom Mundvorhof aus in möglichst großer Ausdehnung. An der Hinterwand der Kieferhöhle oben medial wird eine Öffnung zur Fossa sphenopalatina hergestellt, was leicht ist, da der Knochen an dieser Stelle nur sehr dünn ist. Eine Schlinge der Arterie wird mit einem stumpfen Häkchen vorgezogen, ein Katgutfaden herumgeführt, der mit Zangen geknüpft wird. Leichter ausführbar ist der Verschluß des Gefäßes mit

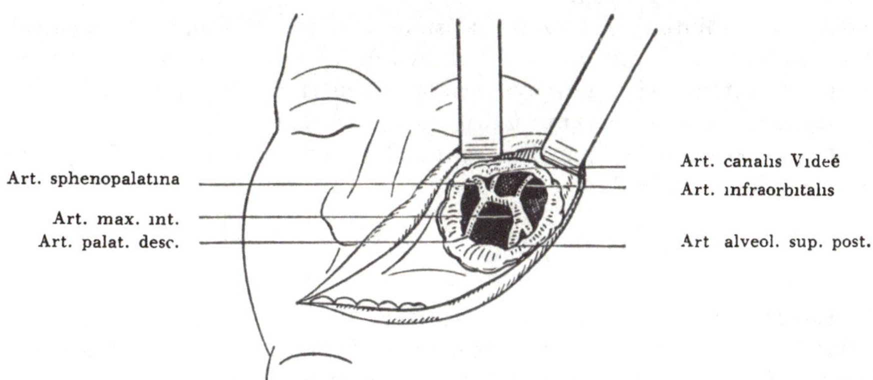

Abb. 31. Unterbindung der Art. sphenopalatina nach SEIFFERT (aus LINDEMANN, LANGE, FRENZEL, Chirurgie des Gesichtes).

einer Silberklammer. Da mit der Unterbindung dieses Gefäßes die Hauptblutversorgung des Nasennebenhöhlengebietes ausgeschaltet ist, pflegen die arteriellen Blutungen danach dauernd zu stehen".

3. Art. lingualis. Der sicherste Weg zur Auffindung der Art. lingualis ist der Zugang am vorderen Rande des sternocleidomastoideus und Aufsuchen der Carotis externa, aus der sie als zweiter Ast entspringt.

Der zweite Zugangsweg ist durch das Trigonum linguale: paralleler Hautschnitt zum Unterkieferrand in Höhe des Zungenbeinhorns. Die freiliegende Glandula submaxillaris wird nach oben geklappt. Entweder kann man durch den Musc. hyoglossus hindurchgehen und findet die Arteria in der Tiefe oder man sucht sie zentralwärts vom hinteren Bauch des Digastrikus auf.

4. Nasenbluten. Schon geringfügige Insulte können zu einer langanhaltenden Blutung führen. Meist handelt es sich um Gefäßarrosionen im vorderen Teil des Septums (Locus Kiesselbach). Eine Unterbindung der blutenden Gefäße, im Naseninneren ist wegen der engen räumlichen Verhältnisse nur bei einer breit zugängigen Hautwunde möglich, stößt aber hier schon auf Schwierigkeiten, da die Gefäße, dicht unter der zarten Schleimhaut liegend, kaum gefaßt werden können. Bei den meisten Blutungen ist zunächst einmal ein abwartendes Verhalten am Platze: der Blutende sitzt aufrecht im Bett, der Kopf ist leicht nach vorn übergeneigt, ein in seinen Rücken geschobener Stuhl sorgt für entspannte, bequeme Haltung. Das Blut wird in einer Schale aufgefangen und darf nicht heruntergeschluckt werden, weil unweigerlich nach dem Herunterschlucken einer bestimmten Menge Blut Erbrechen einsetzt, gewöhnlich dann, wenn das Nasenbluten bereits spontan zum Stillstand gekommen war. Durch die den Brechakt begleitende Blutdrucksteigerung setzt prompt die Blutung von neuem ein. Eisbeutel auf den Kopf oder Halskrawatte, 10 ccm 20% Kalzium i. v.

So warte man unter Beobachtung des Pulses und des Allgemeinbefindens zunächst einmal ab. Durch die mit dem Blutverlust einhergehende Blutdrucksenkung kommt es in den meisten Fällen zu einem Spontanstillstand. Das arrodierte Gefäß läßt sich jetzt leicht erkennen und ist mit einer Chromsäureperle zur Verhinderung einer neuen Blutung zu ätzen.

Kommt eine Blutung nicht zum Stillstand, werden Puls und Allgemeinbefinden schlecht, so ist eine Tamponade der Nasenhöhle vorzunehmen, die spätestens nach 24 Stunden entfernt oder, falls notwendig, erneuert werden muß, weil sich sonst auf tubogenem Wege eine akute Otitis media einzustellen pflegt.

Blutungen aus den hinteren Partien der Nase oder des Nasenrachenraums verlangen die Einlage eines Bellocq-Tampons.

IV. Gesichtsnerven

1. Augennerven. Bei Schädigung des Nerv. opticus und erhaltenem Bulbus ist grundsätzlich der Facharzt hinzuzuziehen. Er allein kann auf Grund seiner Untersuchung und des Röntgenbildes beurteilen, ob eine durch ein steckengebliebenes Geschoß oder durch Knochenzerstörung des Sehnervenkanals bedingte Kompression des Nerv. opticus durch einen evtl. operativen Eingriff behoben werden kann.

Isolierte Verletzungen der Augenmuskelnerven kommen sehr selten vor, meist ist der Bulbus mitbetroffen. Gelegentlich kann bei einer Stirnhöhlenoperation mit Fortnahme des Orbitaldaches der Nerv. trochlearis von seiner Rolle abgelöst sein. Die Erfahrung lehrt, daß hierdurch im allgemeinen nur vorübergehende Störungen auftreten, die von selbst zu schwinden pflegen.

2. Nerv. olfactorius. Bei Schüssen durch den oberen Anteil des Nasenseptums kann der Nerv. olfactorius verletzt und dadurch eine Geruchstörung hervorgerufen werden, die dann im allgemeinen irreparabel ist. Gelegentlich wird der Riechspalt durch verlagerte Knochenfragmente oder Schleimhautschwellungen so verlegt, daß die Riechmoleküle nicht an die Fila olfactoria herangelangen können. (Mechanische Anosmie). Da zunächst die Verwundung stark im Vordergrund des Interesses steht, wird die Geruchstörung von dem Verletzten erst sehr spät wahrgenommen. Es empfiehlt sich deshalb, bei Frakturen der Regio olfactoria Geruchsprüfungen anzustellen und bei mechanischer Anosmie für eine Freimachung des Riechspaltes zu sorgen. Schleimhautschwellungen lassen sich durch Adrenalin (Adrianol, Mistol, Endrine) vorübergehend beseitigen.

3. Nerv. trigeminus. Durchtrennungen des Nerven mit seinen drei Ästen führen zu einer Anästhesie in ihrem Versorgungsgebiet. Bei der bekannten Regenerationsfähigkeit dieses Nerven stellt sich jedoch bald wieder eine Sensibilität ein, so daß irgendwelche operativen Maßnahmen nicht erforderlich sind. Werden die Nerven an ihren Austrittsstellen aus dem Schädel durch Frakturen (oder später durch Kallusbildung) gedrückt, so entstehen sehr schmerzhafte Neuralgien, die nur durch operative Beseitigung der Druckursache zu beheben sind.

4. Nerv. facialis. Schädigungen des motorischen Gesichtsnerven rufen die typischen Lähmungserscheinungen an der Stirn, am Lid und am Mundwinkel hervor. Bei frischen, scharfen Verletzungen ist die Naht des durchtrennten Nerven auf jeden Fall zu versuchen, wenn auch ein Erfolg bei seiner außerordentlichen Empfindlichkeit recht zweifelhaft ist. Eine spontane Restitutio ist noch bis zu 1 Jahr nach der Verletzung möglich, so daß eine spätere operative Nervennaht (s. d.) erst nach dieser Zeit indiziert ist. Die Prüfung der Entartungsreaktion gibt Aufschluß, ob mit der Wiederherstellung der Funktion gerechnet werden kann. Um einer Atrophie der gelähmten Muskeln vorzubeugen, ist die Anwendung von galvanischen oder faradischen Strömen empfehlenswert. Die durch den mangelhaften Lidschluß bedingte Austrocknung des Bulbus kann eine Schädigung der Kornea zur Folge haben: Uhrglasverband und Pflege der Konjunktiva durch Auswaschen des Auges mit Borwasser und Einträufeln von Targesin.

V. Verletzungen der Parotis

Bei der oberflächlichen und ungeschützten Lage der Parotis wird diese bei allen tiefergreifenden Weichteilverletzungen im hinteren Abschnitt der Wange mitbeschädigt sein: dem Wundsekret mischt sich Speichel bei.

In allen Fällen von Parotisverletzungen rät Ganzer ab, die Wunde zu nähen. Diesen Einwand kann ich nicht gelten lassen. Sämtliche Parotisverwundungen wurden von mir durch die frühzeitige Naht versorgt (s. S. 36), ohne daß je eine

Komplikation beobachtet werden konnte. Gelegentlich traten Schwellungen der Parotis durch Speichelstauung bei der dichtgelegten Plattendrahtnaht auf, gingen jedoch auf feuchte Verbände, unterstützt durch Atropingaben, zurück. Die Gefahr einer Abszedierung scheint nach meinen Erfahrungen so gering zu sein, daß hierauf keine Rücksicht genommen zu werden braucht. Durch die frühzeitige Naht, wobei die Weichteile der äußeren Wange eng aneinander gelegt wurden, war der Speichel gezwungen, sich einen neuen Weg in die Mundhöhle zu suchen, da man kaum annehmen kann, daß die durchtrennten Enden des Ductus Stenonianus sich wieder zusammenfinden und der Abfluß auf physiologischem Wege erfolgt.

Ist ein Parotisabszeß entstanden, der seine Eröffnung notwendig macht, wird man von Fall zu Fall entscheiden, ob der Abszeß durch die Narbe oder durch eine neue Inzision anzugehen ist. Der letzte Weg schafft zwar eine neue Wunde, hat aber den Vorteil, daß man den Abfluß an günstig gelegener, tiefster Stelle anlegen kann.

VI. Verletzungen des äußeren Ohres

1. Ohrmuschel und Gehörgang. Da die plastischen Operationen an der Ohrmuschel noch immer sehr wenig befriedigende Resultate ergeben, (Baldenweck, Holden), muß unter allen Umständen versucht werden, selbst bei stark verunreinigten Wunden, die Wundflächen durch Naht zu vereinigen. Dabei sind nur glatte, nicht infizierte Schnittflächen durch lückenlose Naht zu schließen. Bei unregelmäßigen oder gequetschten Wundrändern, verunreinigten Wunden, begnügt man sich mit Situationsnähten, um die voneinander abgetrennten Teile lose zu vereinigen. Zu eng gelegte Nähte hindern den Sekretabfluß der sich reinigenden Wunde und begünstigen tiefgreifende Infektionen (Perichondritis). Auch von zu weitgehenden Wundrandexzisionen ist abzuraten, da durch sie — in den meisten Fällen völlig unnötig — Gewebe geopfert wird (Barth).

Vollständig abgerissene Teile der Ohrmuschel oder auch total abgerissene Ohrmuscheln nähe man sofort an, da in einzelnen Fällen das Wiederanwachsen gelang, ein Versuch, der sich in keiner Weise nachteilig auswirken kann.

Erstreckt sich die Ohrmuschelverletzung bis in den Gehörgang hinein, so ist es, um eine Stenose oder Atresie desselben zu vermeiden, notwendig, ein Gummiröhrchen einzulegen, wodurch die Hautfetzen in ihrer ursprünglichen Lage erhalten werden.

Nach der Naht infizierter Wunden sind diese mit Borsäure dick zu bestreuen, um einer Perichondritis vorzubeugen. Baldenweck empfiehlt Alkoholumschläge.

2. Othämatom. Durch tangentiale Gewalteinwirkung wird das Perichondrium vom Ohrmuschelknorpel abgelöst; der Raum füllt sich mit Blut. Diese, häufig bei Boxern vorkommende Verletzung der Ohrmuschel ist durch ihre völlige Schmerzlosigkeit, ihren Sitz, die leicht bläuliche Verfärbung der Haut und pralle Füllung unschwer zu erkennen. Unbehandelt kommt es zu einer bindegewebigen Organisation des Hämatoms, auch treten bei Ablösungen der Knorpelhaut auf größere Flächen hin gelegentlich blande Knorpelnekrosen auf, als deren Folge eine Verunstaltung der Ohrmuschel zurückbleibt (Marx), die deshalb eine frühzeitige aktive Behandlung erfordert. Punktionen mit nachfolgendem Druckverband sind zwecklos, da sich der Hohlraum bald wieder mit Blut füllt (Passow, Marx, Steurer u. a.) und durch sie die Gefahr einer Infektion heraufbeschworen wird.

Die früher angewandte Methode der ovalären Exzision eines Hautstückes über die ganze Höhe der Schwellung mit Ausräumung des Höhleninhaltes und nachfolgender Tamponade hat man wegen der sichtbar bleibenden Narbe aufgegeben. Allgemein wird wohl heute folgende Schnittführung vorgezogen (Voss, Marx, Forget): (Abb. 32) parallel zum Helix bis auf den Knorpel, Ablösung der Haut, Ausräumung der Höhle und Druckverband durch Polsterung mit Watte, die sich besser als anderes Material den Konturen der Ohrmuschel anlegt. Keine Naht. Der Verbandwechsel wird nicht vor dem 6. Tage vorgenommen. Bei diesem Vorgehen hat sich das Anlegen von Kompressionsklammern, wie Lounsbury angegeben hat, erübrigt.

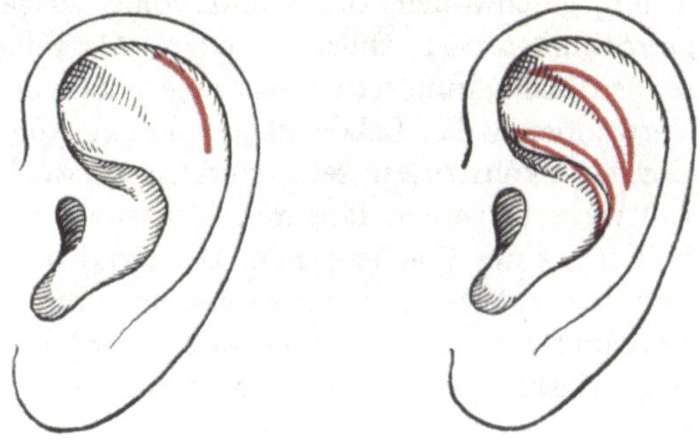

Abb. 32 Abb. 33

Abb. 32. Schnittfuhrung zur Entleerung eines Hamatoms. — Abb. 33. Spaltungsschnitte bei der Perichondritis.

3. Perichondritis. Die sehr schmerzhafte Entzündung des Ohrmuschelknorpels ruft eine starke Schwellung und Rötung hervor, die sich meist auf die Stellen der Ohrmuschel, wo knorpliger Untergrund vorhanden ist, beschränkt. Führt eine zu Beginn der Knorpelhautentzündung angewandte konservative Therapie mit Borsäurepulver, feuchten Verbänden und evtl. Radiumbestrahlungen (Bonnet, Roy: 5 Bestrahlungen je 500 r) nicht zum Erfolg, so muß frühzeitig inzidiert werden, da sonst unweigerlich Knorpelnekrosen entstehen, die schwerste Entstellungen der Ohrmuschel zur Folge haben können.

Mit Stichinzisionen erreicht man garnichts. Die Inzisionen müssen ausgiebig sein und durch die ganze Ohrmuschel hindurchgeführt werden (Abb. 33). Streifchentamponade hält die Wundränder auseinander, feuchter Verband. Auf diese Weise gelingt es, einzelne Teile des Ohrmuschelknorpels zu erhalten und dem „Schlappohr" vorzubeugen.

VII. Komplikationen

1. Behinderung der Atemwege. Verletzungen, entzündliche Schwellungen und Ödeme der hinteren Partien des Mundes oder des Rachens können durch Behinderung des Luftweges zu einer Erstickung führen; bei bewußtlosen Verletzten verlegt die zurückgesunkene Zunge häufig den Atemweg. Diese Störungen treten gewöhnlich bald oder auch erst Stunden nach dem Trauma auf und sind — sofern es sich nicht um Schwellungen oder Ödeme handelt — durch Freimachen der Atemwege (Vordrücken des Unterkiefers, Hervorziehen der Zunge) zu beseitigen. Diese Maßnahmen verlangen aber eine dauernde Überwachung des Verwundeten durch geschultes Personal; ärztliche Hilfe muß jederzeit einen bedrohlichen Zustand beheben können. Auf dem Transport lassen sich diese Vorsichtsmaßnahmen nicht erfüllen, es werden deshalb häufig, um die Atemwege freizuhalten, Apparaturen angewandt, die zum Teil monströse Ausmaße annehmen und eine ungeheure Qual für den Verwundeten darstellen: Drahtbügel werden mittels Gipsbinden am Kopf befestigt und an diesen wird die durch Zügel hervorgezogene Zunge gehalten. Nach wenigen Stunden schon bildet sich ein schauderhaftes Bild: der durch die Zunge durchgeführte Zügel hat durch die bei jedem Schluckakt hervorgerufene Bewegung auf eine große Strecke der Zunge eingeschnitten, die Zunge selbst ist unförmig geschwollen, der Mund völlig ausgetrocknet und mit übelriechenden, eingetrockneten Sekretborken belegt. Als Folge dieser den Schluckmechanismus störenden Maßnahme tritt meist eine Schluck- und Aspirationspneumonie auf, die den Verwundeten das Leben kosten kann. Alle diese Apparaturen, mögen sie noch so sinnreich konstruiert sein, sind zu verwerfen. Das einzig zulässige Verfahren, die Luftwege für einen längeren Transport und ohne ärztliche Überwachung freizuhalten, ist die Tracheotomie. Die Erfahrungen aus dem japanischen Krieg (KÄFER) und dem 2. Weltkrieg haben gezeigt, daß durch ihre rechtzeitige Anwendung vielen Verwundeten das Leben erhalten werden konnte. Ich habe immer wieder darauf hingewiesen, daß die Tracheotomie nicht nur dann indiziert ist, wenn die Luftbeschwerden deutlich ausgeprägt sind, sondern daß sie bereits dann „prophylaktisch" durchgeführt werden soll, wenn nach Art der Verletzung zu befürchten steht, daß in den nachfolgenden Stunden durch Ödeme oder Entzündung eine Schwellung zu erwarten ist, die auf dem Transport zu einer Atemwegverlegung führen kann. Gewiß ist eine Tracheotomieatmung für die tieferen Luftwege nicht belanglos und unter ungünstigen klimatischen Verhältnissen die Gefahr einer Pneumonie nicht zu unterschätzen, deren Prognose nach Einführung der Sulfonamidtherapie (DOMAGK) sich wesentlich gebessert hat. Bei der prophylaktischen Tracheotomie besteht überdies immer die Möglichkeit, die Kanüle durch einen Korken zu verstopfen, so daß der Verwundete, so lange es geht, den natürlichen Atemweg zu benutzen vermag. Tritt Luftmangel ein, so ist die Gefahr einer Erstickung durch Entfernung des Korkens sofort zu beheben.

Die Tracheotomie kann als prophylaktischer Eingriff auch dann erforderlich sein, wenn zu befürchten steht, daß bei einem operativen Eingriff oder in der Zeit nachher mit einer Verlegung des Atemweges zu rechnen ist. Bei dem Verwundeten K. (Abb. 34a, b, c) reicht die Verwundung durch ein A.-G. bis tief in den Zungengrund. Bereits das Zuhalten der Wangenwunde führte zu einer Erstickung, so daß die Plattendrahtnaht erst nach Anlegung der Tracheotomie möglich war. Die Gefahr, die eine Tracheotomie — in solchen Fällen angewandt, — mit sich bringt, wird aufgewogen durch das ruhige Arbeiten bei der Operation selbst und das sichere Gefühl, in den Tagen nach der Operation keine Zwischenfälle zu erleben. Stellt sich während der Operation heraus, daß die Tracheotomie nicht erforderlich war und die Atemwege während der ganzen Operation freiblieben, so kann das Tracheostoma und die Wunde durch primäre Naht sofort wieder verschlossen werden.

Die Komplikationen, die bei einer Tracheotomie auftreten können, bestehen in entzündlichen Erkrankungen der Luftwege und der Lunge. Diese können (geordnete Umweltbedingungen vorausgesetzt) auf ein Minimum herabgesetzt werden, wenn die durch den Fortfall der oberen Luftwegstrecke im Sinne einer Feuchtigkeitsverarmung und Temperaturerniedrigung veränderte Luftbeschaffenheit der Atemluft den normalen physiologischen Umständen angepaßt wird: die unter der

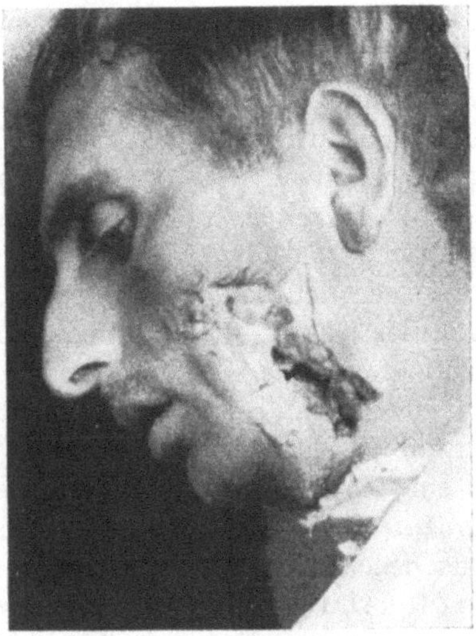

Abb. 34 a

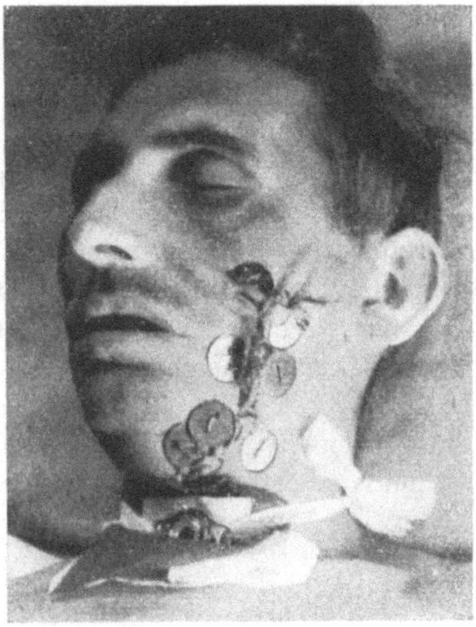

Abb. 34 b

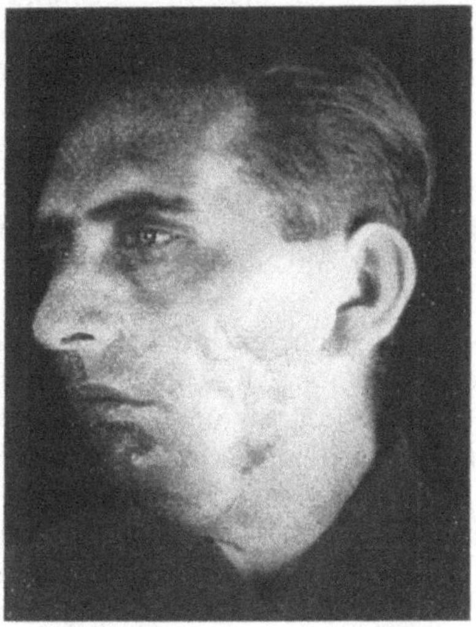

Abb. 34 c

Abb. 34a. (K.) Die Verwundung (22. 9. 41) reicht nach Zertrümmerung des Unterkiefers bis tief in den Zungengrund hinein. Durch ein Zuhalten der Wunde tritt sofort Atemnot ein, so daß die prophylaktische Tracheotomie durchgeführt wird.

Abb. 34b. Verschluß der Wangenwunde durch Plattendrahtnaht (4. 10. 41).

Abb. 34c. Zustand am 20. 12. 41.

Körpertemperatur liegende und mit Wasserdampf nicht gesättigte Außenluft wird auf ihrem Wege bis zu den Alveolen auf Körpertemperatur und völlige Sättigung mit Feuchtigkeit gebracht. Nach meinen Untersuchungen über die Temperaturänderungen der Atemluft in den verschiedenen Etappen der Luftwege betrug diese (bei einer Außentemperatur von 25° und einer Körpertemperatur der Versuchsperson von 37°) im Nasenrachenraum 32°, im Kehlkopfeingang 34° und in der Trachea 35°. Bei einem Tracheotomieatmer betrug die Temperatur in der Trachea erst 28° und im Hauptbronchus 29°. Die absolute Feuchtigkeit bei derselben Versuchsperson stieg von 5,2 g Wasser im cbm der Außenluft im Nasenrachenraum auf 31,22 g, im Kehlkopfeingang auf 36,87 g und in der Trachea auf 39,36 g. Bei der Tracheotomieatmung dagegen enthielt die Atemluft in der Trachea nur 27,8 g und im Bronchus 28,12 g Wasser. Diese Differenzen zeigen deutlich, welche große Aufgabe den oberen Luftwegen — vor allen Dingen der Nase — bei der Temperatur- und Feuchtigkeitsangleichung an die Alveolarluft zukommt. Diese wichtige Wegstrecke fällt bei der Tracheotomieatmung aus: die Wärme- und Feuchtigkeitsabgabe muß nunmehr von den tieferen Luftwegen, die für diese Aufgabe garnicht vorgesehen sind, geleistet werden. Die Reaktion ist eine Hyperämie und Hypersekretion der Schleimhäute von dem Tracheostoma an abwärts. Das bedeutet das zwangsläufige Auftreten einer Bronchitis, wobei die wasserarme Atemluft den wäßrigen Bestandteil des Bronchialsekrets zu ihrer Sättigung aufnimmt, während der muzinöse Bestandteil zurückbleibt und als zäher Schleim ausgehustet wird. Vergleichen wir diese physiologischen und pathophysiologischen Zustände, so ergeben sich daraus unsere zu treffenden Vorbeugungsmaßnahmen: die Außenluft muß wärmer und wasserreicher den Luftwegen zugeführt werden, um ihnen ihre ungewohnte Aufgabe zu erleichtern. Der Aufenthalt eines Menschen in wasserdampfgesättigter Luft ist aber auf die Dauer wegen der gestörten Schweißabsonderung und -verdunstung unangenehm (Waschküchenklima, Brünings). Brünings hat zu diesem Zweck eine feuchte Kammer konstruiert (Abb. 35): ein Eisenbügelgestell wird über das obere Drittel des Bettes über den Patienten gestellt und mit Tüchern (oder Zellophan) umgeben, so daß dieser Raum gegen die Außenluft abgegrenzt ist. In ihn hinein strömt aus einem Bronchitiskessel feuchte warme Luft, die der Tracheotomieatmer einatmet, während sein übriger Körper sich in normal-temperierter Zimmerluft befindet und die Temperaturregulierung des Körpers und seine Schweißabsonderung nicht behindert wird. Durch diese einfache, behelfsmäßig herzustellende Kammer kann dem Auftreten von Komplikationen der Luftwege vorgebeugt werden.

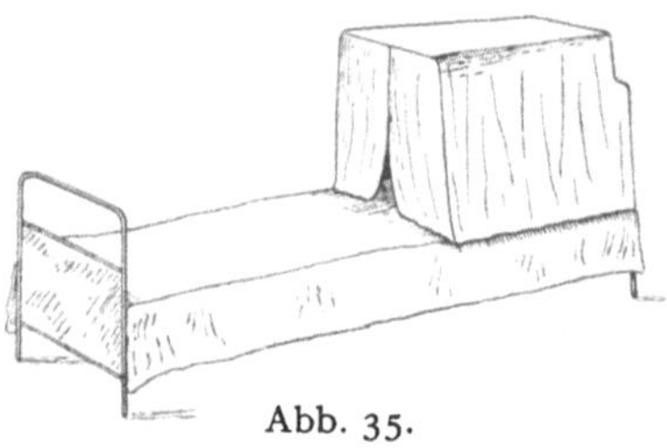

Abb. 35.
Feuchte Kammer nach Brünings.

2. Behinderung der Nahrungsaufnahme. Verletzungen der unteren und mittleren Partien des Gesichts können die Nahrungsaufnahme behindern: Ober- und Unterkieferbrüche, Zahnverluste erschweren oder machen eine Zerkleinerung der Nahrung unmöglich; Verletzungen oder Entzündungen der Kaumuskulatur oder des Kiefergelenks haben nicht selten eine Kieferklemme zur Folge. Verwundungen der Mundhöhle, der Zunge und des Rachens stören den Schluckmechanismus.

Die Behinderung der Nahrungsaufnahme durch die beiden erstgenannten Ursachen läßt sich durch Verabfolgung der normalen Kost in Breiform beheben (das Verordnen einer besonderen Diät ist nicht notwendig), doch können die hierbei vorhandenen Wundschmerzen in den ersten Tagen nach der Verwundung vorübergehend eine künstliche Ernährung notwendig machen. Durch die Verwundung und den damit verbundenen Blutverlust tritt ein sehr starkes Durstgefühl auf, welches zu stillen und den Verletzten gleichzeitig durch Nahrungszufuhr wieder zu Kräften zu bringen, die Einlage eines Ernährungsschlauches erfordert. Dieser wird nach vorherigem Einträufeln von 2 bis 3 Tropfen Pantokain in ein Nasenloch bis in die Speiseröhre (nicht bis in den Magen) geführt. Bei Bewußtlosen oder Bewußtseinsgestörten kann der Hustenreflex so stark herabgesetzt sein, daß der Schlauch bei der Einführung in die Trachea gleiten kann. Besondere Vorsicht ist deshalb geboten. Probeweise empfiehlt es sich, zunächst nur einen Teelöffel Wasser durch den Schlauch fließen zu lassen und die Wirkung abzuwarten. Bewußtseinsgetrübte, die aber ansprechbar sind, wird man zum Phonieren auffordern: Heiserkeit oder Tonlosigkeit ist ein Zeichen dafür, daß der Schlauch in die Trachea gelangt ist und den zur Phonation notwendigen Stimmbandschluß verhindert.

Ob man den Katheter als sogenannten „Dauerkatheter" liegen läßt oder ihn nach jedesmaliger Nahrungszufuhr wieder herausnimmt, hängt von den Schwierigkeiten ab, die die Einführung des Schlauches machte und von seiner Verträglichkeit. Angenehmer für den Verwundeten ist es, wenn der Schlauch jedesmal entfernt werden kann, da seine Lage im Rachen belästigend ist; nur bei schwieriger Einführung lasse man ihn als Verweilkatheter liegen. Zu diesem Zweck ist die äußere Öffnung des Schlauches mit einem Kork zu verschließen; um das Herausrutschen des Katheters zu verhindern, wird er mit Leukoplast vor der Nasenöffnung festgeklebt (s. Abb. 22c).

Jede künstliche Ernährung soll so bald wie möglich ihr Ende finden. So häufig sie in den ersten Tagen nach der Verwundung angewandt werden kann, um den geschwächten Verletzten möglichst bald wieder zu Kräften kommen zu lassen, so selten soll sie sich über längere Zeit erstrecken. Die Erfahrung, die ich immer wieder machen konnte, ist die, daß sich die Verwundeten häufig gegen die Entfernung des Ernährungsschlauches sträuben, weil sie „noch nichts herunterbringen können". Aber gerade bei verhältnismäßig schnell heilenden Mundverletzungen lege ich besonderen Wert darauf, die Heilung „unter der Funktion" erfolgen zu lassen, d. h., der Schluckmechanismus soll während der Heilung beansprucht werden. Hierdurch wird eine spätere Funktionsstörung des Schluckaktes durch ungünstige Narbenbildung vermieden. Bei den ersten Versuchen, die Nahrung wieder auf natürlichem Wege zu sich zu nehmen, führt flüssige Kost zunächst im allgemeinen leicht zu einem „Verschlucken", dickbreiige Kost wird besser und sehr bald mühelos, wenn auch langsam, geschluckt werden.

Das zu lange Verweilen eines Katheters kann überdies gelegentlich zu Schwellungen und Dekubitalgeschwüren der Rachenwand und der Aryknorpel führen. Wie selten die Ernährung durch einen Nahrungsschlauch selbst bei größten Verletzungen notwendig ist, mag daraus zu ersehen sein, daß in meinem Lazarett während der Kriegsjahre höchstens 10 Verwundete im ganzen länger als 1 Woche künstlich ernährt werden mußten.

3. Wundinfektion und allgemeine Sepsis. Man kann immer wieder die Beobachtung machen, daß Wunden des Gesichts sich Infektionen gegenüber widerstandsfähiger erweisen als die des übrigen Körpers. Trotz starker Verunreinigung und oft tagelangen Liegenbleibens eines Verbandes waren bei unsern Verwundeten örtliche Entzündungserscheinungen auffallend gering. Das ändert sich schon bei Verletzungen der behaarten Kopfhaut, wo wir hier oder da einmal Phlegmonen beobachten konnten, die ein chirurgisches Vorgehen erforderten. Dieselben Erfahrungen konnte man ja auch in Friedenszeiten bei Mensurverletzungen machen.

Durch örtliche Entzündungserscheinungen, die sich in einer Rötung und Schwellung bemerkbar machen, wird die Körpertemperatur nur selten erhöht. Ist solche vorhanden, so deutet sie auf eine stärkere Virulenz der eingedrungenen Erreger oder darniederliegende Abwehrkraft des Körpers hin. Feuchte Verbände mit Kamillenlösung, die häufiger erneuert werden müssen, bringen die Entzündung und Schwellung bald zum Rückgang. Anwendung von Wärme führt leicht zu Einschmelzungen und ist deshalb nur dort anzuwenden, wo diese angestrebt werden.

Das Fortschreiten der Infektion einer Gesichtswunde auf dem Lymph- oder Blutwege scheint zu den Seltenheiten zu gehören. Schüttelfröste, die einen Einbruch der Erreger in die Blutbahn anzeigen, schlechtes Allgemeinbefinden, septische Temperaturen, verlangen sofort eine Unterbindung der abführenden Gefäße. Diese im Gesicht aufsuchen zu wollen ist nur bei der Vena angularis angebracht: durch einen Bogenschnitt, der bis auf den Knochen durchgeführt wird und von der Mitte der Nasenseite (parallel zum unteren Orbitalrand) bis auf die Wange reicht, wird die Vene unterbrochen. Eine feste Tamponade der Wunde hält die Wundränder auseinander, so daß ein Fortschreiten der Thrombose über die Vena ophthalmica zum Bulbus cavernosus verhindert wird. Weitaus der größte Teil des venösen Blutes des Gesichts wird direkt über die Vena facialis in die V. jugularis abgeführt. Die Verschleppung von Keimen oder thrombotischen Massen erfolgt deshalb über diesen Abflußweg. Um ihn zu unterbrechen, kommt die Ligatur und Resektion der V. facialis oder V. jugularis in Frage, je nachdem, wie weit sich der Thrombus in dem Gefäßrohr vorgearbeitet hat. Die Unterbindung muß auf alle Fälle im Gesunden erfolgen. Die Freilegung der Gefäße erfolgt von einem Hautschnitt am vorderen Rande des Musc. sternocleidomastoideus aus. Der Muskel wird mit Haken nach hinten gezogen, sodaß man in die Scheide der großen Gefäße gelangt. Hier wird das Venenrohr unterbunden und auf etwa 1 cm Länge reseziert. Eine Schädigung durch Unterbindung der Vena facialis ist nicht zu erwarten.

Bei allgemeiner Sepsis ist neben den operativen Maßnahmen eine Penicillin- und Sulfonamidbehandlung (Domagk) einzuleiten. Bluttransfusionen unterstützen wesentlich den Krankheitsablauf. Herzmittel (Cardiazol, Sympatol, Kampferdepots) sind sofort zu verabfolgen und nicht erst dann, wenn Herzschwäche oder Kreislaufstörungen sich bemerkbar machen.

4. Das Erysipel des Kopfes bleibt im allgemeinen auf dieses Gebiet beschränkt und pflegt sich nur in ganz seltenen Fällen über den Hals weiter auszubreiten. Infolgedessen sind Maßnahmen wie Jodanstriche und Leukoplaststreifen, um den Hals geklebt, sinnlos. Durch Sulfonamidgaben (Supronalum) gelingt es, den Krankheitsverlauf wesentlich abzukürzen. Das starke Spannungsgefühl der Haut wird durch aufgelegte Borsalbeläppchen gelindert; von feuchten Verbänden ist abzuraten, da diese die Haut mazerieren und ein Weiterfortschreiten begünstigen. Herz- und Kreislaufstörungen verlangen eine sofortige Behandlung mit Kampfer, Sympatol, Cardiazol.

Als Komplikation kann sich auch einmal eine Kopfschwarten-(Orbital- oder Temporal-)phlegmone einstellen. Stärkere Schwellung der befallenen Partien und Schmerzhaftigkeit lenken unsere Aufmerksamkeit auf sie. Derartige Phlegmonen sind durch Schnitte bis auf die Galea zu spalten, wobei man nicht immer auf Eiter zu stoßen pflegt. Erst 2 bis 3 Tage nach dem Eingriff setzt die Eiterung ein.

5. Das Gasödem stellt immer eine sehr ernste Komplikation der Gesichtswunden dar, das glücklicherweise sehr selten beobachtet wird. Der FRÄNKELsche Bazillus ruft Gas- und Ödembildung vorwiegend in der Muskulatur hervor, wodurch diese zundrig zerfällt; die in den Körper gelangenden Giftstoffe wirken auf das Gefäßsystem lähmend. Über den erkrankten Partien ist die Haut prall gespannt und zunächst schmerzhaft, bei der Palpation fühlt man deutlich das Knistern kleiner Bläschen im Gewebe; auf Druck in die Haut bleibt eine Delle zurück. Im weiteren Verlauf nimmt die Schwellung zu, es tritt Gefühllosigkeit und schließlich Lähmung ein. Unter zunehmender Verschlechterung des Allgemeinbefindens, kleinem, jagendem, manchmal kaum fühlbarem Puls bei verhältnismäßig geringer Temperaturerhöhung tritt durch Versagen des Kreislaufes der Exitus ein.

Die Behandlung des Gasödems ist zunächst eine rein chirurgische: über den geschwollenen Hautpartien werden tiefe Schnitte durch das gesamte erkrankte Gebiet gelegt, um Gas und Ödemflüssigkeit Abflußmöglichkeit zu geben. Aus der Wunde entweicht das geruchlose Gas, eine wäßrige bräunliche Flüssigkeit tropft heraus. Soweit wie möglich wird man bestrebt sein, das erkrankte, zundrig zerfallene Muskel- und Unterhautzellgewebe zu entfernen, die Wunden von Fremdkörpern zu befreien und alle Buchten und Nischen zu eröffnen.

Gleichzeitig wird eine Serumbehandlung eingeleitet. Nach vorheriger Desensibilisierung spritzt man 50 ccm Serum i. v. oder infundiert es mit 500 bis 1000 ccm Tutofusin, wodurch sich nach SCHORCHER ein Serumschock vermeiden läßt.

Bei der sehr starken Ausbreitungsgeschwindigkeit des Gasbrands kann eine Sulfonamidtherapie nicht zur Auswirkung kommen; dem Marbadal, sowie dem M. P.-Puder kommt aber eine „ausgeprägte Wirksamkeit auf die Sporen der Gasbranderreger zu. Durch eine rechtzeitige Anwendung von Marbadal bzw. M. P.-Puder bei mit Gasbrandsporen infizierten Wunden, d. h. bei einer Anwendung innerhalb von 3 Stunden nach der Verletzung kann durch die lokal angewandten Präparate ein Auskeimen der Gasbrandsporen und ein Manifestwerden des Gasödems verhindert werden" (Bayer-Mitteilungen).

Bluttransfusionen.

6. Tetanus. Die Frühsymptome des Wundstarrkrampfes sind wenig charakteristisch und bestehen in zuckenden Schmerzen in der Wunde, niedrigem Fieber und geringen Hals- und Nackenschmerzen. Langsam gesellen sich Krämpfe der Kau-, Zungen- und Schlundmuskulatur, Kieferklemme, Nackensteifigkeit hinzu und lassen dann an der Diagnose keinen Zweifel mehr.

Je früher der Tetanus nach der Verwundung auftritt, um so ungünstiger ist die Prognose.

Bei der allgemeinen Verbreitung der Tetanuserreger muß bei jeder Verwundung mit einer Infektion der Wunde gerechnet werden. Aus diesem Grunde hat stets eine Serumprophylaxe einzusetzen, die den Ausbruch des Wundstarrkrampfes verhindert oder bei besonders virulenten Erregern diese so weit abschwächt, daß er einen gutartigen Verlauf nimmt. Zur Prophylaxe genügen 2500 Antitoxineinheiten Serum, eventuell können weitere vorbeugende Spritzen am 3. und 5. Tag zu je 10000 A. E. verabfolgt werden.

Bei ausgebrochenem Tetanus empfiehlt SCHÖRCHER „sofort 25000 A. E. i. v. zu geben und 10000 A. E. intralumbal, am 2. Tag nochmals 25000 A. E. i. v., am 3. Tag und 4. Tag je 10000 A. E. i. v. In der weiteren Behandlung werden nur noch intravenöse Einspritzungen gemacht. Sehr große Mengen von Tetanusantitoxinserum können notwendig sein und man darf nicht davor zurückschrecken, innerhalb von 8 bis 14 Tagen 100000 bis 500000 A. E. zu geben, unter Umständen noch mehr". Durch die Verabfolgung derartig großer Serummengen ist wohl mit Sicherheit mit einer Serumkrankheit zu rechnen: Hautausschlag, Muskelschmerzen, Polyneuritiden sind die wesentlichen Kennzeichen. Durch Kalziumgaben i. v., Hypophysin subkutan und Eigenbluteinspritzungen bekämpft man diese unangenehme Begleiterscheinung.

Bei sehr starken und gehäuften Krampfanfällen verschafft ein Avertineinlauf den Kranken Ruhe. Sorgfältige Pflege (Harnentleerung), gute Ernährung.

7. Wunddiphtherie. Die Anwesenheit von Diphtherieerregern verzögert die Heilung einer Wunde, ist aber im allgemeinen als harmlose Komplikation aufzufassen, da die Erreger bzw. deren Toxine die Granulationen nicht zu durchdringen vermögen.

Verbände mit Diphtherieserum oder Chinosollösung werden empfohlen.

Rachenabstrich! Isolierung des Kranken ist anzuraten.

8. Schock. Der Schock ist nach v. BARDELEBEN ein reflektorisch ausgelöster, plötzlich einsetzender rascher Verfall der Kräfte, verbunden mit Herabsetzung der Herztätigkeit, Kühle und Blässe der Haut, Unregelmäßigkeit der Atmung und Schwäche der Rückenmarksfunktion infolge schwerer Störung im Bereich des Vasomotorenzentrums, hervorgerufen durch Verletzungen, psychische Traumen oder Vergiftungen.

Während bei den leichten Formen Blässe und Kälte der Haut, Teilnahmslosigkeit und Unruhe, träge Bewegungen und Reflexe, kleiner, fadenförmiger, eher verlangsamter als beschleunigter Puls, oberflächliche Atmung auftreten, steigern sich diese Zeichen bei den schwereren Formen. Hinzu tritt eine Zyanose der Haut, träge Pupillenreaktion, Aufstoßen, Erbrechen, herabgesetzte Körpertemperatur und unwillkürlicher Abgang von Harn und Kot. Nach LEXER ist das Bewußtsein stets ungetrübt, wenn der Patient auch schwerer ansprechbar ist. Er spricht von einem „torpiden Schock" wenn völlige Apathie besteht mit schlaffem, regungslosem Daliegen des Kranken, von „erethischem Schock" bei Aufregungs- und Angstzuständen mit heftigem Hin- und Herwerfen der Glieder, Schlaflosigkeit, kleinem, sehr schnellem Puls, hastiger Atmung und gerötetem Gesicht.

Schwere Verletzungen sind sehr häufig vom Schock begleitet, wobei starker Blutverlust das Auftreten desselben begünstigt.

Die Behandlung des traumatischen Schocks besteht nach SCHÖRCHER in Ruhe, guter Erwärmung des Körpers bei gleichzeitiger Zufuhr von heißem Kaffee oder Tee und Stützung des Kreislaufs: 1 bis 2 ccm Coramin i. v., 10 ccm Kampfer (20%)

i. v. und 0,003 Strychninum nitricum subkutan. Bluttransfusionen von 500 bis 1000 ccm oder Dauertropfeinlauf mit Tutofusin oder Traubenzuckerlösung, der ½ ccm Suprarenin zugesetzt ist.

Die Prognose ist bei schweren Fällen ernst. Trotz Herzmittel kommt es zu letalem Ausgang.

Es ist selbstverständlich, daß im Schock selbst nur lebenswichtige operative Eingriffe durchgeführt werden dürfen.

Über die Behandlung des Schocks bei Verbrennungen siehe S. 43.

Von dem traumatischen Schock ist der durch psychische Traumen ausgelöste sog. „Nervenschock" klinisch nicht leicht zu unterscheiden. Mitunter findet man hier allerdings Bewußtseinstrübungen bis zur vollen Bewußtlosigkeit. Die akute Schockform schließt sich sofort an das einmalige psychische Trauma an, während beim chronischen Schock nach Erlenmeyer die Ursache in länger anhaltenden, heftigsten Schmerzen durch Reizung der großen Nervenstämme, des Periosts usw. zu suchen ist.

Aus diesem Grunde wird die Behandlung vornehmlich in der Schmerzbekämpfung durch Morphiumgaben in Dosen von 0,015 bis 0,02 Morph. hydrochloric. — alle 5 bis 10 Minuten eine Spritze bis zur Schmerzstillung — bestehen. Durch Brom (2 bis 3 g pro dosi mehrmals täglich) wird man die Erregungszustände herabzusetzen versuchen.

Der „Serumschock" tritt auf nach zwei oder mehrmaliger Verwendung von Serum derselben Tierart innerhalb zweier Jahre. Zur Vermeidung ist deshalb bei Seruminjektionen die Serumart zu wechseln. Nicht immer wird ein Patient in der Lage sein, anzugeben, welches Serum ihm früher injiziert worden ist. Um Überraschungen zu vermeiden, spritzt man deshalb eine geringe Menge des beabsichtigten Serums subkutan ein, wartet einige Stunden ab und injiziert dann in steigenden Dosen die notwendige Menge oder nimmt eine intrakutane Vorprüfung mit 0,02 ccm einer 1/1000 und 1/100 Serumverdünnung vor. Bei positivem Ausfall tritt innerhalb von 10 Minuten ein Urtikariawall um die Injektionsstelle auf.

Bei eingetretenem Schock, der sich klinisch ähnlich wie der traumatische Schock auswirkt, spritzt man 1 ccm einer 1%-Suprareninlösung subkutan. Herzmittel, Kochsalzinfusionen mit Strophanthin (0,3 bis 0,5 mg) und Cardiazol (1 ccm).

VIII. Bluttransfusionen

Durch starken Blutverlust tritt ein Mangel an Blutflüssigkeit ein, der den Blutdruck herabsetzt und eine Unterernährung des Hirnstamms hervorruft. Die Auffüllung auf eine genügende Blutflüssigkeitsmenge darf erst dann vorgenommen werden, wenn das blutende Gefäß unterbunden worden ist. Bei einem spontanen Stillstand der Blutung besteht die Gefahr, daß nach der Transfusion durch die damit verbundene Steigerung des Blutdrucks der Gefäßverschluß gesprengt wird und die Blutung von neuem einsetzt.

Zum Ersatz der verlorengegangenen Blutmenge sind die bekannten Mittel Periston, Tutofusin, Traubenzucker-, Ringer- oder Kochsalzlösung (0,9%) zu verwenden.

Bei schlechtem Allgemeinbefinden, septischen Erkrankungen usw. ist die Transfusion von Frischblut angezeigt. Der Transfusion vorauszugehen hat eine Blutgruppenbestimmung (wobei Blutgruppe O sich im Notfall als Spender für alle anderen Gruppen eignet, sofern die zu übertragende Blutmenge 1½ Liter nicht übersteigt) und die ÖHLECKERsche Probe: Vorspritzen von 10 ccm Spenderblut und 2 bis 3 Minuten abwarten. Durchführung der gesamten Transfusion erst dann, wenn Puls und Allgemeinbefinden des Empfängers unverändert bleiben.

Außer der unmittelbaren Übertragung des Blutes vom Spender zum Empfänger läßt sich auch ungerinnbar gemachtes Blut verwenden, dem zu diesem Zweck auf 100 ccm Blut 3 ccm einer 10% Natriumcitricumlösung zugesetzt ist.

Zur Transfusion eignet sich am besten das Gerät von BRAUN oder die Rotundaspritze. Die Infusionsflüssigkeit muß körperwarm sein, bei schnellem Einspritzen verlangt SCHÖRCHER 39°. Während man die ersten 500 ccm innerhalb von 10 Minuten einfließen lassen kann, soll der Rest von 500 bis 1000 ccm in einer Zeitspanne von 2 bis 3 Stunden übertragen werden.

Während der ganzen Transfusion ist der Kranke ärztlich zu überwachen. Bei Schlechterwerden des Pulses, Auftreten von Übelkeit und Unruhe ist die Transfusion eventuell zu unterbrechen.

C. Die Beseitigung von Gesichtsdefekten und -verunstaltungen

(Allgemeiner Teil)

I. Exzision der Narbe und Vereinigung der Wundränder

Jede kosmetisch oder funktionell störende Narbe wird bei genügend vorhandenem Deckungsmaterial durch Exzision so gestaltet, daß nach Ausschneiden des Narbengewebes die einzelnen zueinander gehörenden Gewebsschichten durch lückenlose Naht miteinander vereinigt werden können. Tief eingezogene Narben machen zum Ausgleich der Hautniveaudifferenz und Auffüllung des Defektes eine Mobilisierung des anliegenden Gewebes notwendig, wozu das Fettgewebe sich besonders gut eignet, welches entweder aus der unmittelbaren Umgebung in den Defekt geschlagen oder als frei transplantiertes Gewebe (s. d.) verwandt werden kann (Abb. 36a, b, c). Trotz der guten Verschieblichkeit der Gesichtshaut können jedoch nur verhältnismäßig kleine Defekte oder schmale Narben auf diesem Wege korrigiert werden, da Verziehungen der Umgebung (Unterlid, Mundwinkel) auf jeden Fall vermieden werden müssen. Der Zug der klaffenden Wunde ist ausschließlich durch subkutane Nähte zu überwinden, die Epidermisnähte dürfen hieran nie beteiligt sein. Sogenannte durchgreifende Nähte (durch Epithel und subkutanes Gewebe) sind bei allen plastischen Operationen im Gesicht möglichst zu vermeiden, da sie, unter der Zugwirkung des Gewebes stehend, unschöne Narben von ungleichem Niveau oder strichförmig verzerrte Stichkanäle und Fadennarben hinterlassen. Reicht die Zugentlastung durch die Subkutannähte nicht aus, so habe ich Plattendrahtnähte (Lindemann, Axhausen, Ganzer u. a.) angesetzt (Abb. 36b). Mit Hilfe der letzteren können z. B. bei den Rundstiellappendefekten des Rumpfes Wundränder in einem Abstand von 10 cm zusammengezogen werden.

Die Entlastung der Naht von dem Gewebezug kann auch durch die sogenannten „Entlastungsschnitte" (Celsius) erreicht werden, die in einiger Entfernung von der Wunde annähernd parallel zu den Wundrändern verlaufen; das dazwischenliegende Gewebe wird mobilisiert. Der in Form des V-Schnittes angelegte Entlastungsschnitt (Abb. 37a bis c) kann im Gesicht jedoch nur dann Verwendung finden, wenn durch die Naht seine Umwandlung in die Y-Form (Abb. 37c) möglich ist.

Je mehr sich ein Defekt oder eine Narbe der Kreisform nähert, um so weniger eignet er sich nach zirkulärer Exzision des Narbengewebes zur Naht, da kaum Stellen der Gesichtshaut so locker und nachgiebig sind, daß beim Zusammenziehen Faltenbildungen vermieden werden. Unter Opferung gesunden Gewebes wird man solche runden Defekte oder Narben zu einer Spindelform umwandeln (Abb. 38a und b)

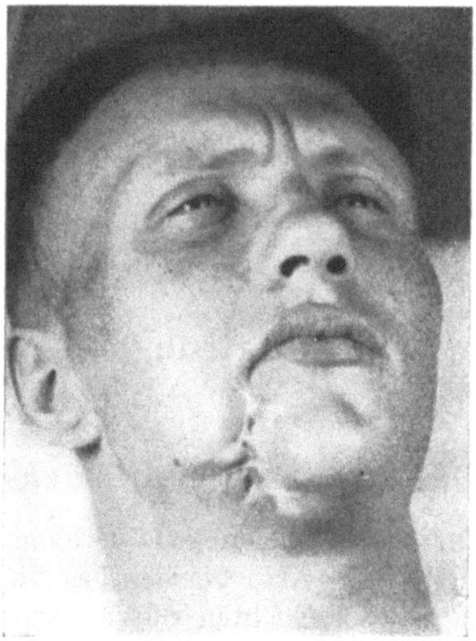

Abb. 36 a

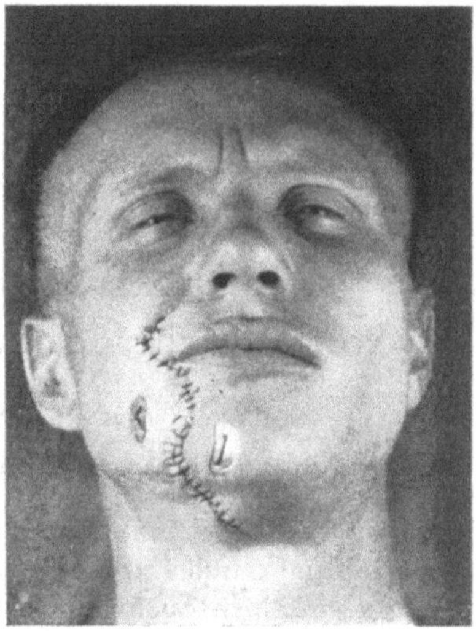

Abb. 36 b

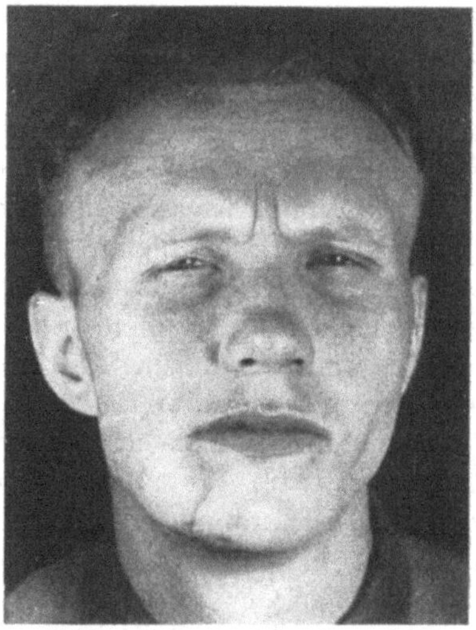

Abb. 36 c

Abb. 36a. (P.R.) Tiefe Narbe von dem rechten Mundwinkel über das Kinn auf den Mundboden ziehend; Verziehung des Mundwinkels; die Narbe hindert eine Konsolidierung der Unterkieferfraktur, Zustand am 8. 4. 43.

Abb. 36b Die Narbe wurde exzidiert und der Schnitt nach oben über den Mundwinkel hinaus weitergeführt. Durch Gewebeverschiebung wurde die Mundwinkelverziehung ausgeglichen. Nach subkutaner Naht der tiefen Gewebschichten und Mobilisierung der Haut wird das Fettgewebe aus der Umgebung teilweise umschnitten und zur Ausfüllung des Defekts in die Wunde geschlagen. An der Stelle der stärksten Spannung nimmt eine Plattendrahtentlastungsnaht den Zug von den Hautnahten.

Abb 36c. Zustand am 26. 6 43.

und die Spitzen der Spindel so anlegen, daß, wenn sie nicht durch die Form und Lage des Defekts festgelegt sind, die später zusammengenähte Wunde in den präformierten Hautfalten verläuft.

Besondere Umstände der vorliegenden Verhältnisse können es erforderlich

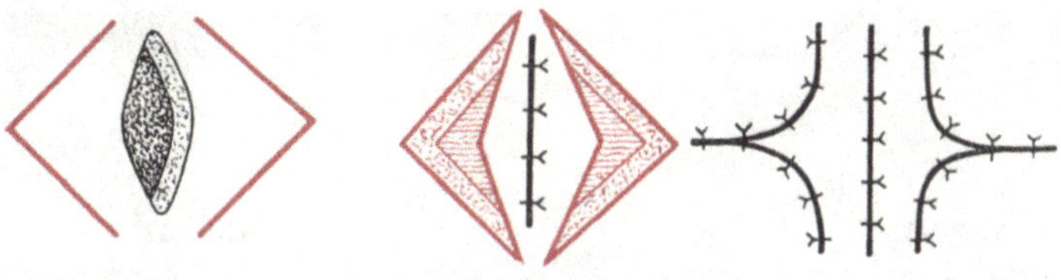

a b c

Abb. 37a Größere Defekte lassen sich durch Zusammenziehen des Gewebes allein nicht zum Verschluß bringen. Ein oder zwei V-Schnitte in einiger Entfernung des Defekts entspannen das Gewebe und lassen eine Vereinigung zu. — Abb. 37b Die Entspannungsschnitte klaffen. Abb. 37c. Die Wundrandvereinigung der V-Entspannungsschnitte ist durch die Umwandlung in die Y-Form möglich.

machen, andere Formen als die einer Spindel zu wählen. Die Abb. 39 bis 41 geben verschiedene Möglichkeiten wieder. Bei der Umgestaltung eines Runddefektes in eine Dreiecksform (Abb. 39a u. b) entsteht oft, selbst nach weitgehender Mobilisierung der Haut eine Faltenbildung, die die Anlage eines zweiten, kleineren Wunddreiecks (Abb. 40a, b) notwendig macht.

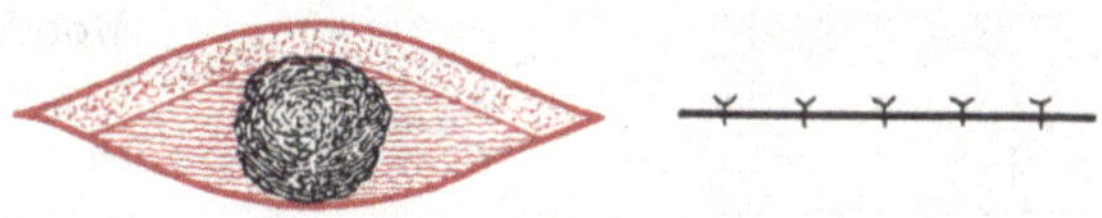

a b

Abb. 38a. Umgestaltung eines kreisförmigen Defektes durch spindelförmige Exzision. — b. Lineare Naht.

Bei guter Verschieblichkeit der Haut läßt sich ein viereckiger Defekt in einen sechseckigen umwandeln, indem man in der Mitte der Schmalseiten Häkchen einsetzt und die Wunde dadurch zur Linie auszieht (Abb. 42a und b).

Große, viereckige Defekte, wie sie bei der Entnahme von KRAUSElappen aus dem Oberschenkel entstehen, lassen sich durch die „Naht über Eck" zusammenziehen (Abb. 43a und b).

Da die Defekte der Haut bzw. die zur Exzision kommenden Narben alle nur denkbaren und unregelmäßigen Formen aufweisen, ist es unmöglich, für alle Varianten

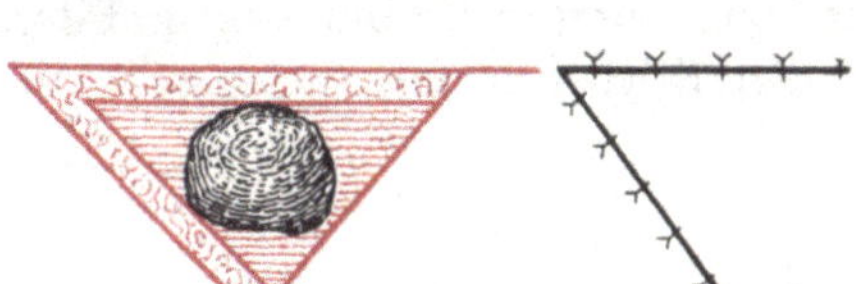

a b

Abb. 39

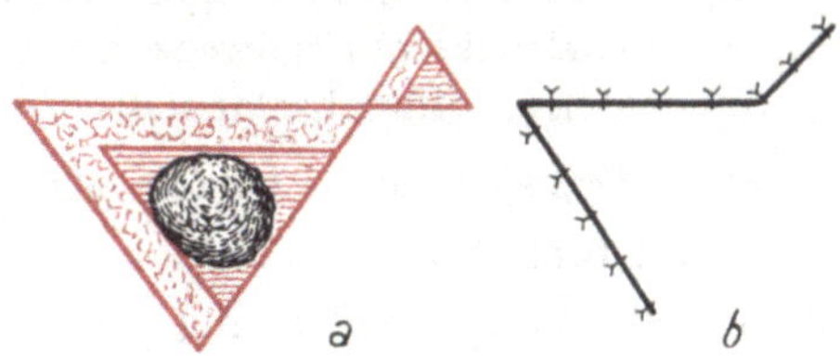

a b

Abb. 40

Abb. 39. a) Umgestaltung eines kreisförmigen Defekts in eine Dreiecksform. b) Nach Mobilisierung der Haut läßt sich der Defekt decken. — Abb. 40 a) Bei geringer Verschieblichkeit der Haut entsteht bei der Vereinigung der Wundränder häufig eine Hautfaltenbildung, zu deren Vermeidung das Ausschneiden eines zweiten Hautdreiecks (BUROW) notwendig ist. b) Naht.

die zweckmäßigsten Verschlußmöglichkeiten anzuführen. Es ist selbstverständlich, daß unser Bestreben immer dahin gehen wird, mit dem kleinsten Eingriff auszu-

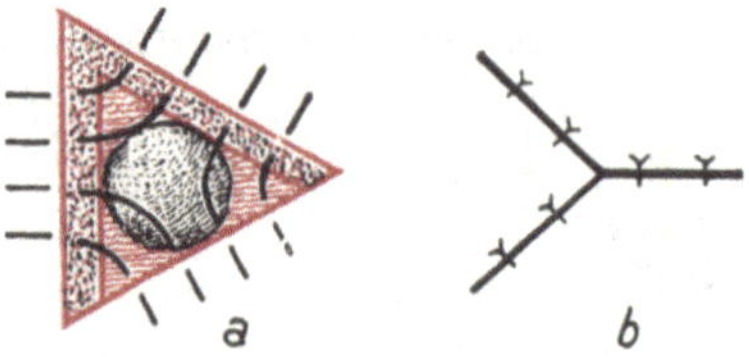

Abb. 41

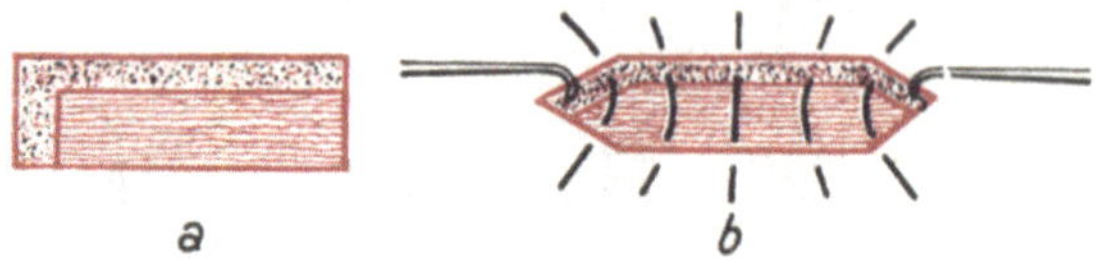

Abb. 42

Abb. 41 a) Verschluß eines zur Dreieckform umgestalteten runden Hautdefekts durch die Naht „über Eck“. b) Die geschlossene Dreieckwunde.

Abb. 42 a) Viereckiger Defekt. b) Durch Einsetzen von zwei Häkchen an den Schmalseiten wird die Wunde zur Linie ausgezogen und vernäht

kommen. Die einfache Exzision der Narbe und Naht der Wunde wird man immer zunächst in Erwägung ziehen, zumal hierdurch die beste Gewähr für das Gelingen des Eingriffs geboten wird; das zum Verschluß des Defekts verwandte Gewebe bleibt — höchstens durch die notwendige Mobilisierung beeinträchtigt — mit dem umgebenden Gewebe in breiter Ernährungsverbindung, so daß Nekrosen nicht auftreten. Erst dann, wenn eine Beseitigung des Defekts durch Wundrandanfrischung und -zusammenziehung nicht möglich ist, wird man sich zur Deckung mittels Lappenbildung entschließen.

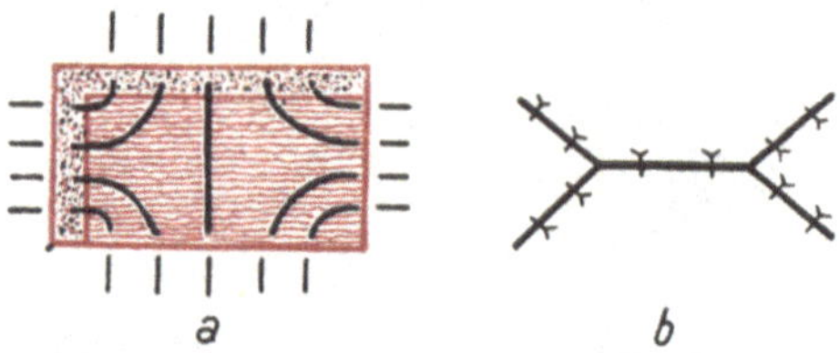

Abb. 43 a) Die viereckige Wunde wird durch Naht „über Eck“ verschlossen. b) Die geschlossene Wunde.

II. Ersatz durch lebendes Gewebe (Autoplastik)

Man unterscheidet je nachdem, ob der zur Deckung zu verwendende Lappen völlig aus seinem Verband gelöst wird

a) die freie Transplantation (Asteleoplastik) und

b) die gestielte Transplantation (Steleoplastik), wenn der Lappen durch einen Stiel oder eine Brücke nur teilweise mit seiner Umgebung in Verbindung und damit im permanenten Stoffwechselaustausch mit dem Körper bleibt.

1. Freie Transplantation (Asteleoplastik)

Nomenklatur: Wir bezeichnen mit

Autoplastik: die Verpflanzung von Gewebsteilen desselben Individuums,

Homoplastik (Isoplastik): die Verpflanzung von Gewebsteilen von einem Individuum auf ein anderes, jedoch derselben Art.

Heteroplastik: die Verpflanzung von Gewebsteilen eines Individuums auf ein anderes, verschiedener Art (z. B. Tier auf Mensch).

Alloplastik: die Verpflanzung toter, lebloser Stoffe.

Da in der Wiederherstellungschirurgie des Gesichts vorläufig nur autoplastisches und alloplastisches Material verwandt wird, gehe ich im Folgenden auch nur auf diesen Ersatz ein.

Die Einheilung (Implantation = versenkter Teile) oder die Anheilung (Transplantation = oberflächlicher Teile) kann erfolgen:

1. unter völliger Erhaltung des verpflanzten Gewebes;
2. das verpflanzte Gewebe geht allmählich zugrunde, ergänzt sich aber aus sich heraus oder aus der Umgebung;
3. das Transplantat stirbt ab, bleibt aber erhalten und wird als „Fremdkörper“ von dem umgebenden Gewebe abgekapselt;
4. es wird in Bindegewebe umgewandelt und kann schließlich
5. durch Narbengewebe ersetzt werden.

Der Erfolg einer Gewebeübertragung hängt zum größten Teil ab von der Lebenskraft, die in dem Transplantat steckt und die dieses so lange erhält, bis es neue Kraft zum Leben aus der Umgebung (dem Mutterboden) schöpft. Hierbei spielen das Alter des Patienten, sein körperlicher Zustand, durchgemachte oder noch vorhandene Erkrankungen (Tuberkulose, Lues) eine wesentliche Rolle. An seinen Transplantationsort gebracht, muß das Transplantat hier die denkbar besten Vorbedingungen für sein Anwachsen vorfinden. Hierzu gehört ein gesunder, entzündungsfreier Mutterboden (die biochemische Zusammensetzung des Entzündungstransudats ist eine andere als die des Gewebesaftes und verhindert das rechtzeitige Festkleben des Transplantats!), eine völlig trockene Wundgrundlage und eine vorsichtige, streng aseptische Behandlung des Transplantats selbst während der Arbeit an und mit demselben.

Sind diese Voraussetzungen gegeben, so klebt das instrumentell nicht geschädigte überpflanzte Gewebestück an dem Mutterboden sofort fest und hat dadurch die Gewähr, seinen Ernährungsanschluß zu finden. Vorsichtiges, umsichtiges und schnelles Arbeiten (um das Transplantat möglichst „gewebewarm“ zu übertragen) hängt von der Geschicklichkeit des Operateurs ab, die Schaffung eines blutungsfreien Wundgrundes erfordert seine ganze Geduld. Es ist einleuchtend, daß auch die geringste Blutansammlung zwischen Mutterboden und Transplantat die Verklebung der Wundflächen auf mehr oder weniger große Bezirke verhindert. Und doch wird diese Forderung nicht immer erfüllt oder zu erfüllen sein. Kann man zwar durch Abbinden die blutenden Gefäße zum Stehen bringen, so läßt sich eine „Nachblutung“ nicht immer verhindern. Um diese Gefahren der Blutung und Nachblutung möglichst zu vermeiden, geht Lexer soweit, die Transplantation nur in Leitungsanästhesie vorzunehmen. Bei der Umspritzungsanästhesie wird durch das der Lösung zugesetzte Adrenalin eine Verengerung der Blutgefäße hervorgerufen, die nach Aufhören der Adrenalinwirkung, sofern sie nicht in dieser Zeit durch Thromben verschlossen sind, ihre normale Lumengröße wieder annehmen und dann nachbluten. Wenn trotzdem die meisten Operateure die letztgenannte Art der Anästhesie bevorzugen, so hat das seinen Grund darin, daß bei dieser eben die Blutleere während der Operation auch einen Vorteil mit sich bringt, der so erheblich ins Gewicht fällt, daß es schwer ist, zu entscheiden, welchen Nachteil man in Kauf nehmen soll. Ich persönlich — und darin stimmen nach den Literaturangaben auch die meisten Operateure mit mir überein — veranschlage die Anämie während der Operation in ihrem Wert höher als die evtl. auftretende Nachblutungsgefahr, zumal man letzterer bis zu einem gewissen Grade vorbeugen kann: mit sehr feinen und zarten Klemmen werden alle blutenden Gefäße gefaßt und unterbunden. Zur Schonung des Gewebes und zur Vermeidung von Nekrosen sollen die Gefäßrohre unmittelbar (d. h. mit möglichst wenig umgebendem Gewebe) durch feinstes Katgut abgedrosselt werden. Die dann noch vorhandene „Sickerblutung" wird durch Tamponade der gesamten Wundfläche zum Stehen gebracht. Hierzu eignen sich weniger die trockenen Tupfer, weil beim Entfernen derselben die zum Stillstand gekommenen blutenden Flächen leicht wieder aufreißen. Zweckmäßig verwendet man Kochsalzgazeplatten, die von dem Assistenten mit der flachen Hand auf die Wundfläche gedrückt werden. Diese Manipulation erfordert Geduld und kann mitunter erst nach ¼ Stunde zum Erfolg führen. Lexer empfiehlt folgendes Vorgehen: „In oberflächlichen Wunden, die durch Hauttransplantationen zu decken sind, kann man die Sickerblutung dadurch stillen, daß man die Wunde unbedeckt bluten läßt, bis sie sich mit einem Blutgerinnsel bedeckt und die in der Umgebung gehaltene Gaze nur noch vom Blutserum getränkt wird. Dies dauert 10 bis 15 Minuten. Dann erst wird ein dünner Gazeschleier, allseitig gespannt, fest auf die Wunde gepreßt, sodaß eine dünne Fibrinschicht auf der Wundfläche entsteht, die zur ersten Verklebung sehr günstig ist".

Zur Vermeidung einer Nachblutung bietet es keinen Vorteil, den Eingriff in Narkose vorzunehmen, da Äther die Kopfgefäße stark erweitert, Chloroform aber den Blutdruck herabsetzt und so nach dem Erwachen aus der Narkose eine Nachblutung begünstigt, die durch das der Narkose häufig nachfolgende Erbrechen mit seiner Blutdruckerhöhung noch zusätzlich gesteigert wird.

Es ist selbstverständlich, daß der Auslösung des Transplantats die Vorbereitung des Mutterbodens (einschließlich Blutstillung) vorauszugehen hat. Handelt es sich darum, eine granulierende Wundfläche zu überdecken, so sind die Granulationen zu entfernen.

Die überaus große Empfindlichkeit eines aus seinem Verbande gelösten Gewebes erfordert die vorsichtigste und schonendste Behandlung des Transplantats. Ich habe es grundsätzlich vermieden, das Gewebe mit Pinzetten zu fassen, um Nekrosen zu verhindern. Bei Epidermistransplantationen (Reverdin-Thiersch) sind sie völlig zu entbehren, da das Transplantat während des Auslösens und der Übertragung auf dem Messer verbleibt. Über den Transplantationsort gebracht, wird es mit Knopfsonden an die Unterfläche fest angedrückt. Kutislappen (Wolfe-Krause) aber muß man bei der Auslösung fixieren, um sie von der Unterfläche abpräparieren zu können: entweder habe ich hierzu durch den Lappen einen Fadenzügel geführt oder ihn mit kleinsten Zweizinkerhäkchen festgehalten. Beide Verfahren erscheinen mir schonender als die stets quetschende Pinzette. Zur Naht fixiere ich das Transplantat mit meiner Nahtgabel (s. Abb. 6).

Während der Epidermislappen mit seiner Unterfläche verklebt und keinerlei Befestigung bedarf, muß der Kutislappen festgenäht werden. Auch über diese Naht bzw. ihre zweckmäßigste Durchführung bestehen zwei verschiedene Ansichten. Die einen legen die Nähte eng, um die Wundränder in einen sehr innigen Kontakt zu bringen, setzen sich dabei aber der Gefahr aus, daß eine Nachblutung durch die enggelegten Nähte keinen Abfluß hat und damit eine Abhebung des Lappens auf größere Flächen hin erfolgen kann. Die anderen nähen in weiten Abständen, verzichten dadurch auf den engen Wundrandanschluß, schaffen aber bei einer Nachblutung die Möglichkeit eines Abflusses zwischen den Nähten. Ich habe mich zu der erstgenannten Naht entschlossen, zumal bei der Kutistransplantation der unter mäßigem Druck angelegte Verband einer Hämatombildung entgegenarbeitet.

Allgemein wird jedes Transplantat nach der Operation durch einen Verband abgedeckt (nur BRÜNING empfiehlt die offene Wundbehandlung). Trockene Verbände kleben fest, sodaß die Gefahr besteht, daß bei dem ersten Verbandwechsel die noch nicht genügend festgewachsenen Läppchen wieder abgelöst werden. Davor schützt auch nicht immer der von LEXER und MEYER empfohlene Verband: „Für gewöhnlich ist es am einfachsten, eine einfache Lage von Jodoformgaze, weit über das transplantierte Gebiet hinausstehend und darüber aseptische Gazelagen durch einfachen Druckverband zu befestigen. Bei der Abnahme des Verbandes, die nicht vor Ablauf einer Woche erfolgen soll, muß dann die Jodoformgaze allseitig festgehalten werden; trotzdem kommt es vor, daß die festgeklebte aseptische Gaze einzelne Stellen der Epidermis ablöst". Gute Erfahrungen habe ich machen können mit Salbenstreifchen, die dachziegelartig übereinandergelegt waren. Ließen sie sich zwar leicht und schonend entfernen, so hatten sie auch ihre Nachteile: die Salbe verhindert eine Ventilation und mazeriert gelegentlich die Haut. Ausgezeichnet ist an und für sich die Abdeckung des Transplantats mit Blattsilber, wie sie von HALSTEDT eingeführt worden ist. Die dünnen Silberfolien, die im Handel erhältlich und durch dünne Seidenpapierschichten voneinander getrennt sind, lassen sich in diesem Zustand sterilisieren und werden über das Transplantat gelegt. Sie wirken antibakterizid, üben einen Reiz auf die Wucherung des Epithels aus und lassen Verbandswechsel ohne Gewebestörung zu. Es ist nur unangenehm, daß man sich wegen der Undurchsichtigkeit der Bedeckung kein Bild über den jeweiligen Zustand des Transplantats machen kann. Feuchte Verbände sind bei Transplantationen ungeeignet.

a) Freie Transplantation der Haut

α) Epidermislappen nach REVERDIN-THIERSCH. Das auf den Mutterboden verpflanzte Epidermisläppchen verklebt mit diesem durch eine Fibrinschicht. Nach den grundlegenden Untersuchungen von MARCHAND und ENDERLEN sprossen schon vom zweiten Tage ab Gefäße in das Transplantat, Leukozyten wandern ein, während sich am Transplantat selbst die obersten Schichten abstoßen. Darunter wuchern die Keimzellen der Epidermis, an der sich Hautdrüsen und Haarbälge beteiligen. Die Regeneration der Bindegewebsfibrillen und elastischen Fasern geht wesentlich langsamer vor sich. Durch die während der Anheilung bestehende Hyperämie hat das Transplantat eine rötliche Farbe und nimmt erst nach etwa 3 Wochen den normalen Farbton an. Durch Einlagerung von Pigment pflegt es sich dann der Umgebung anzugleichen.

REVERDIN-THIERSCHsche Läppchen eignen sich infolge ihrer Dünne nur zur Abdeckung von oberflächlichen Hautdefekten, bei denen die Wundoberfläche das Niveau der umgebenden Haut hat. Infolge ihrer Starrheit, die sie gewöhnlich nach dem Anheilen annehmen, eignen sie sich eigentlich nur zur Abdeckung von Hautdefekten der Stirn; ihre Verwendung im Gesicht ist also sehr begrenzt. Sie werden sonst nur zum Schleimhautersatz in Höhlen (Augenhöhle) oder zur Epithelisierung von neugebildeten Naseneingängen benutzt. LINDEMANN wendet sie nur an in „allen, den Blicken des Mitmenschen nicht zugänglichen Gesichtsanteilen und — mit Einschränkungen — auch in den von Knochenflächen unterfütterten Partien des Gesichts, wie der Stirn- und Schläfenhaut, weil dem Verfahren Mängel anhaften, die sich auf das spätere Verhalten der übertragenen Gewebspartien beziehen und neben anderen Folgen in einer etwas auffallenden Blässe, Härte, Starre und Unbeweglichkeit äußern". Im gleichen Sinne meint LEXER: „THIERSCHsche Läppchen sollte man nur an der Stirn verwenden, weil sie hier nur wegen der harten Unterlage glatte Überhäutungen ergeben, niemals aber auf weicher, verschieblicher Unterlage, wie an Lidern oder Wange, denn hier schrumpft der Untergrund der Lappen und die Epidermis faltet sich, so daß sehr unschöne Bedeckungen entstehen".

Als Entnahmeort wählt man meist die Vorderfläche des Oberschenkels. Nach gründlicher Reinigung der Haut mit Seife wird ein Rasiermesser in flachem Winkel des Messers abgelöst. Es empfiehlt sich, während des Schneidens physiologische angesetzt und der Lappen in der gewünschten Größe durch sägende Bewegung Kochsalzlösung aus einem Tupfer über das Messer tropfen zu lassen, wodurch das Läppchen sich leicht beim Ablösen über das Messer schiebt, während es sonst an der Messerfläche haften bleibt. Ein Assistent sorgt dafür, daß die Haut des Oberschenkels straff gespannt ist, um eine gleichmäßige Dicke des Läppchens zu erzielen. Diese Methode macht die Verwendung aller komplizierten Messer (SCHEPELMANNschen Transplantationsmesser) überflüssig.

Das abgelöste Läppchen wird auf dem Rasiermesser an den Transplantationsort gebracht, nachdem eine sorgfältige Blutstillung des Wundbettes vorausgegangen ist. Den Anfangsteil des Transplantats legt man auf die gesunde Haut, drückt ihn hier mit zwei Knopfsonden fest und zieht nun das Messer über die zu bedeckende Wundfläche, so daß sich das auf ihm ruhende Läppchen allmählich abstreift und die Wundfläche bedeckt. Der letzte Teil des Läppchens soll wieder um 2 bis 3 mm über die gesunde Haut reichen. Durch dieses Herübergreifen des Läppchens auf die gesunde Haut klebt zunächst einmal das Transplantat sehr gut fest und sorgt für eine glatte Lage auf der Wundfläche. Zum anderen ist dadurch auch ein sicherer Anschluß des transplantierten Epithels an den Wundrand gewährleistet. Es können sich sonst an den Rändern Spaltlücken bilden, die sekundär epithelisieren und das Transplantat noch deutlicher von der Umgebung in seiner Farbe abheben. Das Andrücken des Epithels darf nur mit Knopfsonden geschehen (jedes Betupfen mit Mulltupfern ruft Verschiebungen des Läppchens hervor) und muß sehr sorgfältig vorgenommen werden, damit es an allen Stellen mit der Wundfläche innigen Kontakt bekommt. Abdecken mit einem indifferenten Dachziegelsalbenverband oder Silberfolie. Erster Verbandswechsel frühestens nach 8 bis 10 Tagen. Die Entnahmestelle wird ebenfalls durch einen Salbenverband (Epithensalbe) verschlossen.

Der Ersatz von Schleimhautdefekten durch frei transplantierte Epidermisläppchen ist immer außerordentlich unsicher, wenn man versuchen will, diese direkt an ihren Bestimmungsort zu bringen. Die keimhaltige Mundhöhle, der bewegliche Untergrund (Mutterboden) und die nicht zu vermeidenden mechanischen Belästigungen lassen ein Anwachsen überhaupt nicht zu. Günstiger — aber immer noch unsicher genug — liegen die Verhältnisse bei dem Schleimhautersatz der Orbita und der Nase. Das Läppchen wird mit seiner Wundfläche nach außen über einer der Auskleidungshöhle anmodellierten Prothese befestigt und dadurch an den Mutterboden gedrückt. Die Unsicherheit des Anwachsens ist es, welche die meisten Operateure veranlaßt, solche Schleimhautdefekte zwar durch Epidermisläppchen zu decken, diese aber zunächst auf der Wundfläche eines Stiellappens anwachsen zu lassen und mit dem „gedoppelten Lappen" den Defekt an Ort und Stelle zu decken (s. d.).

In der Mundhöhle kann das Transplantat eine Umwandlung im Sinne einer Schleimhautangleichung erfahren, es ist jedoch mechanischen Einwirkungen (Druck von Zahnprothesen) gegenüber nicht widerstandsfähig genug und hat häufig Druckulzerationen zur Folge. In der Augenhöhle und als Konjunktivaersatz bei erhaltenem Bulbus stört die Epithelabschilferung erheblich und ruft Reizerscheinungen der Umgebung hervor.

Die grundlegenden Untersuchungen über Schleimhauttransplantationen verdanken wir AXHAUSEN, wonach sich autoplastisches Material zur Transplantation gut eignet. Nach den histologischen Untersuchungen von MARCHAND stoßen sich auch hier, wie bei den Epidermisläppchen, die obersten Schichten ab, die aus den Keimzellen der erhaltenen Teile ersetzt werden. Vom 9. Tage ab kann mit einer Verwachsung des Transplantats an seiner Unterfläche gerechnet werden.

Das Anwendungsgebiet der freien Schleimhauttransplantation in der Wiederherstellungschirurgie des Gesichts ist klein und bleibt wohl nur auf den Konjunktivaersatz und die Auskleidung der geschrumpften Orbita zur Aufnahme eines künstlichen Auges (s. d.) beschränkt.

Die Entnahme geschieht nach WÖLFLER aus der Unterlippe, indem man diese über den Zeigefinger der linken Hand gestrafft rollt. Ähnlich wie bei der Gewinnung der Thiersch'schen Läppchen wird mit einem Rasiermesser die Schleimhaut abgelöst und an ihren Bestimmungsort gebracht.

β) KRAUSE-WOLFE-Lappen. In das auf dem Mutterboden festgeklebte Transplantat hinein wandern die Leukozyten; die Blutgefäße sind bereits am 2. Tage teilweise mit Blut gefüllt. Das Epithel beginnt sich zu lockern und hebt sich bei bestem Ernährungsanschluß in trockenen Lamellen ab. Nur in den Einsenkungen zwischen den Papillen erhält es sich und schreitet von hier aus unter der sich abstoßenden, zugrundegehenden Epithelschicht fort. Wahrscheinlich beteiligt sich hieran auch das Epithel der Schweißdrüsenausführungsgänge (ENDERLEN). Bei schlecht ernährten Lappen findet eine Exsudation unter das Epithel statt und hebt dieses von seiner Grundlage ab. Aus den zurückbleibenden Keimzellen regeneriert sich das Epithel.

Die unter dem Epithel mit-transplantierten Kutis- und Subkutisgewebsschichten sind in den ersten Tagen stark mit Leukozyten infiltriert. Je dicker der Lappen ist, umso stärker ist die Degeneration des Bindegewebes, welches sich allmählich aus sich selbst oder zum größten Teil aus dem Mutterboden heraus ersetzt. Ebenso geht ein großer Teil der Hautdrüsen und Haarbälge zugrunde. Der Ersatz der letzteren ist nicht immer gleichmäßig, sodaß Bezirke mit dichtem Haarwuchs und haarlose Stellen nebeneinander liegen können. Durch eine neugebildete Fettschicht zwischen Transplantat- und Mutterboden tritt eine Verschieblichkeit des Transplantats zu der Unterlage ein. Im allgemeinen kann der Lappenumbildungsprozeß nach 5 Wochen als abgeschlossen gelten, wesentlich längere Zeit dauert es jedoch, bis die Sensibilität in dem Lappen wiederhergestellt ist, die sich dann immer noch gegen die der Umgebung deutlich unterscheidet.

Bei frei transplantierten Lappen ist die Sicherheit des Anwachsens nicht so gewährleistet wie bei der Verwendung gestielter Lappen. Da die Lebensfähigkeit des Transplantats weitgehend von der Beschaffenheit des Implantationsbodens abhängt, findet dieses Verfahren nur dort Verwendung, wo ein durch Entnahme eines Stiellappens entstandener Sekundärdefekt sofort gedeckt werden soll oder bei der Korrektur des Unterlidektropiums.

Als Entnahmestelle kommt die Vorderseite der Oberschenkelhaut in Frage. Durch die in dem Lappen enthaltene Elastika schrumpft jeder losgelöste Lappen nach den Untersuchungen von K. W. Schneider um etwa $^1/_5$ seiner Größe. Der Lappenausschnitt ist deshalb dementsprechend umfangreicher zu wählen als der zu deckende Defekt.

Am Transplantationsort wird der Lappen mit Knopfnähten unter einer ganz geringen Spannung befestigt, damit er sich eng an die Unterlage anschließt, an die er möglichst bald seinen Ernährungsanschluß finden muß. Der Verband (evtl. Schürzenverband nach Joseph) bleibt mindestens 10 Tage liegen, damit die frischen und zarten Verwachsungen des Implantats durch einen zu frühen Verbandswechsel nicht gelöst werden.

An einigen Lappen kann man in der zweiten Woche eine von Lexer zuerst beschriebene nochmalige Desquamierung der obersten Epithelschichten beobachten: die Farbe des Lappens wird rosarot durchscheinend, zwischen dem Stratum germinativum und den darüberliegenden Schichten sammelt sich eine Flüssigkeit an, auf der nach einiger Zeit die obersten Epithelschichten des Lappens „schwimmen". Mit einer Pinzette läßt sich diese Schicht abheben und mit einer Schere von den gesunden Partien abtrennen. Der Boden zeigt eine gesunde Epithelgrundfläche, aus der sich schnell unter Abdeckung mit Epithensalbenläppchen die obere Epithelschicht ersetzt. Eine Gefährdung des Lappens habe ich durch diesen Vorgang nicht beobachten können.

Bei schlechtem Ernährungsanschluß nimmt der Lappen oder ein Teil desselben eine bläuliche, im Zentrum bis ins Schwarze übergehende Verfärbung an. Da sich gewöhnlich noch ein Teil des bläulich verfärbten Lappens zu erholen pflegt, soll man die Demarkation der nekrotischen Teile abwarten.

Bei der Deckung tiefer Defektflächen transplantiert Lexer an dem Lappen Fettgewebe mit. Das schlecht durchblutete Fettgewebe findet allerdings nur schwer seinen Anschluß an den Wundboden, wodurch die Epidermis in ihrer Erhaltung gefährdet ist.

Der Sekundärdefekt am Oberschenkel wird durch „über Eck" gelegte Plattendrahtnähte soweit wie möglich zusammengezogen, der Rest unter Epithensalbenverbänden der Epithelisierung aus der Umgebung überlassen.

b) Freie Knochentransplantation. Jeder transplantierte Knochen erfährt in seinem Implantationsbett eine Umwandlung. In welcher Form diese vor sich geht, hängt davon ab, ob der transplantierte Knochen nur einen Defekt der Hautunterlage ausgleichen, ein zerstörtes Gerüst der Nase ersetzen soll oder ob er als

Verbindungsstück zwischen zwei Knochenstücken die durch den Defekt gestörte Funktion wiederherstellen muß (Unterkieferknochen). Die Bedingungen, die in beiden Fällen an das Transplantat gestellt werden und die physiologischen Reize, die auf das Transplantat einwirken, sind grundsätzlich verschiedene, so daß Rückschlüsse über das Verhalten des Transplantats bei der einen oder anderen an ihn gestellten Aufgabe nicht zulässig sind.

Die Umwandlungen und Einheilungsvorgänge bei Verwendung eines frei transplantierten Knochens zur Wiederherstellung eines Unterkieferdefekts sind histologisch und röntgenologisch sehr eingehend studiert (MARCHAND, WALKHOFF, DALLA, VEDOVA). Sie sollen, da die osteoplastischen Operationen des Unterkiefers von anderer Seite ihre Bearbeitung finden, nur kurz gestreift werden, um zu zeigen, daß dieses Transplantat, anderen Einwirkungen unterliegend, auch ganz anderen Umwandlungsbedingungen ausgesetzt ist als der zum Ausgleich eines subepithelialen Defektes verwandte Knochen. Die Knochen des Schädels werden mit einigen Ausnahmen (Kiefer und derjenigen Knochen, an denen Muskeln inserieren) statisch nur sehr wenig beansprucht, sie dienen in der Hauptsache der Formgebung.

Die im allgemeinen zur Entnahme eines Transplantats geeigneten Knochen des übrigen Körpers (Schienbein, Darmbein oder Rippen) unterliegen einer ganz anderen Funktion als derjenigen, die sie an ihrem neuen Implantationsort zu erfüllen haben. Nur am Unterkiefer gleichen sich die Verhältnisse annähernd an, da er hier durch die breit inserierenden Muskeln beim Kauakt einer erheblichen Krafteinwirkung ausgesetzt ist. Entsprechend seiner Funktion (Druck oder Zug) hat jeder Knochen die bekannten Strukturlinien, aus welchen bei geringster Masse die maximalste Leistung (Festigkeit) resultiert. Der bisher statisch beanspruchte Knochen wird also bei der Verwendung im Unterkiefer wieder einer mechanischen Einwirkung unterliegen, der er sich anzupassen hat. Das geschieht in der Weise, daß nach seiner „Einheilung" die knochenneubildenden Gewebsschichten (Periost und Markraum) eine Umwandlung der harten Knochensubstanz vornehmen, wobei die neugebildeten Strukturlinien sich in ihrer Anordnung den von ihnen geforderten Belastungsverhältnissen anpassen. Die Kallusbildung wird wie beim gebrochenen Extremitätenknochen unter dem Reiz sehr rege sein, sodaß bei der Umwandlung der Anbau der neuen Knochensubstanz viel stärker als der Abbau vor sich gehen kann und es in der ersten Zeit mitunter zu einer weit über das Ziel hinausschießenden Knochenneubildung kommt.

Was geschieht nun aber mit dem Knochenimplantat, welches, bisher statischen Einwirkungen unterliegend, an einen Ort verpflanzt wird, wo es nur der Formerhaltung (wie z. B. beim Ersatz des Nasengerüstes) dienen soll? Wenn wir von der geringen Spannung, die die über ihm liegende Haut auf ihn ausübt, absehen, ist er praktisch keiner anderen mechanischen Einwirkung ausgesetzt. Bisher vorliegende tierexperimentelle Untersuchungen, die recht zahlreich, aber meist nicht im Hinblick auf die zur Diskussion stehende Frage angestellt worden sind, stehen zum Teil in Widerspruch zu unseren klinischen Beobachtungen. Histologische Untersuchungen an Menschenmaterial, die uns die wahren Vorgänge über die einzelnen Etappen der Umwandlung des Implantats geben können, liegen aus verständlichen Gründen nicht vor, so daß wir mehr oder weniger auf Beobachtungen und Vermutungen angewiesen sind. Röntgenaufnahmen, in verschiedenen zeitlichen Abständen gemacht, ergeben zunächst eine Aufhellung des implantierten Knochens. In späteren Stadien zeigt das Transplantat röntgenologisch wieder einen dichteren Schatten, der jedoch die ursprüngliche Dichte nicht erreicht, so daß man zweifeln kann, ob es sich hier um bis ins letzte Stadium ausdifferenziertes Knochengewebe handelt. In einzelnen Fällen läßt sich eine Strukturzeichnung erkennen, die dann für einen vollständigen Knochenersatz nach der Umwandlung spricht. Viel häufiger findet sich aber während der ganzen Beobachtungszeit röntgenologisch ein tiefer,

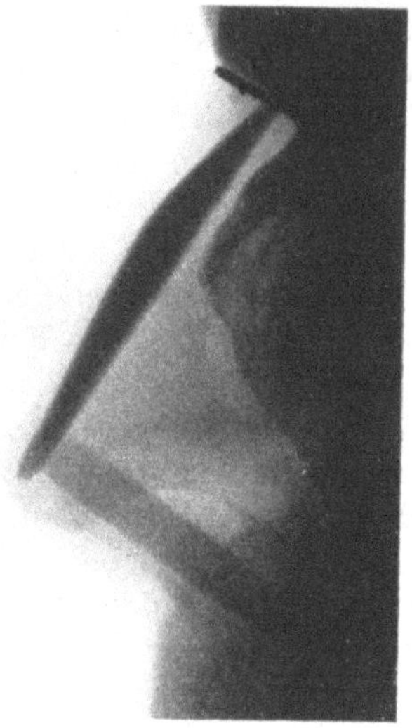

Abb. 44a

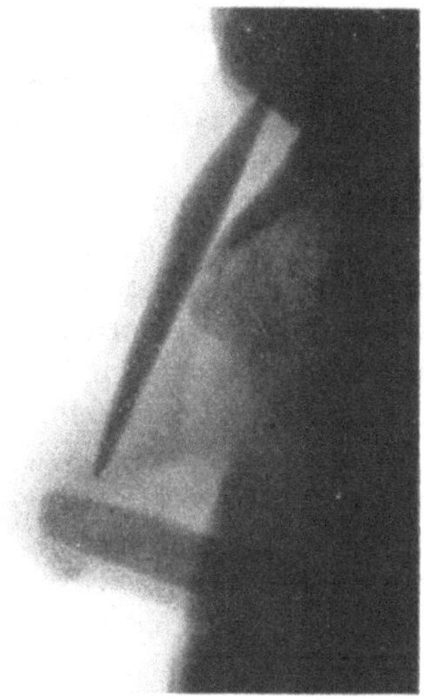

Abb. 44b

Abb 44a. (D). 1936. wurde zur Korrektur einer Sattelnase ein Knochenspan unter den Nasenrücken implantiert, der sich mit seinem unteren Ende auf einen Filtrumspan stutzte. 2 Jahre später ergab das vorliegende Rontgenbild eine starke Reduzierung der Knochensubstanz, so daß an seinem unteren Pol die Verbindung mit dem Filtrumspan nicht mehr vorhanden ist Der Rest des implantierten Knochens — gekennzeichnet durch den dichten Schatten, den das an und fur sich jetzt sehr dunne Transplantat abgibt — ist vollig abgestorben, während der Filtrumspan (deutliche Strukturzeichnung) erhalten blieb.

Abb. 44 b Nasenrucken- und Filtrumspan 2 Jahre nach der Implantation.

kompakter Schatten des Implantats: ein Zeichen dafür, daß der Knochen zwar ganz oder teilweise erhalten, aber völlig abgestorben und so als „Fremdkörper" abgekapselt ist (Abb. 44a u. b).

Das Knochentransplantat besteht aus dem Periost, der Kompakta und einem darunterliegenden Teil markhaltigen Knochens. Wird ein derartiges Knochenstück aus dem Schienbein zur Korrektur eines eingesunkenen Nasenrückens übertragen, so wächst das Periost mit dem der Nase zusammen. Die Kompakta unterliegt einem zeitlich zusammenfallenden An- und Abbau, der in der Hauptsache von den Zellen der Markräume ausgeht, während das Periost sich nur in einem sehr geringen Grade an dieser Umwandlung beteiligt. Der Ersatz der Kompakta wird umso schneller vor sich gehen und umso vollständiger sein, je mehr markhaltiges Gewebe am Transplantat belassen werden konnte. Bei der Knochenspange, die zur Korrektur der

Sattelnase verwandt wird, kann dieser Gewebeanteil nur gering sein, da die Kompakta des Schienbeins an und für sich schon sehr dick ist und dadurch den Defekt zum größten Teil auszufüllen pflegt. Ein mechanischer Reiz zur Anregung der Knochenbildung fehlt so gut wie ganz, so daß es verständlich erscheint, wenn einzelne Implantate ganz oder teilweise der Atrophie anheimfallen oder auf der Stufe eines undifferenzierten Narbengewebes stehen bleiben (Abb. 45 a u. b). Wir finden infolgedessen häufig bei den Transplantaten, die in einer Voroperation unter einen

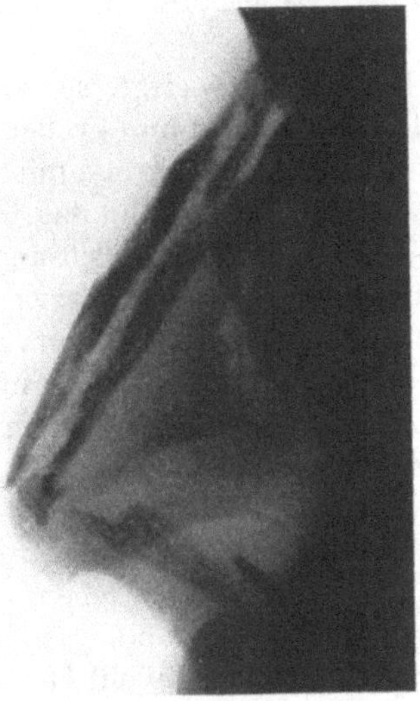

Abb. 45 a

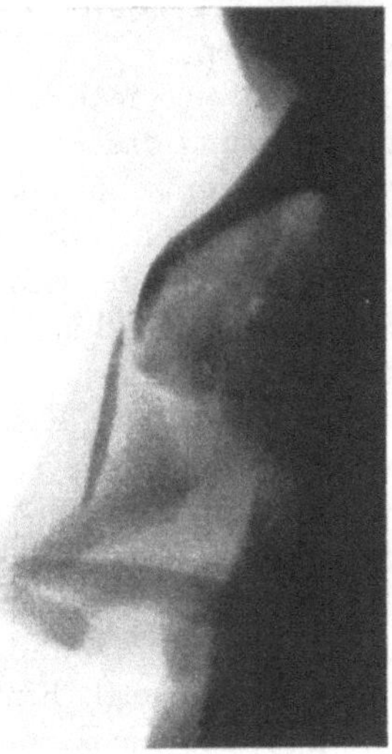

Abb. 45 b

Abb. 45 a. Nasenrucken- und Filtrumspan. 3 Monate nach der Implantation.

Abb. 45 b. Nasenrucken- und Filtrumspan. 11 Jahre nach der Implantation (aus dem Rontgenarchiv der Univ.-Hals- Nasen- Ohrenklinik, Munchen).

Stiellappen gepflanzt wurden, nichts mehr vom Knochen, sondern nur Narbengewebe.

Bei der Osteoplastik eines Unterkieferdefekts geht der Einheilungs- und Umwandlungsprozeß des Implantats unter ganz anderen Verhältnissen und Bedingungen vor sich: das von den beiden Unterkieferstümpfen abgelöste Periost wird in der Tiefe der Wunde vereinigt, die Knochenenden angefrischt, so daß der dicke Markraumteil des dazwischenliegenden Implantats einen engen Anschluß an den Unterkiefer findet. Das Periost des Implantats verwächst mit den Außenflächen der Frakturenden. Findet hier ein günstiger Ernährungsanschluß aller sich entsprechenden Gewebsteile des implantierten Knochenstücks an den Unterkieferknochen statt, so tritt durch die mechanische Einwirkung der Reiz hinzu, der die Umwandlung der Kompakta in physiologischem Sinne lenkt und sich im Sinne der Resorption (d. h. Abbau vorspringender Knochenteile) wie auch Apposition (Ausfüllen von Knochenlücken) auswirkt.

Die Entnahmestellen des Knochentransplantats müssen leicht zugänglich sein; durch die Entnahme selbst darf keine wesentliche oder nur eine zeitlich beschränkte

Funktionsbehinderung hervorgerufen werden. Aus den oben angeführten Gründen soll schließlich das Transplantat möglichst viel markhaltige Substanz enthalten. Läßt sich das Knochenmaterial darüber hinaus noch leicht modellieren, so ist das für seine Verarbeitung von Vorteil.

Die Entnahme des Knochentransplantats: der Eingriff wird in Lokalanästhesie ausgeführt; schädigende Wirkung des Novocains auf die Vitalität des Transplantats ist nicht nachgewiesen. Stets soll der Hautschnitt in Bogenform über der Entnahmestelle ausgeführt werden, um später eine sichere Abdeckung der Knochenwunde zu gewährleisten.

Entnahme aus dem Schienbein: ist der Knochen freigelegt, so wird nach genauer Abmessung das Periost nach allen Seiten um 3 bis 5 mm größer als der gebrauchte Span umschnitten und bis auf die gewünschte Spangröße mit dem Raspatorium abgeschoben. Mit dem BRÜNINGschen Rillenmeißel wird das Transplantat — wenn möglich in der erforderlichen Form — umgrenzt. Die Auslösung des Transplantats erfolgt mit Flachmeißel und Holzhammer (die von JOSEPH empfohlene Herausnahme des Knochens mit Stich- oder Bogensäge wird wohl kaum angewandt). Das mit einer kräftigen Knochenzange gefaßte Transplantat läßt sich nun mit einer LUERschen Zange in die gewünschte Form bringen und wird sofort in das vorher vorbereitete Implantationsbett eingefügt, die Wunde alsdann vernäht.

Entnahme aus dem Beckenkamm: durch einen nach abwärts geführten Bogenschnitt wird der Beckenkamm freigelegt, die inserierende Muskulatur so weit wie erforderlich abgetrennt und das Knochenstück wie oben beschrieben, entnommen. Naht der Wunde, evtl. Einlegen eines Drains, Mastisolverband.

Entnahme aus der Rippe: zum Knochenersatz eignen sich wohl fast alle Rippen, im allgemeinen wird man nach dem Vorschlag von KONIG die vierte oder fünfte Rippe bevorzugen.

Implantation des Knochens. Vor der Auslösung des Knochentransplantats ist grundsätzlich das Implantationsbett zur Aufnahme des Transplantats vorzubereiten. In den weitaus meisten Fällen wird der Knochen in einen Tunnel hineingeschoben. Sofern es die örtlichen Verhältnisse zulassen, soll der Hautschnitt etwa ½ cm vom Implantationsort entfernt liegen, um das Transplantat durch die zwischen ihm und dem Hautschnitt gelegene Strecke vor evtl. Infektion zu schützen. Der Tunnel selbst ist nur so groß zu gestalten, daß er der Aufnahme des Knochens genügend Raum bietet. Ist die Untertunnelung zu weitgehend ausgeführt, so besteht die Gefahr, daß das Implantat sich verlagert und nicht die gewünschte Lage beibehält. Da eine Blutstillung verletzter Gefäße bei der Untertunnelung durch Abklemmen und Unterbindung nicht möglich ist, muß diese notwendigenfalls durch Kompression der Haut auf die harte Unterlage erreicht werden.

Läßt die Größe oder Form des auszugleichenden Defektes (z. B. an der Stirn) es nicht zu, das Transplantat durch einen Tunnel einzuschieben, so ist ein Defektrand (auch wieder in einem Abstand von etwa ½ cm) zu umschneiden und der Lappen von seiner Unterlage abzulösen. Das meist stark vernarbte Wundbett läßt sich in solchen Fällen durch Herausschneiden des minderwertigen, schlecht durchbluteten Narbengewebes verbessern, das Periost des Transplantats mit dem des umgebenden Knochens vernähen und eine Blutstillung durch Unterbindung der Gefäße sehr sorgfältig durchführen.

Im allgemeinen ist es möglich, das Wundbett so zu gestalten, daß der Knochen darin seine richtige Lage behält. Nur in wenigen Fällen wird es notwendig sein, das Transplantat zu fixieren. Solche Verankerung kann auf verschiedene Arten erfolgen:

1. durch Naht. Hierzu werden mit einem zahnärztlichen Bohrer je zwei korrespondierende Löcher im Transplantat und im entsprechenden Frakturende angelegt. Hierbei hat sich die von GANZER modifizierte Kornzange bestens bewährt, um ein Durchstechen beim Bohren zu vermeiden: an einer gewöhnlichen Kornzange weist der eine Löffel eine Öffnung auf, während der gegenüberliegende unverändert bleibt. Mit dieser Kornzange wird das Knochenstück gefaßt, der Bohrer durch die Löffelöffnung auf den Knochen gesetzt und das Loch gebohrt. Kommt der Bohrer auf der anderen Seite des Knochens heraus, so stößt er auf das andere Löffelende und verhindert ein Durchstoßen ins Gewebe. Als Nahtmaterial empfiehlt GANZER den Katgutfaden, durch den die Knochenenden solange fixiert werden, bis die Verwachsung stattgefunden hat. Auch ich vermeide den vielfach empfohlenen Draht zur Knochennaht, weil ich zu häufig — auch bei den von anderer Seite ausgeführten Knochendrahtnähten — ein Durchschneiden beobachtet habe und die Schlinge später — mitunter störend — als Fremdkörper im Gewebe liegt.

2. durch Verzapfung und Verkeilung zwischen den Frakturstücken, die auf verschiedenste Art erfolgen kann (KLAPP, LINDEMANN, GANZER, ROSENTHAL). Im allgemeinen wird man sich bei diesen Befestigungsarten nach Form und Beschaffenheit der Frakturenden richten: laufen sie spitz aus, empfiehlt es sich, entsprechende Löcher in das Transplantat zu bohren, in welches die Spitzen als Zapfen hineingeschoben werden. Stellen die Frakturränder flache Kanten dar, so wird man sie nach dem Vorschlag von GANZER „klauenförmig" mit dem Transplantat verkeilen, indem man mit einer schlanken LUERschen Zange eine entsprechende Rille aus dem Transplantat herausstanzt.

3. Fixierung des Knochentransplantats durch die Haut hindurch ist mittels der von JOSEPH angegebenen Inklusionsnaht (siehe S. 12) möglich.

4. Zur Erhaltung einer bestimmten Knochenstellung (z. B. des aufgestellten Nasengerüsts) eignet sich vorzüglich die Plattendrahtnaht, wobei beide Platten den Nasenflächen anliegen und der quer durch die Nase gezogene Draht die Knochen in der gewünschten Stellung zusammenhält (GANZER, PERWITZSCHKY, LORENZ, GOEDEL).

Nun kann die Situation vorliegen, daß der Defekt nicht nur einen Knochenunterbau, sondern gleichzeitig, wie beim totalen Nasenersatz, einen Ersatz der Haut erfordert. In solchen Fällen erhebt sich die Frage, wo und wann man die Knochenimplantation vornehmen soll. Es bestehen zwei Möglichkeiten, die ihre Anhänger gefunden haben: entweder fügt man das Knochenstück zuerst unter den Hautteil der als Stiellappen oder Rundstiellappen zur Verwendung vorgesehenen Hautpartie und läßt es dort einheilen (Extraossale Methode), um dann später in einer zweiten Sitzung Knochen und Hautlappen zugleich an ihren eigentlichen Verwendungsort zu bringen oder man ersetzt zuerst den häutigen Defekt und fügt den Stützknochen in einer zweiten Sitzung an Ort und Stelle ein. Beide Verfahren haben ihr Für und Wider. Im ersten Fall wird der Knochen in ein bisher ungeschädigtes Gewebe gebracht und findet dort gute Ernährungsbedingungen. Auch eine Infrakturierung bzw. Modellierung läßt sich durch Einsägen und Einbrechen des eingewachsenen Knochens bei der endgültigen Lappenknochenplastik (z. B. LEXERsche Armnase) leicht erreichen. Zwischen den beiden Eingriffen muß allerdings ein verhältnismäßig langer Zeitraum liegen, da die Lappenübertragung erst dann vorgenommen werden darf, wenn die Kompakta des Knochens ihren Umbauprozeß (siehe oben) beendet hat. Eine sehr große Schwierigkeit jedoch liegt darin, den durch die Lage des implantierten Knochens festgelegten Lappen so gerecht zu formen und richtig an seinem Ort zu vernähen, daß das Stützgerüst auch wirklich an die gewünschte Stelle zu liegen kommt. Viele — sehr erfahrene — Operateure nehmen deshalb das Einfügen des Knochens erst dann vor, wenn der Hautersatz gebildet ist und halten bis zur Implantation des Stützgerüsts das Gewebe durch eine Prothese in seiner richtigen Lage (LINDEMANN, LORENZ).

Versorgung der Entnahmestellen: während das Transplantat für seinen Aufnahmeort präpariert, dort eingefügt und versorgt wird, überdeckt man die Entnahmestelle durch den Hautlappen, um sie vor Austrockung und Infektion zu schützen. Erst nach erfolgter Implantation wendet man sich dem Schluß der Beinbzw. Beckenwunde zu. GANZER weist ausdrücklich darauf hin, daß es sehr wesentlich ist, an der Entnahmestelle des Knochens immer die Markräume zu eröffnen, da von hier aus die Knochenneubildung zum Ersatz des Knochendefekts ausgeht. Er formt deshalb die Wände kastenförmig steil, ,,wodurch eine völlige Regeneration stattfindet, indem durch Markwucherung und anschließende Knochenneubildung der Defekt restlos ausgefüllt wird''. Ich habe beobachten können, daß trotz Eröffnung der Markräume nicht immer das Niveau der ursprünglichen Knochenhöhe erreicht wird und über den Kanten infolgedessen Hautspannungen entstehen, die vom Patienten als schmerzhaft angegeben werden, auch wenn sich im Laufe der Zeit die scharfen Kanten durch Resorption abgerundet haben. Aus diesem Grunde ziehe ich es vor, die Kanten operativ abzuflachen, so daß das Niveau des Markraumes unmerklich in die Oberfläche des Knochens übergeht. Die Hautwunde wird genäht oder mit MICHELschen Klammern verschlossen. Die Einlage eines Drains empfiehlt sich nur bei der Beckenkammwunde. Ein steriler Verband wird mit Mastisol befestigt. Das operierte Bein muß in den ersten 8 Tagen in einer Schiene ruhen oder durch Sandkissen ruhig gestellt werden.

Die endgültige Ausheilung der Knochenwunde kann über ein Jahr in Anspruch nehmen.

Nachbehandlung und Störungen im Heilungsverlauf: die Nähte können im allgemeinen nach 8 Tagen gezogen werden, eine besondere Nachbehandlung der Wunde ist nicht notwendig. Nachblutungen sind bei der lückenlosen Naht kaum zu erwarten. Hat sich ein Hämatom gebildet, so ist es ratsam, bei Ruhigstellung die Resorption abzuwarten. Ein infiziertes Hämatom jedoch verlangt die teilweise Öffnung der Naht, um dem Eiter Abfluß zu schaffen.

Schmerzen sind am Implantationsort nicht vorhanden. Dagegen macht sowohl bei der Entnahme des Knochens aus dem Schienbein als auch aus dem Becken das Stehen und Gehen im ersten Monat Beschwerden, so daß die Patienten auf die Benutzung eines Stockes angewiesen sind. Nach dieser Zeit pflegen die Schmerzen zu verschwinden, jedoch haben mir auch Privatpatienten, die weder Grund noch Interesse an Übertreibungen hatten, versichert, daß bei Anstrengungen selbst nach Jahren noch Schmerzen an der Entnahmestelle auftreten. Diese unerwünschten Nacherscheinungen sollten deshalb zu denken geben und uns die Indikation für den Ausgleich von Knochendefekten durch autoplastisches Material nur dort stellen lassen, wo sie unumgänglich erforderlich ist. In zwei Fällen, die von anderer Seite lege artis operiert waren, mußte ich gutachtlich zur Frage der Erwerbsminderung infolge Gehbehinderung Stellung nehmen. GANZER erwähnt zwei Fälle, wo durch Unvorsichtigkeit (Ausgleiten auf Glatteis, Sturz von einer Treppe) eine Fraktur des operierten Beines eintrat. Vielleicht sind diese Fälle häufiger als wir annehmen, sie kommen nur nicht zu unserer Kenntnis.

Indikation für die freie Knochentransplantation: Bei der Indikationsstellung soll wiederum nur die Verwendung des frei transplantierten Knochens bei der Verbesserungs- und Stützplastik, nicht aber bei der Osteoplastik des Unterkiefers berücksichtigt werden.

Die Indikationsstellung für die Verwendung autoplastischen Materials ist im Laufe der Zeit erheblich eingeengt worden, da das alloplastische Material nicht nur einen guten Ersatz, sondern darüber hinaus sehr viele Vorteile bietet. Auf den letzten Tagungen der rhinologischen Gesellschaften hat man diesen Standpunkt ganz einwandfrei zum Ausdruck gebracht: einmal ist es die Unsicherheit der Substanzerhaltung des Knochens, die den Erfolg des Eingriffs in Frage stellt: je dünner der zu verwendende Span, desto größer die Gefahr der Resorption, der Atrophie oder Umwandlung in undifferenziertes Narbengewebe. Die Entnahme des Spans erfordert einen zweiten Eingriff, der für den Patienten mit allen Unannehmlichkeiten einer Operation verbunden ist: längere Bettruhe, Gehbehinderung in der ersten Zeit nach dem Eingriff, die mitunter noch nach Jahren bei stärkerer Beanspruchung des Beins im Beruf auftreten kann. Die Narbe des Schienbeins kann auch nach Jahren noch sichtbar bleiben, so daß man sich gerade bei Frauen nur schwer entschließen wird, das autoplastische Material aus dieser Stelle zu entnehmen. Demgegenüber muß immer wieder betont werden, daß die Verwendung des Knochens als Stützsubstanz, sofern er richtig einwächst und erhalten bleibt, in physiologischer Weise den natürlichen Ersatz darstellt.

Man kann die Indikationsstellung zur Verwendung autoplastischen Materials nach den Literaturangaben der einzelnen Operateure wohl dahin zusammenfassen, daß Knochensubstanz überall dort verwendet werden soll, wo alloplastisches Material den Anforderungen nicht entspricht. In erster Linie ist es hier das Stützgerüst beim Totalersatz der Nase. Die Ausfüllung von Defekten unter normaler und gesunderhaltener Haut bleibt alloplastischem Material vorbehalten.

c) Die freie Knorpeltransplantation. „Knorpel ist ein vorzügliches Material, nicht nur wegen seiner guten Einheilungsfähigkeit, sondern auch deshalb, weil er sich leicht durch Zuschneiden in die richtige, entsprechende Form bringen läßt (LEXER)“. Der transplantierte Knorpel hat gegenüber dem Knochen den Vorteil, daß er am Transplantationsort kaum Formveränderungen unterliegt und durch seinen normalerweise schon geringen Stoffwechsel störungsfrei einwächst. Es ist deshalb erklärlich, daß sehr viele Operateure dem Knorpel als Implantationsmaterial den Vorzug geben. (PRISAUT, PORTMANN, DUFOURMENTEL, PERI, NEW and DIX, BROWN, CASTELLANO, ALVES, JOOS, CHILDREY, COHEN, COELST, RACOVEAU, FILATOW, JAKOO u. a. m.) GÜNTERT hat sich erst kürzlich wieder sehr für seine Verwendung eingesetzt.

Auch Leichenknorpel wird empfohlen von LITRISKIJ, STRAIGHT und SLAUGHTER, NEW and ERIK, KIRKHAM, DOWEL and BROWN.

Die Entnahme erfolgt im allgemeinen heute noch nach der von LEXER angegebenen Methode: „Der Rippenknorpel gibt zur Entnahme ausreichend Material. Ein Längs- oder Schrägschnitt legt den Rektusansatz frei, der Länge nach spaltet man die Rektusscheide über dem Rippenbogen. Die Rektusfasern werden stumpf auseinandergedrängt und mit Haken auseinandergehalten. Aus den sodann freiliegenden, hier meist zusammengewachsenen Knorpeln des Rippenbogens kann man nicht nur schmale Spangen, sondern für besondere Zwecke auch breite Knorpelplatten entnehmen. Nachdem man die Form der Spange oder der Platte mit dem Messer, das etwa ½ cm in die Tiefe dringt, vorgezeichnet hat, wird das Ausschneiden der Spange mit dem flachen Hohlmeißel, der ähnlich wie beim Schnitzen von weichem Holz unter leichten, seitlichen Bewegungen in die Knorpelmasse vorgeschoben wird, vorgenommen. Nach Entnahme sind nur einige Muskelmatratzennähte und die Vereinigung der Rektusscheide nötig". GÜNTERT empfiehlt die Entnahme des Knorpels aus der achten Rippe, von der er die Knorpelhaut abpräpariert.

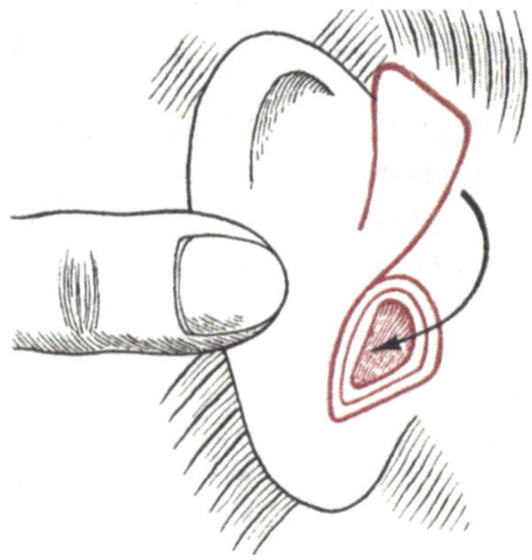

Abb. 46. Entnahme von Ohrmuschelknorpel nach JOSEPH.

Abgestorbener Knorpel oder Leichenknorpel kann lange Zeit im Eisschrank steril aufgehoben werden. NEW and ERICK, KIRKHAM legen ihn in wäßrige Sodium-Äthyl-Merkurithiosalizylatlösung und kochen ihn vor der Implantation 10 Minuten lang.

CHILDREY empfiehlt, um eine Infektion zu vermeiden, Sulfothiazol in die Wundhöhle einzubringen und 3 bis 7 Tage lang Sulfothiazol innerlich zu geben.

Der Knorpel eignet sich zur Korrektur von Nasenrückendefekten und zum Ersatz des verlorengegangenen unteren Orbitalrandes, weil er hier durch seine Konsistenz, die ja wesentlich weicher ist als die des alloplastischen Materials, dem herabgesunkenen Bulbus eine weiche, federnde Unterlage bietet. Ohrmuschelknorpel findet Verwendung zum Ersatz oder zur Versteifung fehlender oder zu schlaffer Nasenflügel. Um die Ohrmuschelform durch die Entnahme nicht zu verändern, entnimmt ihn JOSEPH aus der Rückseite der Ohrmuschel (Abb. 46).

d) Freie Fettransplantation. Nach den von REHN ausgeführten histologischen Untersuchungen tritt in den ersten 10 bis 12 Tagen nach der Überpflanzung von Fettgewebe eine Degenerationsperiode ein, in der ein- oder mehrkammerige Hohlräume durch Zusammenfließen von zugrundegegangenen Fettzellen entstehen. Das frei gewordene Fett wird gelöst und abgebaut. Die Hohlräume werden durch große Zellen ausgefüllt (MAXIMOFF, MARCHAND). Hieran schließt sich die Regenerationsperiode: die Wucherungszellen wandeln sich in junge Fettgewebszellen um, sodaß nach LEXER das autoplastische Transplantat nach 150 Tagen „als vollwertiges Fettgewebe wieder erscheint".

Als Entnahmestellen werden der Oberschenkel oder der Bauch bevorzugt. Die große Empfindlichkeit der Fettzellen macht eine äußerst schonende Behandlung notwendig: keine Quetschung durch Pinzetten, Verhinderung der Austrocknung.

Anwendung. In der Wiederherstellungschirurgie des Gesichts findet die Fettgewebstransplantation ihre hauptsächlichste Verwendung bei der Unterpolsterung eingesunkener Gesichtspartien. Sie hat gegenüber dem anderen Material den Vorteil einer weichen Unterlage, die die Bewegungen nicht hindert. Die Erfahrung hat gelehrt, daß es, einmal eingewachsen, der Atrophie nicht unterliegt.

Technik. Nach dem Hautschnitt wird das Fett unterhalb der Kutis in der erforderlichen Größe abgelöst und umschnitten, die Haut auseinandergezogen und von der Unterfläche abpräpariert, wobei der Fettlappen nur mit der Hand vorsichtig aus seinem Bett gehoben wird. Narbige Schrumpfungen des Transplantats sind nach LEXER immer auf unsachgemäßes, nicht schonendes Operieren zurückzuführen.

Die Implantation erfolgt entweder nach Exzision der Hautnarbe durch diese Wunde oder der Zugang wird so gewählt, daß die Narbe nicht sichtbar ist: bei Stirndefekten in die behaarte Haut, bei Wangendefekten unter den horizontalen Kieferast. Der hierbei entstehende lange Zugangsweg hat den Vorteil, daß das Transplantat gegen eine Infektion geschützt ist und das freie, flüssige Fett (s. o.) sich nicht so leicht durch die Stichkanäle der Naht herausquetschen läßt. Sind tiefe Nischen in der Wundhöhle auszufüllen, so legt man an diesen Stellen einen Faden durch die Haut, mit dem man den Fettgewebelappen sodann in die Tiefe zieht (LEXER).

e) Die freie Sehnentransplantation. Ein der Fascia lata des Oberschenkels entnommener Sehnenteil wird gern als Zügel verwandt, um gelähmte Gesichtspartien am Knochen aufzuhängen (Fazialislähmung, Ptosisoperation nach KIRSCHNER, Hebung der eingesunkenen Lidspalte bei fehlendem Augapfel, Beseitigung des Ektropiums der Unterlider nach LEXER). Für anderweitige Verwendung zur Korrektur von Gesichtsverunstaltungen ist die Sehne nicht geeignet.

2. Die gestielte Transplantation (Steleoplastik). Eine einheitliche Nomenklatur für die einzelnen Lappenbildungen gibt es nicht. Sie sind von den einzelnen Autoren entweder nach der Form, nach dem Verwendungszweck oder nach der Verarbeitungsart benannt worden, wobei die gewählten Bezeichnungen auch nicht immer genau innegehalten werden konnten. Selbst wenn man sich bemüht, eine einheitliche Nomenklatur einhalten zu wollen, stößt man schon dadurch auf Schwierigkeiten, daß die einzelnen Lappenformen fließend ineinander übergehen und zwischen ihnen keine scharfen Grenzen zu ziehen sind.

Für die Auswahl des Entnahmeorts eines Lappens sind verschiedene Gesichtspunkte maßgebend, von denen ich als hauptsächlichste Faktoren folgende herausstelle:

1. Größe, Form und Ort des vorhandenen Defekts und des zur Deckung zur Verfügung stehenden Materials;
2. Gewebebeschaffenheit;
3. Farbangleichung des Transplantats an die umgebende Haut des Implantationsortes;
4. Bestreben, mit dem kleinsten Eingriff auszukommen;
5. Geschlecht.

Während in den Punkten 1 bis 4 wohl bei allen Plastikern Einigkeit herrscht, sind über Punkt 5 die Ansichten geteilt. Ich selbst vermeide beim weiblichen

Geschlecht zur Deckung eines Gesichtsdefekts einen Lappen aus der Umgebung zu verwenden und damit eine neue Narbe zu hinterlassen. Alle Entnahmestellen aus Hals-, Brustausschnitt, Arm, kurz, alle den Blicken zugängliche Körperstellen lehne ich bei Frauen ab, selbst wenn der Ersatz größere und mehrere Eingriffe benötigt. Meines Erachtens sollte diese einfache Forderung der kosmetischen Plastik auch in der Wiederherstellungschirurgie Berücksichtigung finden. Ausnahmen bei älteren Personen sind selbstverständlich zulässig. Sonst aber fasse ich jede weitere Narbe im Gesicht einer Frau als Entstellung (Lindemann als „Verstümmelung") auf, auch dann wenn es möglich ist, die Narbe in eine natürliche Falte des Gesichts (Nasolabialfalte, Lindemann) zu legen. Sie bleibt in vielen Fällen, wie man sich in den Veröffentlichungen Lindemanns und seiner Schule überzeugen kann, sichtbar. Beim Mann dagegen spielt eine Narbe, zumal wenn man ihre Richtung und Lage günstig gestalten kann, keine so wesentliche Rolle und läßt hier den Gesichtspunkt, mit dem kleinsten Eingriff auszukommen, vor den der kosmetischen Forderung treten. Meist wird es sich hierbei um die Entnahmestelle eines Stiellappens aus der Stirnhaut handeln, da der größte Teil der übrigen Gesichtspartien beim Manne behaart ist und sich infolgedessen zur Deckung unbehaarter Partien nicht eignet. Dieser Sekundärdefekt an der Stirnhaut des Mannes läßt sich durch ein freies Transplantat (Wolfe-Krauselappen) gut decken und fällt meist nach Ablauf einer gewissen Angleichungszeit kaum auf.

Lexer und Joseph machen, nach ihren Veröffentlichungen zu schließen, keinen Unterschied bei beiden Geschlechtern.

Bei der gestielten Transplantation wird der Lappen von seiner Unterfläche, soweit es zur spannungslosen Deckung des Defekts notwendig ist, abgelöst. Die Ernährung des Lappens erfolgt ausschließlich durch den Stiel, über welchen der Lappen mit dem Organismus in Verbindung bleibt. Der Stoffwechselaustausch ist nur auf diese Brücke angewiesen und infolgedessen stark eingeschränkt. Dies stellt für jeden Lappen eine Gefahr dar und legt die Grenzen der verschiedenen Lappenbildungen fest.

Die Gefahr der mangelhaften Ernährung und der dadurch bedingten Lebensschwäche eines Lappens steigt mit seiner Länge und Schmalheit; sie wird verringert, wenn es möglich ist, den Lappen so zu gestalten, daß ein größeres, den Lappen durchziehendes Gefäß mit in diesen hineinbezogen werden kann. Dies macht die Wahl des Entnahmeortes nicht allein abhängig von der Überlegung, wie der Defekt am einfachsten zu decken ist, sondern von woher ein gut ernährter Lappen herangeführt werden kann. Ein Standardmaß, wie lang ein Lappen sein kann und wie breit die Ernährungsbrücke sein muß, gibt es nicht. Aus Erfahrung hat man die Anhaltspunkte gewonnen, daß die Brücke eines nicht von einem großen Gefäß durchzogenen Lappens $^1/_3$ der Lappenlänge, bei einem „blutversorgten" bis zu $^1/_5$ betragen soll. Es ist ferner zu berücksichtigen, daß der über den Defekt gelegte Lappen eine Lageveränderung erfährt, wodurch der Stiel mehr oder weniger zusammengedrückt oder abgeknickt wird. Durch Lappenform und -größe muß diesem Umstand Rechnung getragen werden, wenn eine Ernährungsstörung vermieden werden soll. Je mehr die Lage des Lappens von seinem Ursprungsort abgedreht wird, um so lockerer muß der Stiel liegen. Zu knapp bemessene Lappen, die unter Spannung über den Defekt vernäht werden, behindern ebenfalls den Stoffwechselaustausch.

Ein gleiches Hindernis würden alte Narben im Lappen selbst bilden, weshalb grundsätzlich solche „narbendurchzogenen" Hautpartien als Transplantat ungeeignet sind.

Aus dem Verband herausgelöste Lappen schnurren je nach den Bestandteilen an Elastika und evtl. Muskulatur um $^1/_5$ bis $^1/_7$ ihrer Größe zusammen. Diese Verkleinerung des Lappens muß bei der Lappenbildung von vornherein berücksichtigt werden.

Wird ein Transplantat nur in der Größe des Defekts ausgeschnitten, so kann es nur unter Spannung den Defekt decken. Diese Spannung genügt, um, wie oben gesagt, durch Stoffwechselstörung das Leben des Lappens zu gefährden. Formbildung und Größe eines Lappens sollten nie „nach Augenmaß" angelegt werden. Ob man sich dabei einer vorher zurechtgeschnittenen Schablone (Joseph) oder eines Zirkels (Ganzer) oder eines sterilisierbaren Zentimeterstabes, wie er im Josephschen Plastikinstrumentarium vorgesehen ist, bedient, ist in das Belieben eines jeden Operateurs gestellt. Ohne diese Hilfswerkzeuge zu arbeiten, sieht zwar, wie Ganzer sich sehr richtig ausdrückt, „sehr nett" aus, ist aber dem Verletzten gegenüber unverantwortlich, zumal ein zu kurz oder zu klein bemessener Lappen die ganze Verwendungsmöglichkeit einer geeigneten Hautpartie ein für allemal unmöglich macht.

Die Dicke des zu wählenden Lappens ist abhängig einmal von der Dicke des zur Verfügung stehenden Materials, zum anderen von der Tiefe des Defekts, der ausgeglichen werden soll, weshalb auch dieser Punkt bei der Auswahl des Entnahmeortes seine Berücksichtigung fordert. Stirnlappen sind verhältnismäßig dünn, jedoch reicht die Lappendicke zum Aufbau einer Nase aus. Bei tiefen Wangendefekten dagegen muß mehr Unterhautzellgewebe (Fett) mittransplantiert werden.

Das Transplantat findet seinen Ernährungsanschluß umso eher, je inniger der Kontakt auf der ganzen Fläche mit dem Gewebe seines Installationsortes ist und je gesünder die Wundflächen des Defekts sind. Wenn diese Forderung am Defektrand auch immer durch Ausschneiden des Narbengewebes zu erfüllen ist, so stößt sie auf Schwierigkeiten an der Defektgrundfläche. Hier kann das Narbengewebe durch die Art der vorausgegangenen Verwundung so durchgreifend sein, daß die Narbe unter Umständen bis in eine der Nebenhöhlen oder die Mundhöhle reicht. Hierbei grundsätzlich radikal vorgehen zu wollen und alles Narbengewebe zu entfernen, wäre völlig abwegig. Man begnügt sich mit der Schaffung einer glatten Wundfläche.

Sorgfältige Blutstillung durch Unterbindung der Gefäße mit Katgut ist Vorbedingung für das Gelingen jeder Plastik, denn ein Hämatom stellt immer eine besondere Gefahr für das notwendige, schnelle Einheilen eines Transplantats dar. Am häufigsten entstehen Hämatome durch Blutungen aus kleinsten Gefäßen, die während des Eingriffs durch Adrenalinzusatz zur Anästhesieflüssigkeit völlig kontrahiert waren und erst nach der Operation durch Nachlassen der Adrenalinwirkung ihre normale Lumengröße einnehmen. Um die auf diese Art entstehenden Hämatombildungen zu vermeiden, nähe ich den Lappen mit seiner Grundfläche an die Wundfläche durch Katgutnähte. Blutet dieses oder jenes kleine Gefäß nach, so kommt es nur zu einem kleinen Bluterguß in einem engbegrenzten Raum. Dieser wird sich aber durch die Nahtgrenzen nie unter dem ganzen Transplantat ausbreiten und dieses von seiner Unterlage abheben.

Die bis in die Nasenhöhle, Kiefer- oder Mundhöhle durchgehenden Defekte verlangen zu ihrem Verschluß einen „doppelepithelisierten Lappen", wenn man den Defekt nicht in einer Sitzung durch zwei verschiedene Lappen, von denen der eine so gewählt ist, daß er mit seiner Oberfläche die Innenauskleidung der Höhle darstellt, schließen will. Der gedoppelte Lappen wird heute wohl am häufigsten bei den Rundstiellappen verwandt und ist dort beschrieben worden (S. 107). JOSEPH hat eine „Unterfütterung" des Lappens angegeben, indem er zwei gestielte Hautlappen mit ihren Wundflächen vereinigt und zusammenwachsen läßt (Abb. 47). Mit dieser Methode habe ich Mißerfolge erlebt, insofern als die Lappen bei der Zusammenheilung alle möglichen Formen annahmen, sich einrollten usw., aber nie die gewünschte Flächenform hielten. Für gedoppelte Lappen zum gleichzeitigen Schleimhautersatz durch unbehaarte Kopfhaut hat LEXER den pistolengriffförmigen, in der Schläfengegend gestielten Stirnkopfhautlappen (s. dort) angegeben.

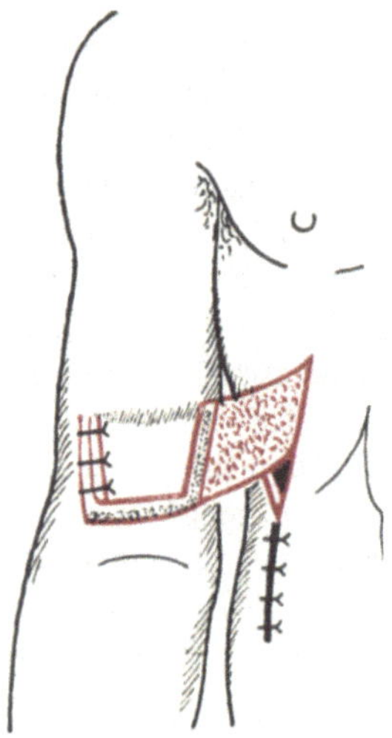

Abb. 47. Anleitung eines doppelepithelisierten Lappens nach JOSEPH.

Die Nahttechnik und das Nahtmaterial unterscheiden sich bei den plastischen Operationen nicht sonderlich von dem der frischen Wunden (s. S. 10). GANZER verwendet allerdings ausschließlich Draht als Nahtmaterial und kombiniert diesen mit Seidennähten, wobei letztere in 2 bis 3 mm Abstand und nach jedem 3. bis 5. Stich durchgreifende Drahtnähte gelegt werden. Von mir wurde für die Adaptionsnaht schwarze Seide verwandt, die durch ihre Farbe ein Auffinden der Nähte bei der Nahtentfernung erleichtert. Wichtig ist auch hier die mehrfach erwähnte Entspannungsnaht, die die Hautnähte entlasten soll. Besonders eignet sich hierfür wieder die Plattendrahtnaht, von LINDEMANN und HAUPTMEYER empfohlen. LINDEMANN hat, um möglichst feine Nadeln verwenden zu können, den Draht direkt an diese anlöten lassen. Unerläßlich ist die Plattendrahtnaht bei allen plastischen Operationen in denjenigen Partien des Gesichts, die einer aktiven Bewegung durch Mimik oder Kauakt unterworfen sind und hierdurch den Zug an der Naht zusätzlich verstärken.

Operationsunterlagen sind überall dort notwendig, wo durch die Verletzung der knöcherne Untergrund zerstört ist und dem Transplantat Form und Stütze solange gegeben werden muß, bis ein implantierter Knochen (oder anderes Stützmaterial) diese Aufgabe übernimmt (Abb. 48). Bei dem Augenlidersatz wird eine „provisorische Prothese" (Glasauge mit Öffnung zum Abfließen des Sekrets) in die leere Augenhöhle eingeführt, über der der Plastiklappen aufgebaut wird. Diese Unterlagen müssen einen festen Sitz garantieren und dürfen nicht verschieblich sein. Besonders geeignet als Verankerungspunkt sind die Zähne, sofern sie noch in genügender Anzahl vorhanden sind (Abb. 49). Alle Fixierungsversuche der Prothesen an Gipsstirnbinden oder Gipskopfkappen sind unsicher und sollten nur dann angewandt werden, wenn eine Befestigung an den Zähnen nicht möglich ist.

Verband: hier findet das unter dem betreffenden Kapitel der frischen Verwundungen (s. S. 17) Gesagte sinngemäße Anwendung.

Durchtrennung des Ernährungsstiels: die von allen Wundflächen in den Lappen vorsprossenden Gefäße übernehmen allmählich seine Ernährung, so daß die Ernährungsbrücke über den Stiel überflüssig wird und durchtrennt werden kann (sofern dieser nicht selbst zur Deckung des Defekts mitbenutzt worden war). Der Zeitpunkt, wann diese Durchtrennung vorgenommen werden kann, ist verschieden und richtet sich nach der Größe des Lappens, der Blutversorgung des betreffenden Gebiets usw.

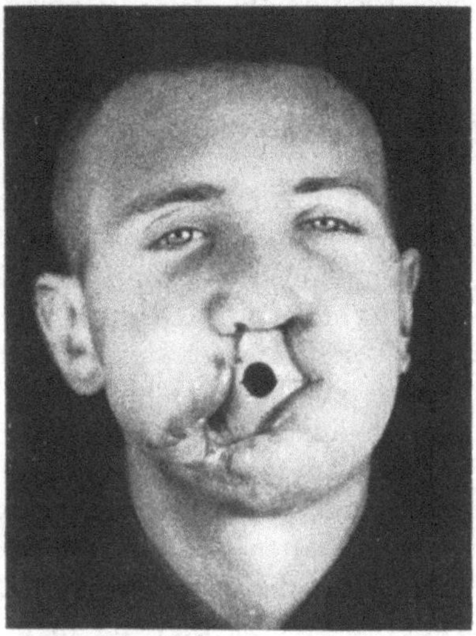

Abb. 48

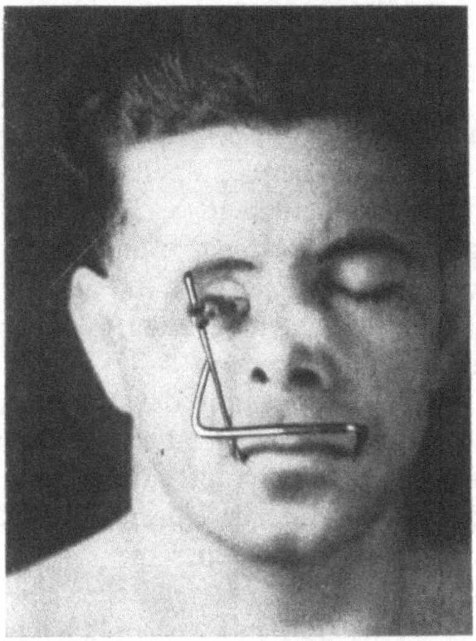

Abb. 49

Abb. 48. Operationsunterlage aus Paladon fur den Ober- und Unterlippenersatz. In der Mitte der geteilten Pelotte ist ein „Trinkloch" zur Nahrungsaufnahme ausgespart.

Abb. 49. Operationsunterlage und Haltevorrichtung an den Zähnen des Oberkiefers für den Lidersatz.

Eine zu frühe Durchtrennung führt zur Nekrose des Transplantats; je länger der Lappen durch den Stiel ernährt wird, umso weniger fällt er der Atrophie anheim. Joseph gibt an, daß die Ernährung vom Implantationsort täglich um 2 bis 3 mm übernommen wird, so daß im allgemeinen eine Wartezeit von 2½ bis 3 Wochen von ihm gefordert wird. Lexer nimmt die Abtrennung erst dann vor, wenn das Ödem des Transplantats völlig geschwunden und das Transplantat selbst auf seiner Unterlage „frei beweglich ist".

Ist die Brücke durchtrennt, so wird die am Transplantat befindliche Wundfläche nach genauester Anpassung an das umgebende Gewebe mit diesem vernäht. Der Stiel wird an seinen Entnahmeort zurückgebracht und zur Deckung eines Teils des von ihm herrührenden Defekts verwandt. Die in der Zwischenzeit an diesem Sekundärdefekt aufgeschossenen Granulationen sind vorher mit einem scharfen Löffel abzukratzen.

Komplikationen treten wohl am häufigsten in Form von Infektionen und Nekrosen auf, wobei schlechte Ernährung durch Abknickung oder Spannung des Stiels oder zu früh vorgenommene Stieldurchtrennung die häufigste Ursache bilden.

Joseph beobachtete eine Lappennekrose bei einem herzschwachen Patienten und schuldigt hier die schlechte Herztätigkeit als Ursache für den Mißerfolg an. Je frühzeitiger nach dem Eingriff eine Blau- allmählich Schwarzfärbung des Transplantats auftritt, umso größer ist die Gefahr des völligen Verlusts eines Lappens. Bei richtig gewählter Lappengröße beruht das Mißgeschick meist auf einer Stielabknickung. Aus diesem Grunde ist die verbandlose Nachbehandlung so außerordentlich vorteilhaft, weil man hier in der Lage ist, jederzeit ein Bild vom Zustand des Lappens zu erhalten. Durch vorzeitiges Lösen ein oder zweier Nähte am Stiel, die durch ihre Lage die Abknickung begünstigt haben, kann mancher Lappen gerettet werden. Von verschiedenen Autoren wird der Vorschlag gemacht und ist wohl auch mit Erfolg durchgeführt worden, die in ihrer Lebensfähigkeit bedrohten Transplantate mit einem spitzen Skalpell zu sticheln oder Padutin (ein Pankreashormon, das die kleinsten Gefäße der Peripherie erweitert), 1 bis 2 Ampullen täglich in die Umgebung zu spritzen. Zum gleichen Zweck ist das von der Firma La Roche herausgegebene Präparat Azetylcholin in Verbindung mit Prostigmin empfohlen. Von einer durchschlagenden Wirkung dieser Präparate konnte ich mich nicht so recht überzeugen, doch sollte notfalls immer ein Versuch unternommen werden. Meine Erfahrungen mit der Anwendung von Wärme zur besseren und schnelleren Durchblutung eines frischen Transplantats habe ich auf S. 18 niedergelegt.

Ebenfalls auf mangelhafte Ernährung (oder auch auf Quetschung der Wundränder beim Eingriff durch Pinzetten) zurückzuführen sind die Randnekrosen, während der Lappen in seiner sonstigen Ausdehnung erhalten bleibt. Die hierdurch entstehende Dehiszenz zwischen Lappenrand und gesunder Haut ist verhältnismäßig leicht und mit gutem kosmetischen Erfolg zu beseitigen, wenn man nach Vorschlag von Joseph die Wundränder durch einen Collodium-Gazezugstreifen zusammenzieht, so daß eine sekundäre Vereinigung derselben erfolgen kann.

Seltenere Ursachen für das Absterben eines Lappens sind neben den akuten Infektionen (Erysipel, Masern, Scharlach usw.) luetische Erkrankungen (Joseph) auch lupöse Prozesse, wie ich sie in einem Fall gesehen habe, wo trotz jahrelanger klinischer Abheilung eines lupösen Nasendefekts der Prozeß nach der Operation wieder aufflackerte.

Teilweise Desquamierung des Epithels sah ich zweimal auch bei gestielten Lappen, wie sie Lexer und K. W. Schneider bei den frei transplantierten Krauselappen beschrieben hat. Auch hier betraf die Desquamierung, die erst in der zweiten Woche nach dem Eingriff auftrat, nur die Oberfläche der Hautschicht, die sich in Blasen abhob. Vom Stratum germinativum bildete sich eine einwandfreie, glatte Hautoberfläche. Die stark nässende Wundfläche hatte ich mit einem mit Epithensalbe bestrichenen Gazelappen gedeckt.

Stichkanaleiterungen an Seidennähten beobachtet man häufig, die, obgleich für die gesamte Naht das gleiche Nahtmaterial verwandt wurde, immer nur einzelne Nähte betrifft. Um Übertragungen auf die steril gebliebenen Nähte zu verhindern, habe ich sie sofort entfernt, was bei der engen Naht und den ja getrennten, einzelnen Knopfnähten auf die Narbenbildung keinen Einfluß hat. Um diese Nahtinfektionen zu vermeiden, die ja nicht auf einen Sterilitätsverstoß zurückzuführen sind, betupfe ich nach der Nahtlegung die Seidennähte vorsichtig, ohne das Transplantat selbst zu berühren, mit Jodtinktur oder blase etwas Jodoformpulver auf.

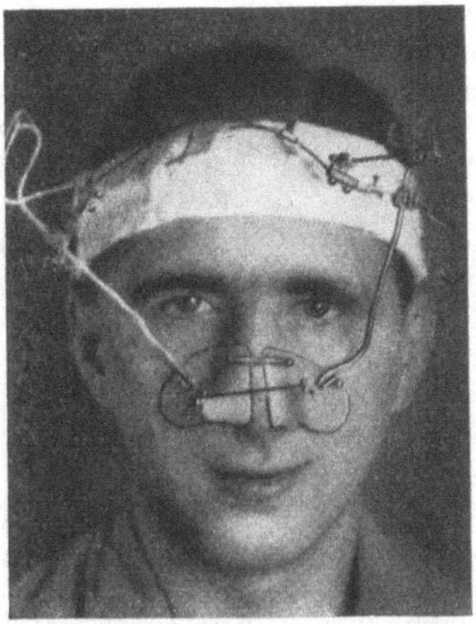

Abb. 50 a

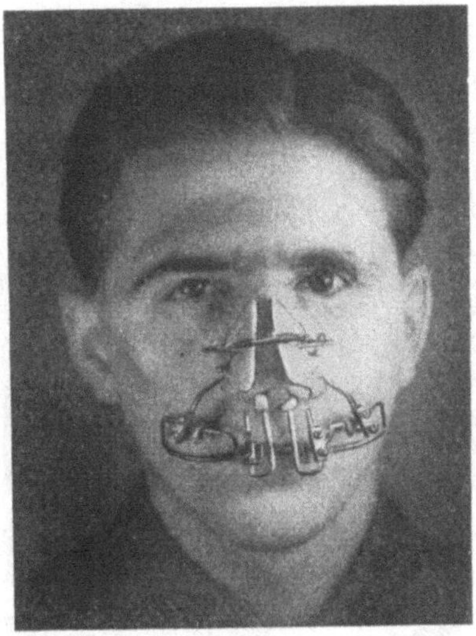

Abb. 50 b

Abb. 50a. Pelotten, die das Transplantat des unteren Nasenteils während des Schrumpfungsprozesses formen.

Abb. 50b. Im Laufe der Nachbehandlung stellt sich heraus, daß die Pelotten (Abb. 50a) den unteren Teil des Nasenersatzes zu sehr nach innen drücken, sodaß als Gegenlager zwei in die Nase eingeführte Paladonbolzen an einer Zahnhaltevorrichtung angebracht wurden.

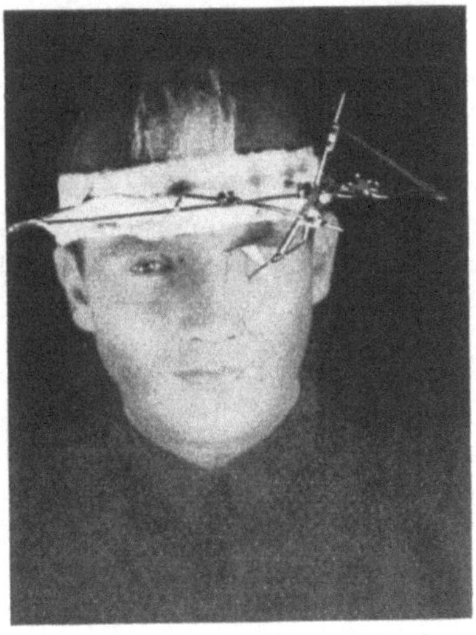

Abb. 51

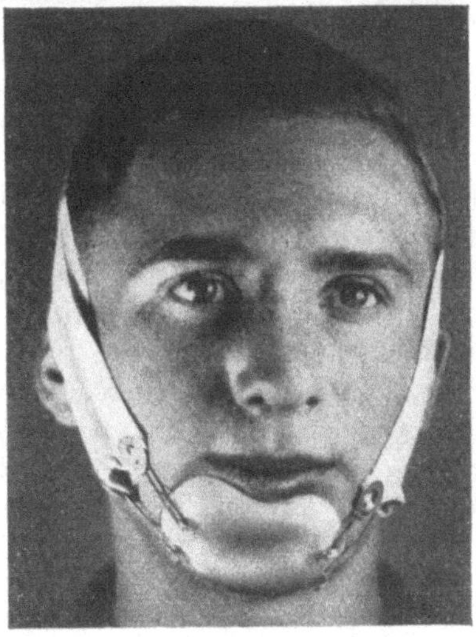

Abb. 52

Abb. 51. Modellierungspelotte aus Paladon, die durch ihren Druck das Wangen- und Unterlidtransplantat formt.

Abb. 52 Schale zur Modellierung eines Kinnlappens.

Lappenformung durch Pelotten: jedes Transplantat unterliegt einer gewissen Atrophie und muß deshalb von vornherein in seiner Masse überschüssig angelegt werden. Während des Schrumpfungsprozesses läßt sich der Lappen durch Druck in gewisser Weise formen. Zu diesem Zweck verwendet man Pelotten, die, stundenweise am Tage getragen, einen gewissen Druck auf das Transplantat ausüben. (Abb. 50 bis 52).

Das Transplantat, an seinen Verwendungsort gebracht, kann schon unmittelbar nach dem Eingriff einer Stütze zur Erhaltung seiner Form bedürfen. Vorwiegend

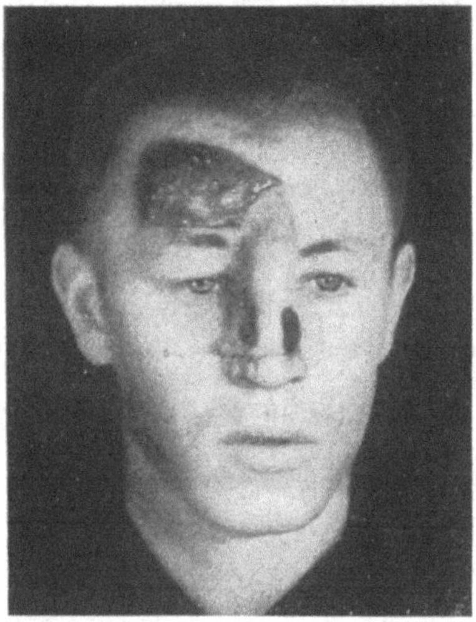

Abb. 53 a

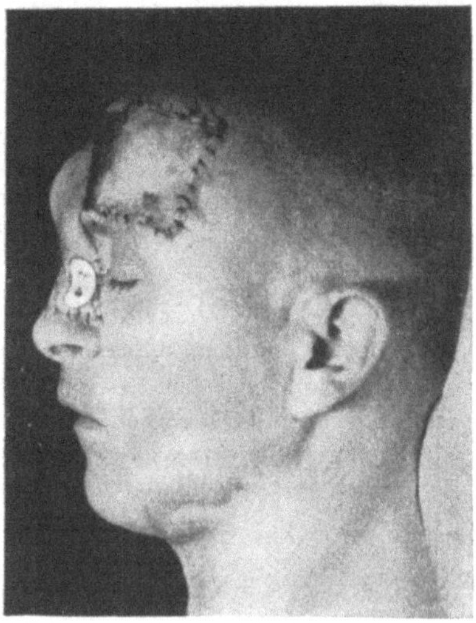

Abb. 53 b

Abb. 53a. Zur Erhaltung der Nasenform ist durch den frontalen Stiellappen unmittelbar nach der Operation eine Plattendrahtnaht gelegt worden. Vorderansicht. — Abb. 53b. Seitenansicht.

wird dies der Fall sein beim Ersatz der Nase oder einzelner Teile derselben. Nach Anregungen von GANZER verwende ich dazu auch die Plattendrahtnaht, wobei die beiden der Nasenfläche aufliegenden Platten durch den durch die Nase geführten Draht für die Formerhaltung des Transplantats sorgen (GOEDEL, LORENZ). (Abb. 53a und b.)

Erst nach Beendigung der Atrophie — worüber Monate hingehen können — ist eine evtl. notwendige Formverbesserung des Transplantats durch Operation vorzunehmen. Zu diesem Zweck wird der Schnitt in die Randnarbe gelegt, die Haut freipräpariert und von dieser oder dem Unterhautgewebe so viel entfernt, wie notwendig ist.

Die verschiedenen Arten des Stiellappens.

In gewissem Grade stellt schon der Verschluß einer Wunde durch Umschneiden der Narbe und Zusammenziehen der Wundränder von dem Moment an, wo zu diesem Zweck die Haut mobilisiert werden muß, eine Art Lappenbildung dar. Die Grenzen zwischen den beiden Methoden sind deshalb ebenso wenig scharf zu ziehen wie bei den einzelnen Lappenformen untereinander. Zweckmäßigerweise wird man von einem gestielten Lappen erst dann sprechen, wenn größere Gebiete des teilweise umschnittenen Gewebes aus dem Körper abgelöst werden und die Ernährung über eine Stielbrücke erfolgt.

Aus der räumlichen Entfernung der Lappenentnahmestelle bis zu dem Defekt unterscheiden wir zweckmäßigerweise

1. Lappen aus unmittelbarer Umgebung,
2. Lappen aus mittelbarer Umgebung,
3. Fernlappen.

Dieser Einteilung voranzusetzen wäre der

a) Lappen durch Z-förmige Schnittführung nach Joseph zum Austausch beider Lappen (Abb. 54a bis d).

Er findet überall dort Verwendung, wo durch Austausch von Gewebspartien (Narben, Narbenverziehungen oder Paresen) eine kosmetische Entstellung behoben

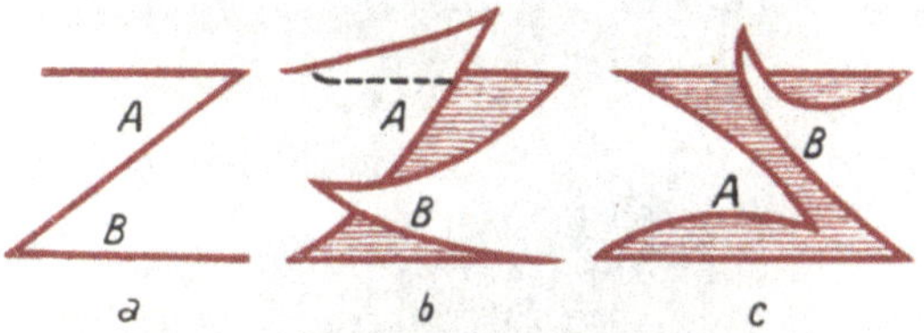

Abb. 54

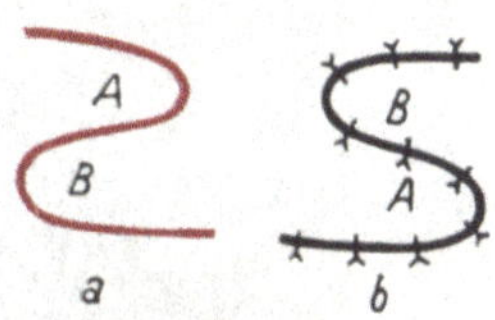

Abb. 55.

Abb. 54 a—d. Z-Lappen nach Joseph. — Abb. 55 a—b. Meine Schnittführung für den Lappenaustausch, wodurch die „Zipfelnekrosen" der Z-Lappen vermieden werden.

werden soll, am häufigsten wohl bei hängendem Mundwinkel, herabgezogenen äußeren Lidwinkeln oder Verlagerung der Augenbrauen. Durch den sehr breiten Ernährungsstiel und die geringe Verschiebung der beiden Lappen gegeneinander ist mit

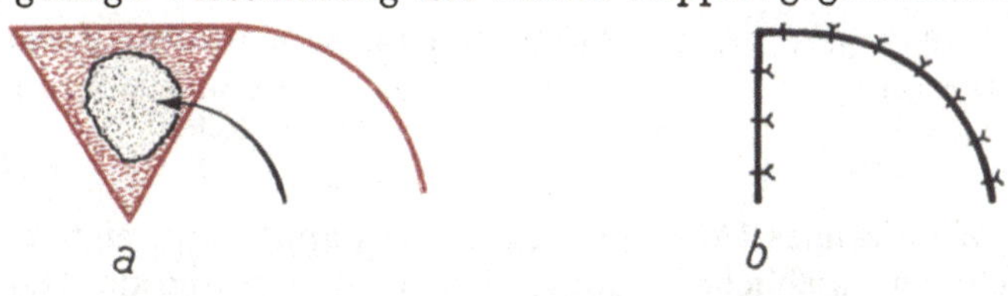

Abb. 56.

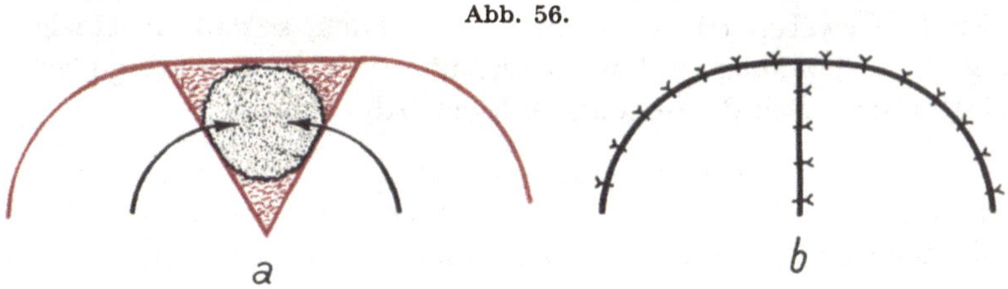

Abb. 57.

Abb. 56 a—b. Verschiebelappen (einlappig). — Abb. 57 a—b. Verschiebelappen (zweilappig).

einer sicheren Einheilung zu rechnen, jedoch tritt an den Spitzen der Lappen leicht eine Nekrose auf, zumal diese entfernten Punkte durch die Endnähte von der Ernährung abgeschnürt werden. Legt man diese Nähte aber zu weit von der Spitze ab, so ist die genaue Adaption dem Zufall überlassen und ergibt manchmal Niveaudifferenzen. Um diese Nachteile zu vermeiden, habe ich diese Lappen nicht in Z-Form, sondern S-förmig aus dem Gewebe geschnitten. Hierbei können die beiden Endknopfnähte durch den entferntesten Punkt gelegt werden, ohne die Ernährung dieses äußersten Zipfels zu gefährden (Abb. 55a, b).

Die einfachste Form des Lappens aus der unmittelbaren Umgebung ist der

b) Verschiebelappen. Den Defekt gestaltet man durch Exzision der Narbe in eine Dreieckform und legt die Lappenschnittlinie bogenförmig in Verlängerung

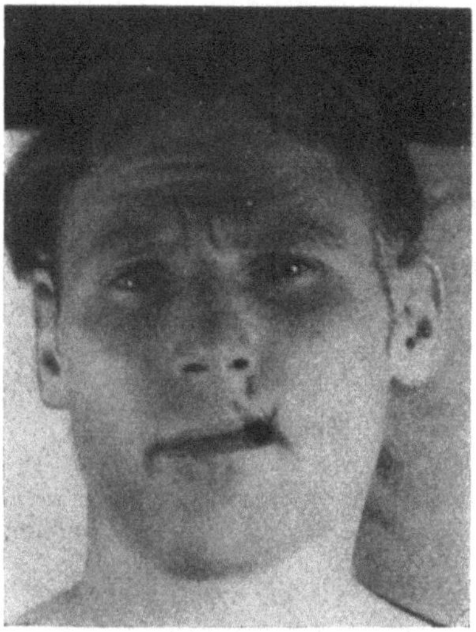

Abb. 58a

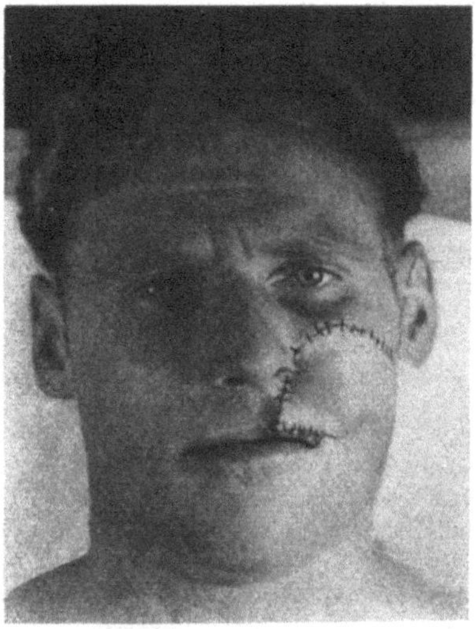

Abb. 58b

Abb. 58a. (W. K.). Narbige Verziehung des linken Mundwinkels.
Abb. 58b. Der narbige Teil ist ausgeschnitten, die Wange umschnitten und der Defekt durch einen Verschiebelappen gedeckt.

des einen Wundrandes (Abb. 56a, b). Diese Lappenform eignet sich besonders gut für die leicht verschieblichen Hautpartien der Wange und des Halses. Ist der Defekt zu groß oder die Gewebspartie zu wenig verschieblich, so daß ein einziger Lappen nur unter großer Spannung und weit herumgreifendem Schnitt gedeckt werden kann, so läßt er sich auch doppelseitig anlegen (Abb. 57a, b).

c) Der Essersche Rotationslappen stellt im Prinzip nur einen ganz bestimmten Typ des Drehlappens dar. Da er jedoch unter dieser Bezeichnung in die Literatur eingegangen ist, führe ich ihn gesondert an. „Das Prinzip besteht darin, daß die Wange samt aufliegender Haut so wenig wie möglich durch Unterschneidung mobilisiert wird, nämlich nur so weit, daß ihre Drehung zum Defekt hin und Überdeckung desselben möglich ist. Bei kleinen Defekten braucht die Umschneidung der Wange bloß halbwegs stattzufinden, bei ganz großen Defekten muß dieselbe nicht nur ganz ausgiebig geschehen, sondern es muß dann auch noch die Hautüberdeckung vom Schnitt aus etwas nach der Mittellinie des Gesichts gelöst werden, je nach dem Fall. Man muß nach der Umschneidung probieren, wie die Beweglichkeit ist. Man muß so sparsam wie möglich lospräparieren, da die Wange erstens besser ernährt wird, je mehr sie mit der Unterlage in Verbindung geblieben ist und außerdem sonst die Verbindung mit dem Muskelgewebe leidet und der Beweglichkeit bei der Mimik geschadet wird".

„Die Vorteile der Methode sind:

1. die Sicherheit, mit der die Haut mit der vaskularisierten Unterlage in direktem Zusammenhang bleibt,

2. weil der bei der Rotation vorangehende Teil, der den Defekt deckt, ohne Spannung bleibt,

3. befindet sich in dem Lappen immer die Art. maxillaris ext. und strömt gerade ihren Hauptzweig, die Art. angularis entlang der Nasolabialfalte aufwärts in jenen Teil der Wangenhaut, die gerade den schwierigsten, am meisten nach der Mittellinie gelegenen Teil des Defekts überdeckt. Außer dem Stamm der Art. maxillaris ext. finden sich in der Basis noch viele Zweige eines reichen Venennetzes und die Lymphgefäßversorgung von der sehr breiten Hautbrücke.

4. Die Muskeln und Nerven werden nirgends durchschnitten und deshalb die Beweglichkeit und Sensibilität der Wange vollkommen intakt bleiben. Einen weiteren Vorteil bietet das ästhetische Resultat, von störenden Farbunterschieden kann keine Rede sein.

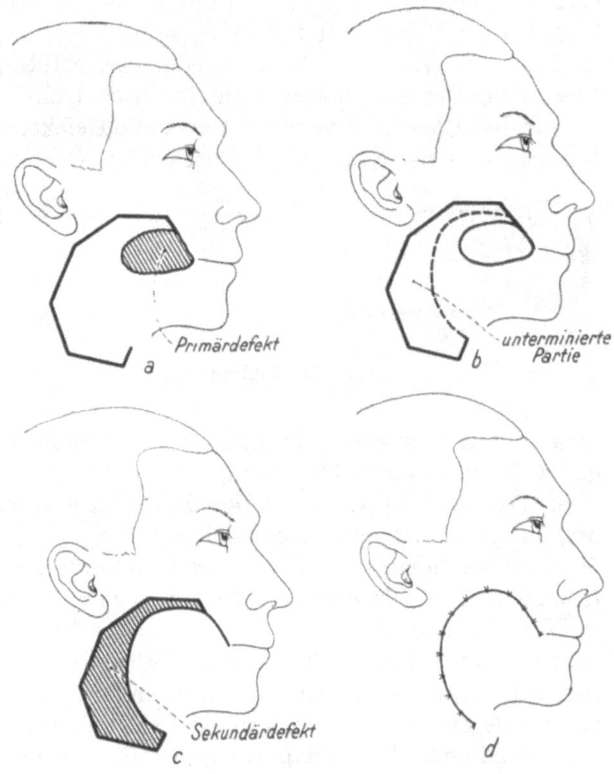

Abb. 59a—d. Esserscher Rotationslappen.

Die Schnittführung ist wechselnd je nach Größe und Stelle des Defekts (Abb. 59a bis d). Gemeinsam haben sämtliche Schnittführungen, daß sie am oberen Rande des Defekts anfangen und, die Wange kreisförmig umgrenzend, knapp dem Ohr entlang nach unten verlaufen. Die meisten Schnitte senken sich bis an den Hals hinab und umkreisen dort gewissermaßen den Kieferwinkel. Am Ende muß dann ein sehr kleiner (1 bis 2 cm langer) sich fortsetzender Schnitt plötzlich senkrecht auf den Schnitt nach oben geführt werden, damit eine große Mobilisierung der Wange stattfinden kann und außerdem beim Nachobendrehen der Wangenpartie die Wundlinie mit der doppelten Länge dieses senkrechten Schnittes verlängert wird, da die Schnittränder ganz auseinandergezogen werden, bis beide ungefähr horizontal zu liegen kommen. Diese Verlängerung ist deshalb so wichtig, weil ein großer Teil des inneren Schnittrandes am oberen Ende bei Schließung des primären Defekts mit dessen angefrischtem Wundrand vernäht wird. Je nach Fall wird dann mehr oder weniger nach der Wange hin die Haut etwas unterminiert. Oft wird sogar ein großer Teil der Hautpartie ganz abpräpariert. Man probiert dann unter starkem Zug, ob die Wange schon über den Defekt geht; denn sobald das unter Spannung geht, genügt die Mobilisierung. Beim Vernähen geht die Spannung ganz verloren. Jetzt werden ein paar Punkte von dem vorderen Schnittrand unter starker Rotation der Wange mit Spannung so hoch wie möglich an den seitlichen Schnittrand genäht. Nachdem also zwei oder drei Nähte gelegt worden sind, kommt die Versorgung des sekundären Defekts durch Naht" (Esser).

Mit dieser Methode versucht Esser alle Defekte des Gesichts (auch der teilweisen Nasenneubildung, Nasenflügel, Nasenspitze, Ober- und Unterlippe, Kinn, Lid usw.) zu schließen. Nach den seinem Werk beigefügten Skizzen und Fotos entsprechen die erreichten Resultate bei großen Defekten den heutigen Anforderungen nicht mehr, so daß die Indikation zu dieser Methode wesentlich einzuengen ist. M. E. können diese Rotationslappen nur noch zur Deckung von Wangendefekten selbst mit gutem Resultat ausgeführt werden.

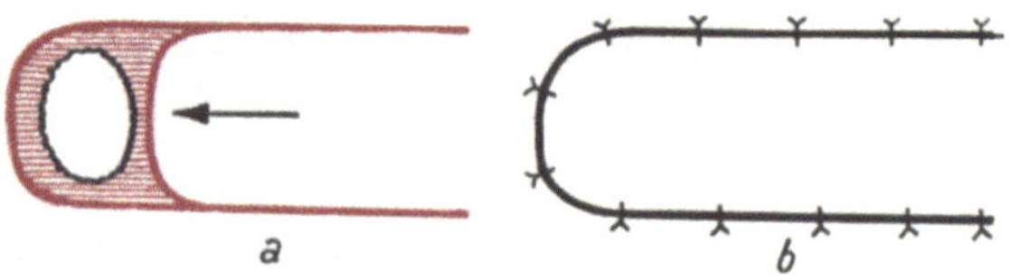

Abb. 60a—b. Zuglappen.

d) Der Zuglappen (Abb. 60a und b) ist dort angebracht, wo neben der Defektdeckung gleichzeitig die Hebung einer Gesichtspartie erreicht werden soll (verzogene Mundwinkel) oder wenn Nasenwurzeldefekte mit einem Stirnlappen zu decken sind (Abb. 61a, b, c). Nachdem der Defekt zu einer Viereckform umgestaltet ist, werden in Verlängerung von zwei gegenüberliegenden Wundrändern Parallelschnitte so weit geführt als zur Deckung des Defekts oder zur Hebung der verzogenen Gesichtspartie notwendig ist. Auch dieser Lappen läßt sich wie der Verschiebelappen doppelseitig anlegen. Um die gefährdeten Ecken zu vermeiden, habe ich häufig die dem vorderen Rande des Zuglappens gegenüberliegende Wundkante bogenförmig in die Parallelschnitte auslaufen lassen.

e) Bei dem Drehlappen fällt die Lappenumschneidung eine kurze Strecke mit dem Defektrand zusammen. Der Lappen wird zum Unterschied gegen den Esserschen Rotationslappen in seiner ganzen Fläche von der Unterlage abgelöst, der Ernährungsstiel zur Deckung des Defekts mitbenutzt. Je stärker der Lappen von seiner Entnahmestelle zum Defekt hin gedreht werden muß, umso größer ist die Abknickungsgefahr am Ernährungsstiel. Um an diesem Punkt Spannungen und damit Ernährungsschwierigkeiten zu vermeiden, ist dies bei der Anlage des Lappens vorher genau zu berücksichtigen. Nach Einheilung des Transplantats ist durch einen zweiten, kleinen Eingriff die meist vorhandene Bürzel- oder Wulstbildung an der Drehstelle zu korrigieren (Abb. 62a bis d und Abb. 63).

f) Der Schwenklappen findet dort seine Verwendung, wo der Verschluß eines bis in eine Höhle (Nasen-Mundhöhle) durchgehenden Defekts notwendig ist. Der

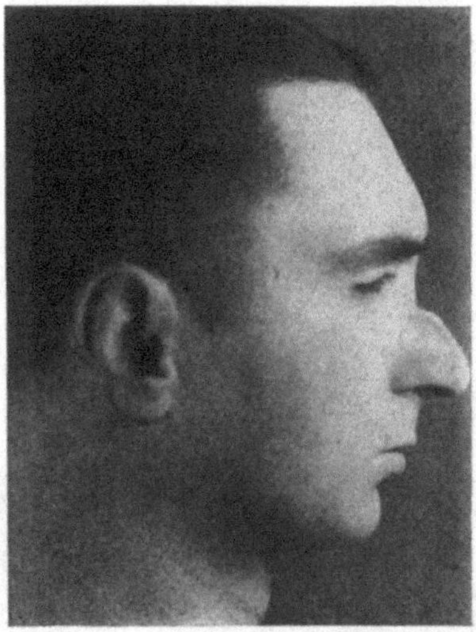

Abb. 61 a

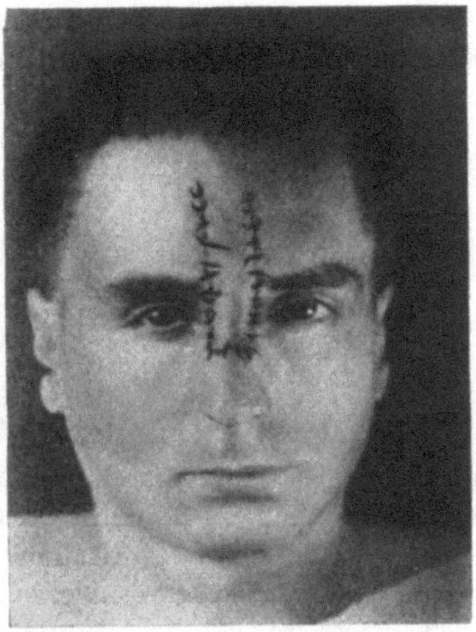

Abb. 61 b

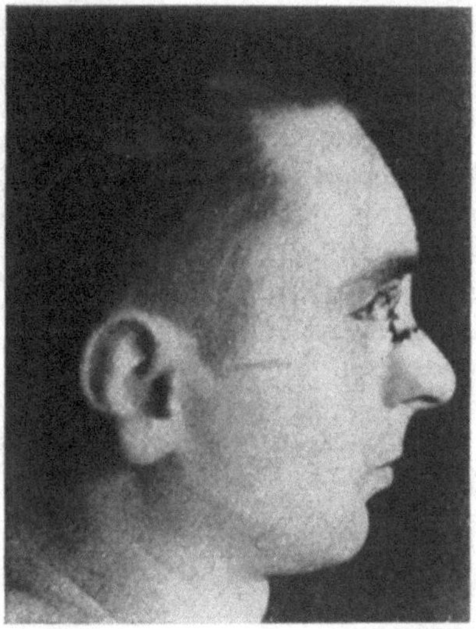

Abb. 61 c

Abb. 61 a. (H. F.). Defekt der knöchernen und häutigen Nasenwurzel. 3. 5. 44.
Abb. 61 b. Nach Ausschneiden der Narbe wird ein Zuglappen aus der Stirn durch zwei parallele Schnitte gebildet, der nach Mobilisierung über den Defekt verzogen und vernäht wird.
Abb. 61 c. Seitenansicht.

abpräparierte Lappen erhält seine Ernährung nur durch den Stiel an dem narbigen (also schlecht mit Blut versorgtem) Defektrand. Aus diesem Grunde darf der Lappen nicht zu weit abpräpariert werden. Der mit dem Epithel nach innen geschwenkte Lappen dient als Schleimhautersatz, während ein zweiter Lappen, über diesen gelegt, den Außenabschluß bildet (Abb. 64a und b).

Kleinere Defekte werden in einiger Entfernung vom Defektrand zirkulär umschnitten, wobei die Schnittlinie sich zweckmäßigerweise nicht überall

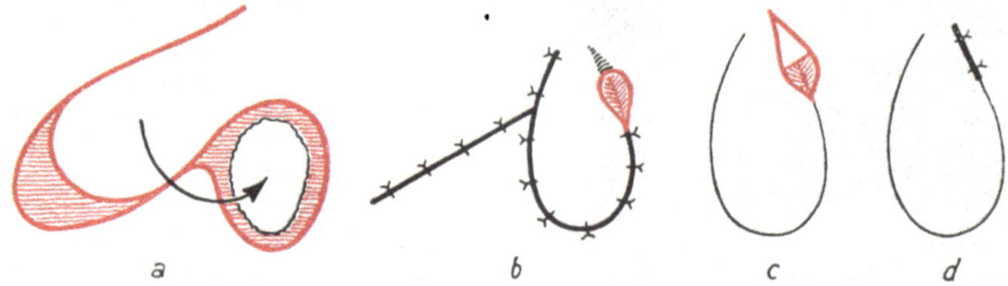

Abb. 62 a—d. Drehlappen.

im gleichen Abstand von ihm hält, so daß nach Einschwenken des mobilisierten Gewebes die Naht seitlich von der Mittellinie läuft und gegen die Naht der zusammengezogenen Deckhaut in einem seitlichen Abstand zu liegen kommt. Durch diese seitliche Verlagerung sichern sich beide Nähte gegenseitig dadurch, daß ihnen feste, geschlossene Wundflächen anliegen (Abb. 65a, b).

g) Der Stiellappen. Der Drehlappen und der eigentliche Stiellappen unterscheiden sich nur durch die verschiedenartige Verwendung ihres Stiels. Während er beim Drehlappen selbst einen Teil des Defekts bedeckt, dient er dem Stiellappen nur zur Ernährung und wird, wenn nach Anwachsen des Lappens diese Aufgabe von ihm erfüllt worden ist, wieder an seinen Ur-

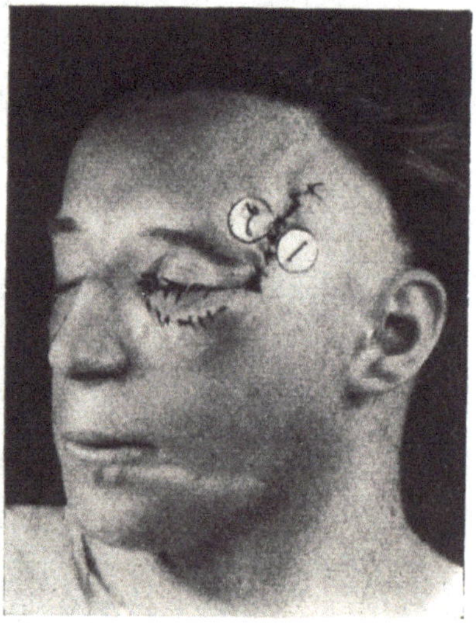

Abb. 63. (G. S.). Zum Ersatz des Unterlides ist ein Temporaldrehlappen verwandt worden.

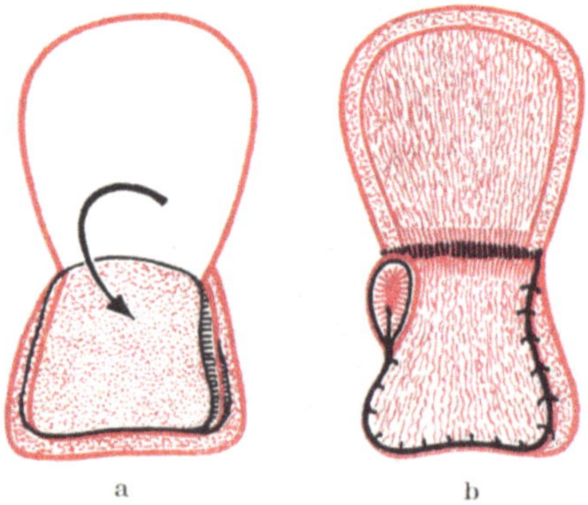

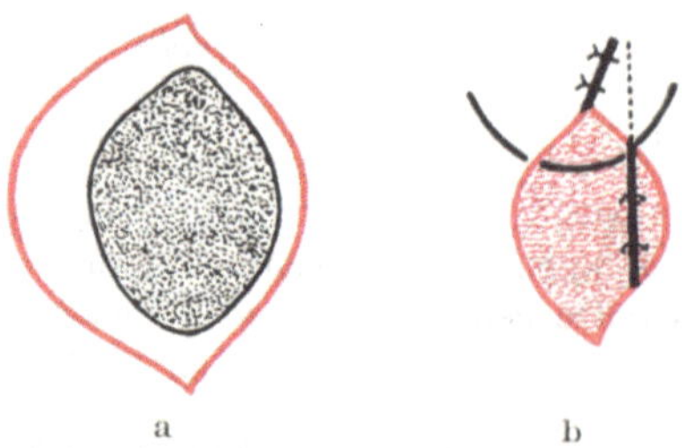

Abb. 64 a—b. Schwenklappen zur inneren Abdeckung eines in eine Höhle durchgehenden Defekts.

Abb. 65a. Deckung eines kleinen durchgehenden Defekts durch Umschneidung der Narbe und Hineinschwenken des gewonnenen Gewebes zur Innenauskleidung der Höhle.

Abb. 65b. Durch die exzentrische Umschneidung liegt die Naht des nach innen geschwenkten Lappens seitlich von der Mittellinie, während die Hautnaht auf die andere Seite zu liegen kommt, so daß beide Nähte durch anliegende Wundflächen gesichert sind.

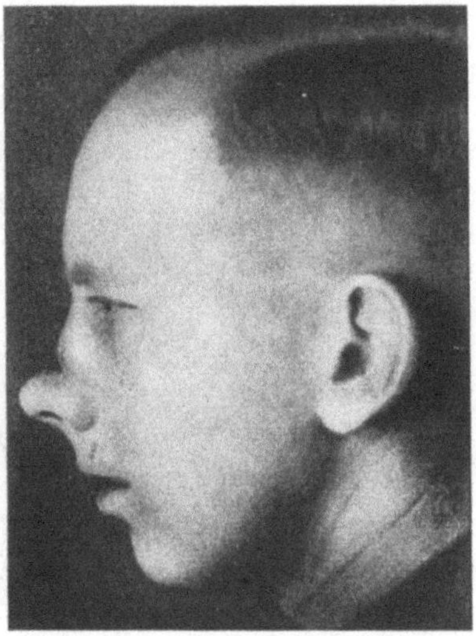

Abb. 66 a

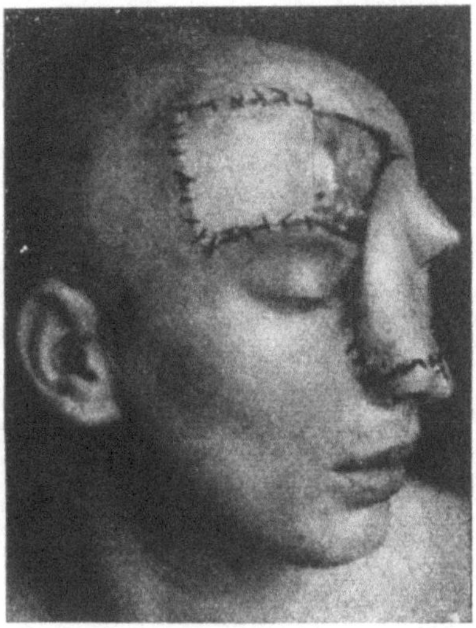

Abb. 66 b

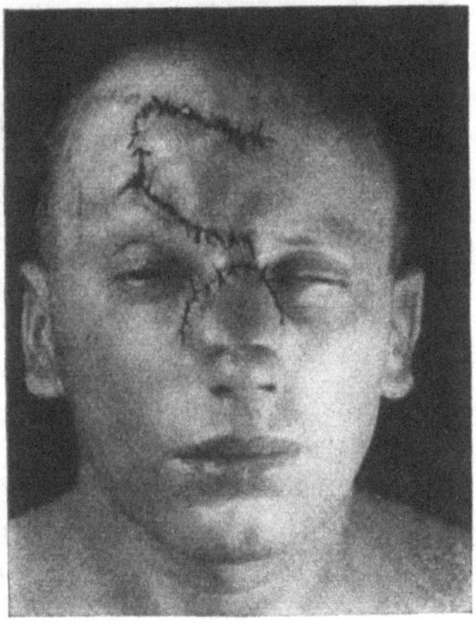

Abb. 66 c

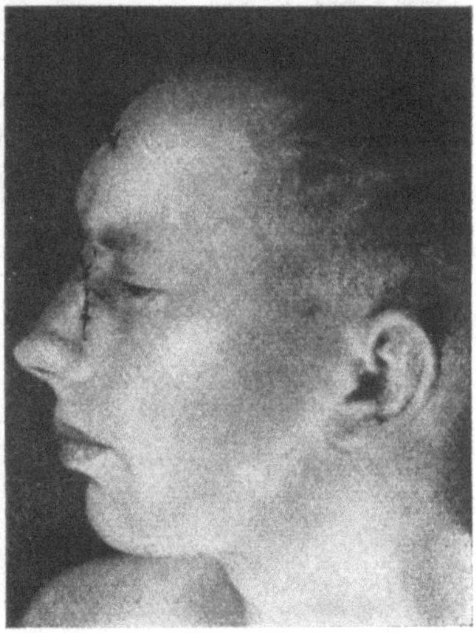

Abb. 66 d

Abb. 66 a. Defekt des mittleren häutigen und knorpligen Teils der Nase.

Abb. 66 b. Ein Stiellappen aus der Stirn ist über den Defekt gelegt und vernäht, wobei die gesunde Hautpartie der Nasenwurzel unberührt gelassen worden ist, über die der Stiel des Lappens hinwegzieht. Nur der laterale Teil des sekundären Stirndefekts ist primär mit einem WOLFE-KRAUSE-Lappen abgedeckt, der mediale Teil wird der Granulation überlassen.

Abb. 66 c. Nach Einheilung des Transplantats ist der Stiel abgetrennt und nach Abkratzen der Granulationen mit dem scharfen Löffel über dem Stirndefekt vernäht.

Abb. 66 d. Seitenansicht.

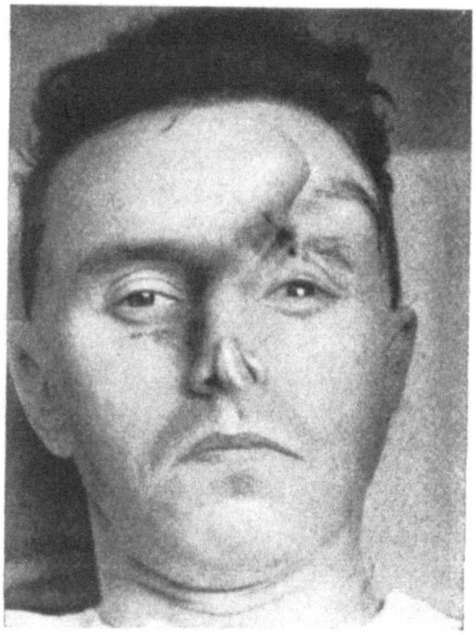

Abb. 67 a

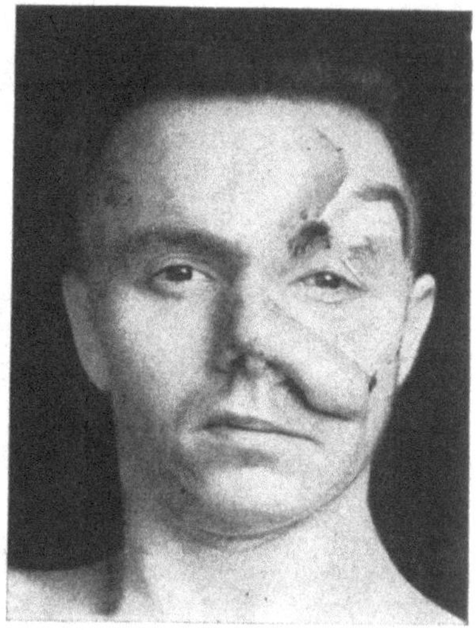

Abb. 67 b

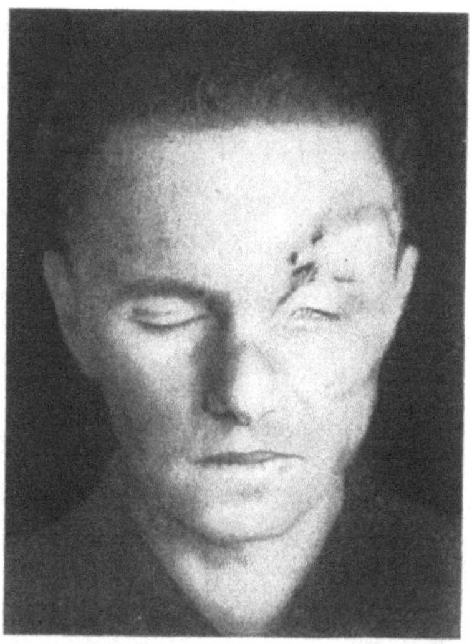

Abb. 67 c

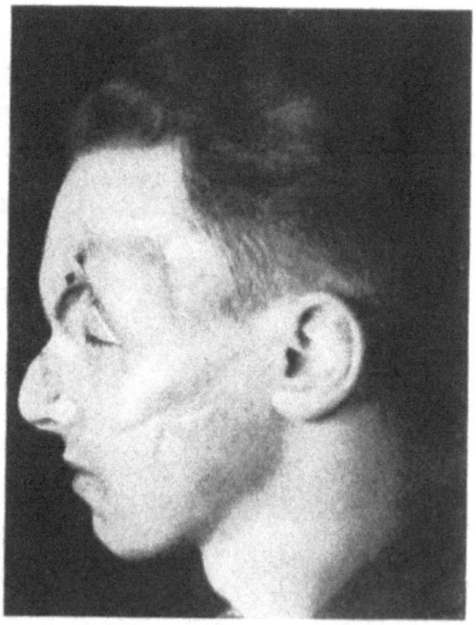

Abb. 67 d

Abb. 67a. (A. R.) Defekt der Nasenspitze und der linken Supraorbitalgegend (26. 1. 42).
Abb. 67b Ein gestielter Wangenlappen deckt den Nasenspitzendefekt, nachdem die von ihm noch erhaltenen Restteile zum Aufbau lagerichtig zusammengefugt waren (18. 2. 42).
Abb 67c—d. Nach dem Anheilen des Lappens ist der Stiel abgetragen (7. 7. 42).

sprungsort zurückgebracht. Der durch die Entnahme des Lappens entstandene Sekundärdefekt wird, wenn er sich wegen seiner Größe nicht durch Zusammenziehen der Haut aus der Umgebung primär verschließen läßt, nur in seinem äußeren Bereich durch WOLFE-KRAUSE-Lappen gedeckt (Abb. 66b); der mediale Teil

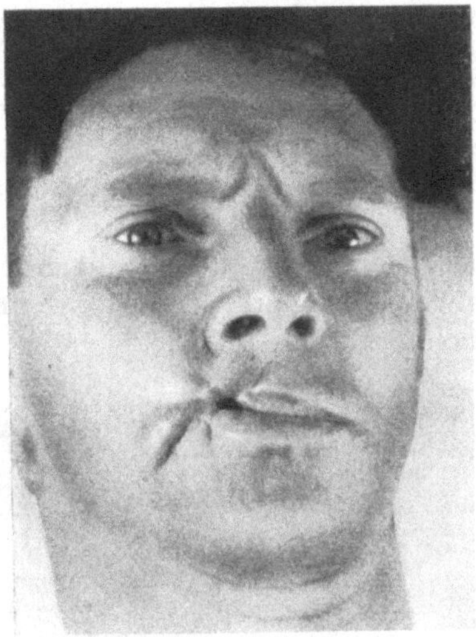

Abb. 68a

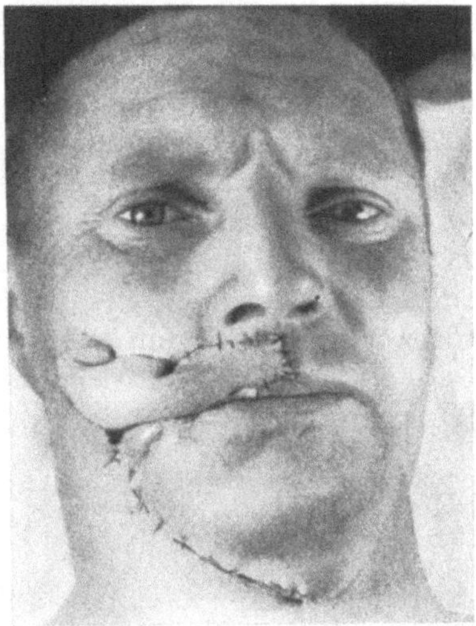

Abb. 68b

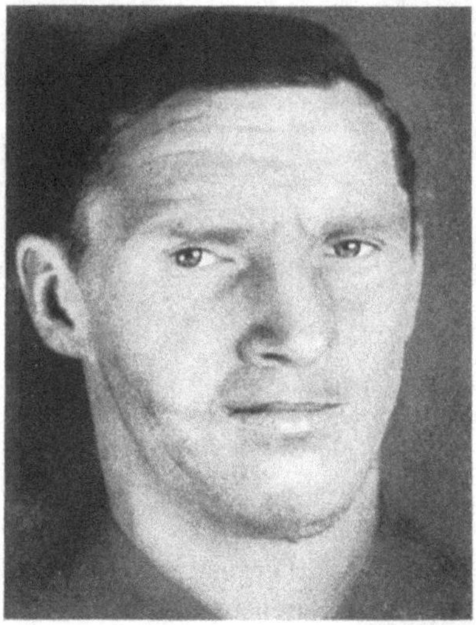

Abb. 68c

Abb. 68a (K. P) Narbige Verziehung des rechten Mundwinkels; Defekt der rechten Oberlippe (23. 7. 43).

Abb. 68b. Ein gestielter Wangen-Mundbodenlappen (behaart!) ist nach Exzision der Narbe uber den Defekt gelegt; der Sekundärdefekt durch Zusammenziehen des Gewebes vernaht

Abb. 68c. Nach Einheilung des Lappens ist der Stiel zur Deckung des Restdefekts verwandt worden (9. 2. 44).

wird zunächst der Granulation überlassen, bis der Stiel zurücktransplantiert werden kann (Abb. 66c und d). Liegt der zu deckende Defekt nicht in unmittelbarer Nähe der Lappenentnahmestelle, so kann der Stiel eine Strecke lang über gesunde Haut geführt werden. Es ist zweckmäßig, nach dem Eingriff diesen Tunnel mit einem

Jodoformgazestreifen zu unterlegen, um Mazerationen der gesunden Haut, auf der die Wundfläche des Stieles liegt, zu vermeiden.

Die Verwendung des Stiellappens ist sehr mannigfaltig und stellt bei Männern wohl die häufigste der Deckungsmethoden dar. Es ist allerdings immer darauf zu achten, daß unbehaarte Gesichtspartien auch nur von unbehaarten Lappen gedeckt werden dürfen.

Den Stiellappen aus der Wange zum Ersatz der Nasenspitze stellt Abb. 67a bis d dar. Die Schmalheit des Lappens läßt hier einen primären Verschluß des Sekundärwangendefekts durch Zusammenziehen der Haut zu.

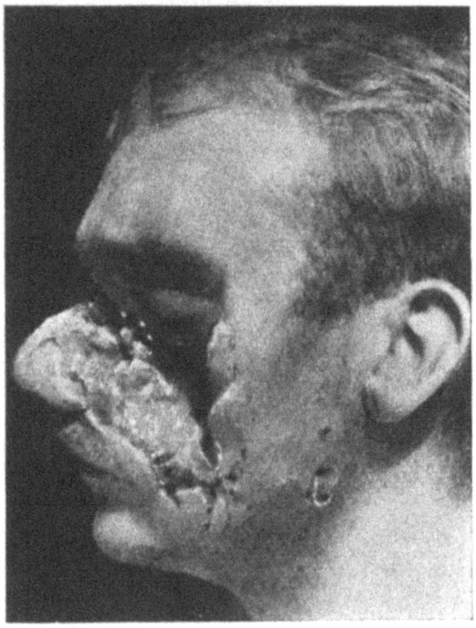

Abb. 69a

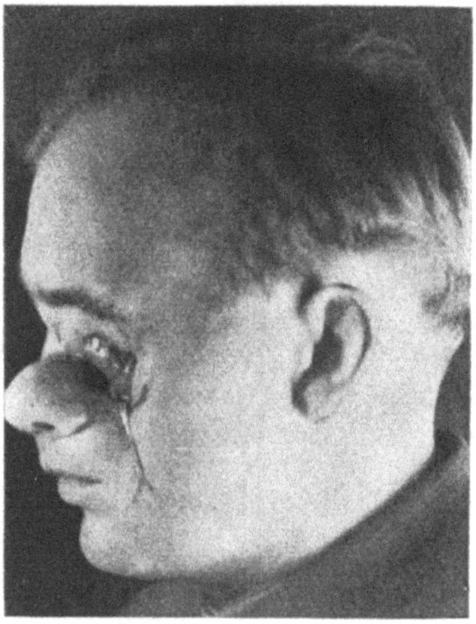

Abb. 69b

Abb. 69a. (H. B.) Schwere Verwundung der linken Gesichtsseite und der Nase mit Verlust des Unterlides und des Auges, des Jochbeins, des Infraorbitalrandes und Orbitalbodens, Eröffnung der Kieferhöhle.

Abb. 69b. Zustand nach der Vernarbung.

Gilt es, behaarte Teile des Männergesichts zu ersetzen (Ober-Unterlippe), so läßt sich ein Lappen aus den erhaltenen behaarten Partien des Gesichts entnehmen (Abb. 68a bis c). Die Entnahme eines solchen Lappens ist nur dann zulässig, wenn es gelingt, den Sekundärdefekt durch primäre Naht zu verschließen; ein über diesen Defekt frei transplantierter, unbehaarter Lappen würde kosmetisch sehr störend wirken. In den Fällen, wo das Material aus der unmittelbaren Umgebung nicht ausreichen würde, käme die Verwendung des Lexerschen Pistolengrifflappens (s. u.) in Frage.

Sind große Defekte zu decken, für die der Lappen allein nicht ausreicht, so kann — natürlich in einer zweiten Sitzung, nachdem der Lappen eingeheilt ist — der Stiel zur Deckung des Restdefekts benutzt werden. In solchen Fällen ist dann der sekundäre Stirndefekt (Abb. 69a bis f) von vornherein völlig mit einem Wolfe Krause-Lappen zu verschließen.

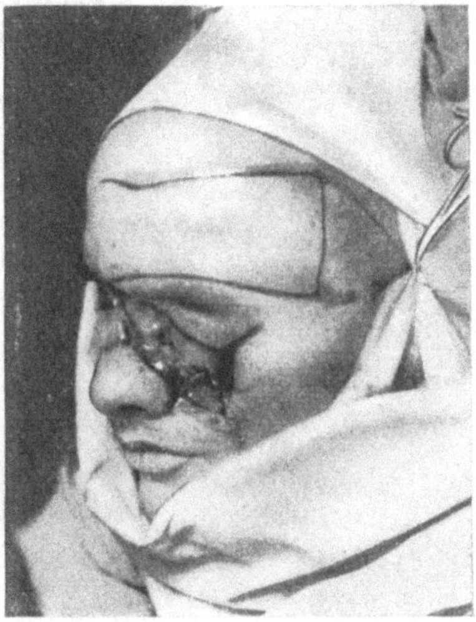

Abb. 69 c

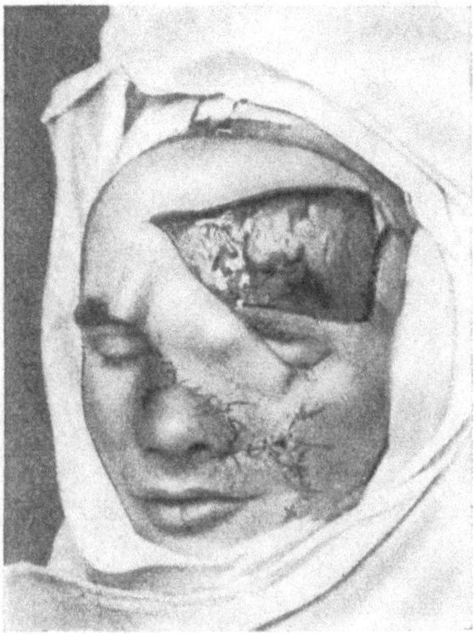

Abb. 69 d

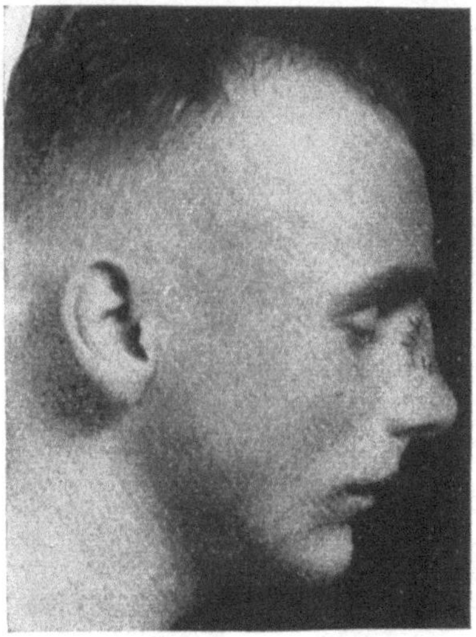

Abb. 69e

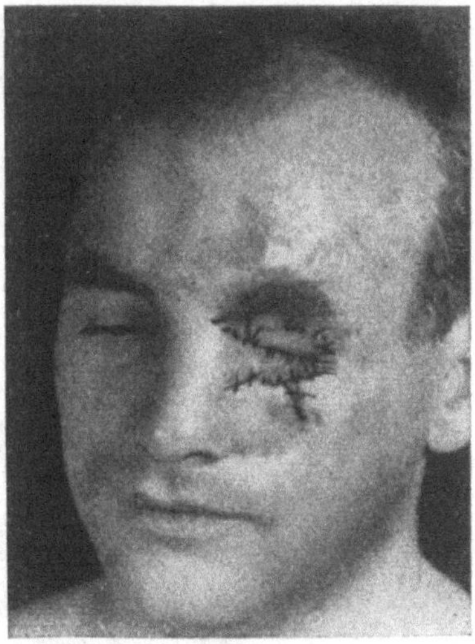

Abb. 69 f

Abb. 69 c. Das Narbengewebe des Defekts ist umschnitten und zur Innenauskleidung der eröffneten Kiefer- und Nasenhöhle nach innen eingeschwenkt. Auf der Stirn ist der Ersatzlappen umschnitten.

Abb. 69 d. Der Stirnlappen ist über dem Defekt vernäht worden. Der frontale Sekundärdefekt wurde völlig mit einem Wolfe-Krause-Lappen abgedeckt, da der Stiel nach Einheilung des Lappens zur Korrektur des Nasendefekts in Aussicht genommen war.

Abb. 69 e. Nach Einheilung des Lappens ist der Stiel an seiner Insertionsstelle abgetrennt und zum Ausgleich des Nasenrückendefekts verwandt worden.

Abb. 69 f. Der Nasenrückendefekt ist in kosmetisch sehr zufriedenstellender Weise ausgeglichen, eine Modellierung des Unterlidlappens zur Aufnahme einer Augenprothese ist vorgenommen worden. (Vergl. Abb. 51 desselben Falles, wo durch eine Pelotte die Wangenpartie und das Unterlid in der Nachbehandlungszeit in die gewünschte Form gebracht wird.)

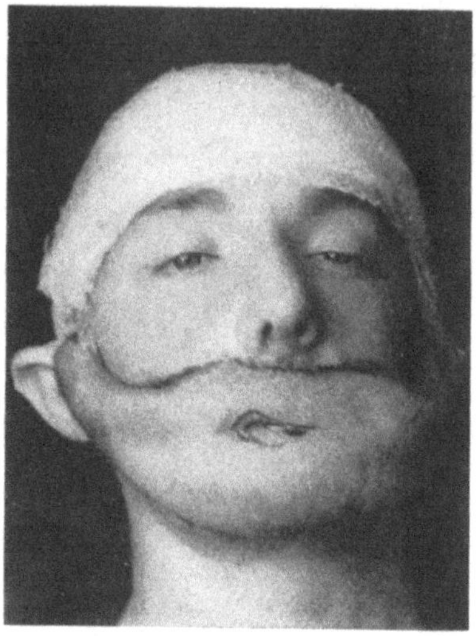

Abb. 70a

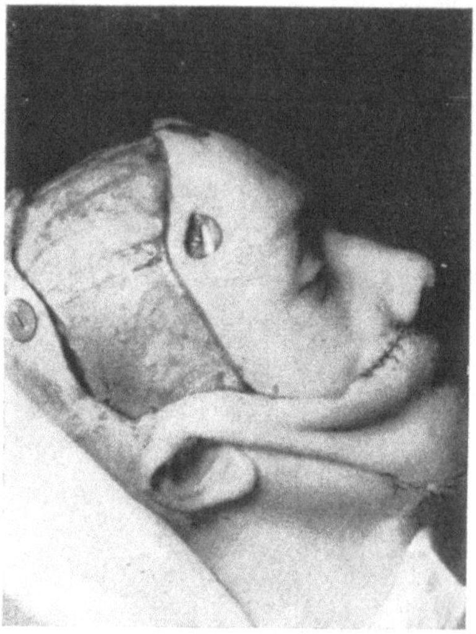

Abb. 70b

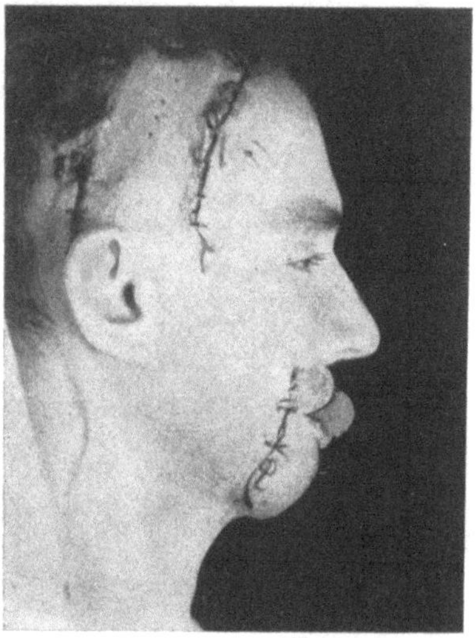

Abb. 70c

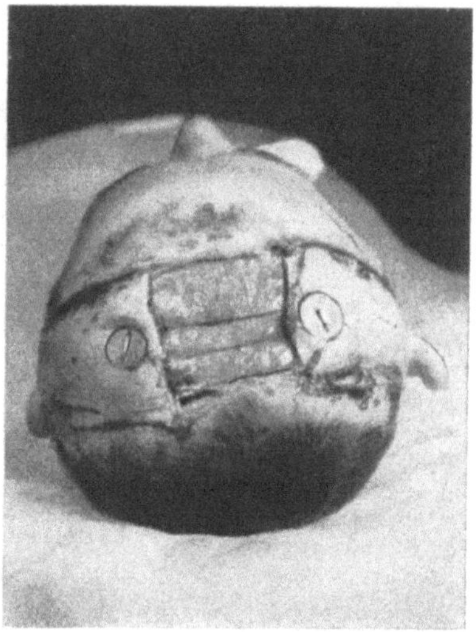

Abb. 70d

Abb 70a. (J. B) Ein Totalverlust der Ober- und Unterlippe, sowie Teile der angrenzenden Mundpartien sind durch einen LEXERschen Visierlappen ersetzt, nachdem durch Umschneidung aus der Defektumgebung genugend Material gewonnen war, welches nach innen eingeklappt, den Schleimhautersatz des Mundes und der Lippen bildet. In der Gegend der Mundöffnung ist der Lappen gespalten, zur provisorischen Schaffung eines Nahrungszugangsweges (8. 7. 42).

Abb. 70 b. Seitenansicht. Durch die Entnahme des Lappens klafft die muskulaturhaltige Kopfhaut erheblich. Zur Vermeidung zu starken Auseinanderziehens der Kopfwunde habe ich Plattendrahtentlastungsnähte gelegt.

Abb. 70c. Nach Einheilung des Lappens sind die beiden Ernährungsstiele zurücktransplantiert. Durch die Plattendrahtentlastungsnaht hat sich der sekundäre Kopfdefekt in seiner ursprunglichen Ausdehnung erhalten, so daß der Defekt ohne Dehiszenz gedeckt werden konnte. (27. 7. 42.)

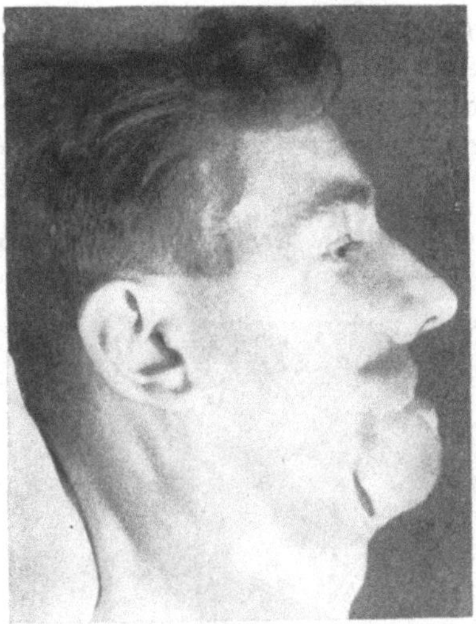

Abb. 70 e

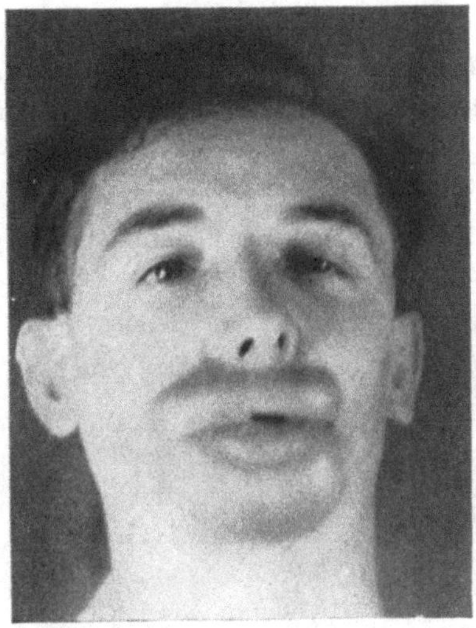

Abb. 70 f

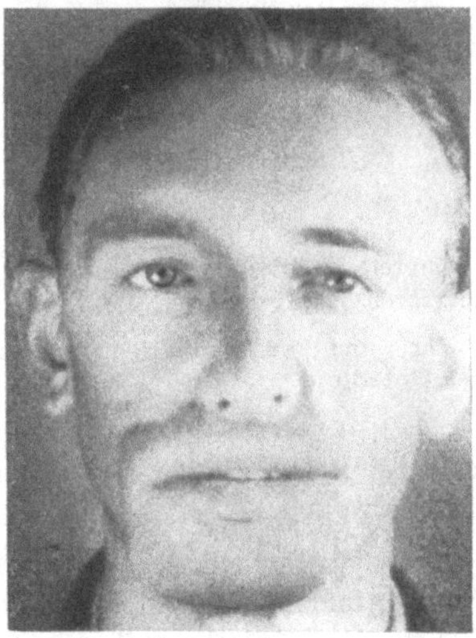

Abb. 70 g

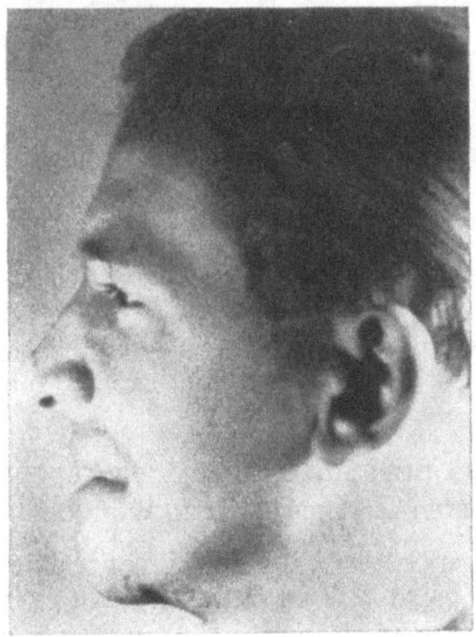

Abb. 70 h

Abb. 70d. Ansicht von oben Die beiden Stiele sind zurucktransplantiert und werden nunmehr auch wieder durch eine Plattendrahtnaht zusammengehalten, um den Defekt, der dem Lappen des Mundersatzes entspricht, möglichst klein zu gestalten.

Abb. 70e. Seitenansicht nach Anheilung der zurucktransplantierten Stiele.

Abb 70 f. Zustand am 3. 3. 43.

Abb. 70g. In einer weiteren Sitzung ist die Mundspaltenerweiterungsoperation durchgefuhrt worden, der linke Übergang des Plastiklappens zur Wange wurde kosmetisch verbessert; die Korrektur der anderen Seite bleibt einem weiteren Eingriff vorbehalten.

Abb. 70h. Seitenansicht.

h) Der LEXERsche Pistolengrifflappen ist ein in der Schläfengegend oberhalb des Ohres gestielter Lappen, in dem die Art. temporalis verläuft. Als totaler Lippenersatz bei Männern verwandt, trägt er an seiner Außenfläche behaarte Kopfhaut (Bartersatz); ein Schwenklappen aus der unbehaarten Stirnhaut bildet den Schleimhautersatz (s. Visierlappen).

Bei allen bisher beschriebenen Lappenformen fand die Ernährung durch einen

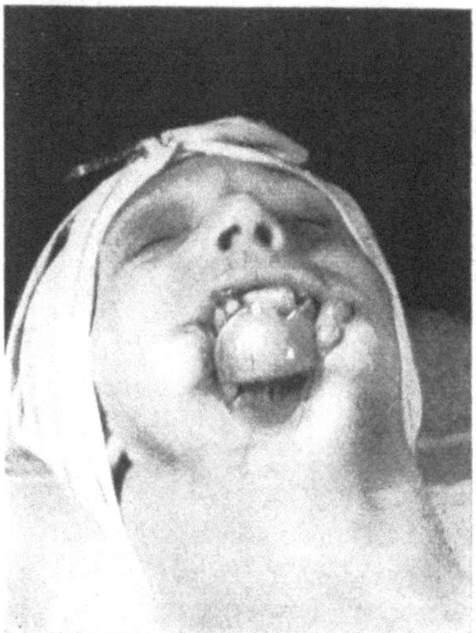

Abb. 71a

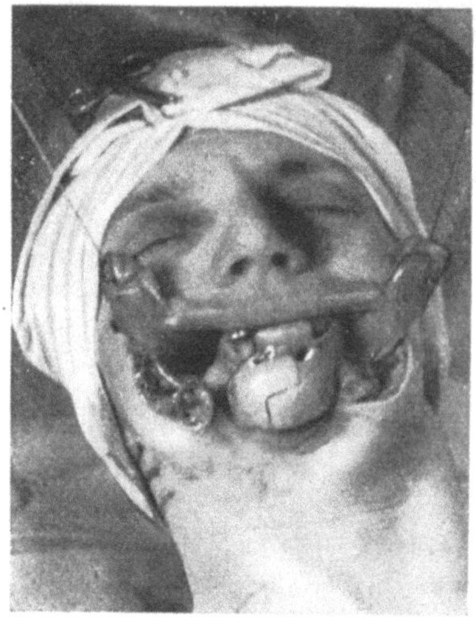

Abb. 71 b

Abb. 71a. (H. B.) Verlust des häutigen und knöchernen Kinnteils und des Mundbodens (14. 1. 43) Aufbau des Defekts über einer zusammensetzbaren Kinnpaladonpelotte.

Abb. 71b. Umschneidung der seitlichen Defektränder und türflügelartige Auslösung von Lappen zum Ersatz der Unterlippe.

einzigen Stiel statt. Bleibt der Lappen durch zwei Stiele mit seinem Mutterboden verbunden, so spricht man von dem

i) Brücken- oder Visierlappen (Abb. 70a bis h), sobald er, wie bei der LEXER'schen Methode aus der behaarten Kopfhaut entnommen, über das Gesicht gezogen, zur Deckung benutzt wird. „Der Kopfhautlappen wird oberhalb des Ohres gestielt, sodaß die vordere Begrenzung des Stiels in der Haargrenze, die hintere hinter der Ohrmuschel liegt und endet. Stets enthält der Lappen die Art. temporalis. Dadurch ist es möglich, den Lappen sehr weit bis über die Mitte des Schädels zu bilden, gleichgültig, ob die Spitze breit oder schmal ist. Allzu schmale Lappenenden müssen vermieden werden, deshalb ist der Ersatzteil breiter als notwendig zu bilden und nachträglich nach der Anheilung zu verschmälern. Fehlen nach Verbrennung des Haupthaares oder nach Skalpierungen die Haare, so kann man sich durch sog. Kriechlappen aus der Gegend der Haargrenze des Nackens, falls hier noch Haare stehen, in mehreren Sitzungen das notwendige Material herbeischaffen. Stets folgt der Bildung des Lappens die Epidermistransplantation mit einem einzigen

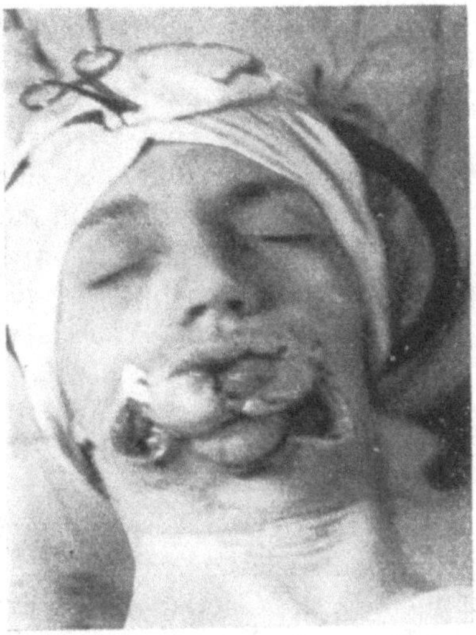

Abb. 71c

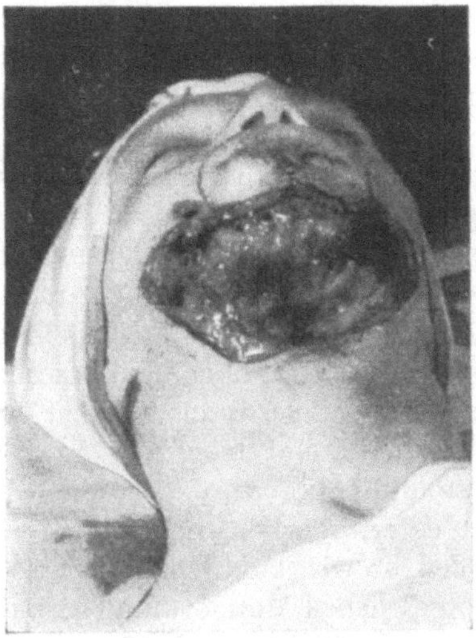

Abb. 71d

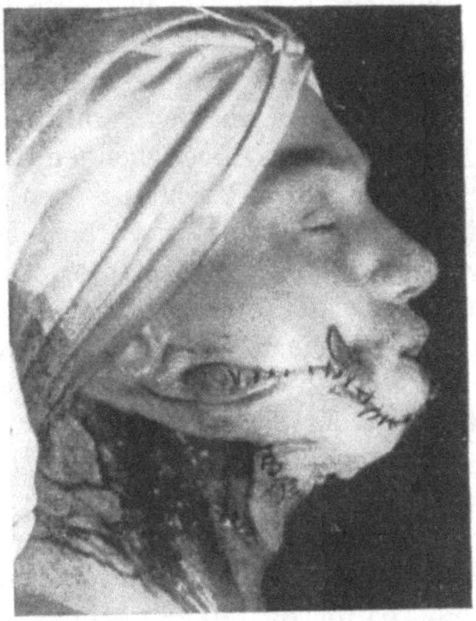

Abb. 71e

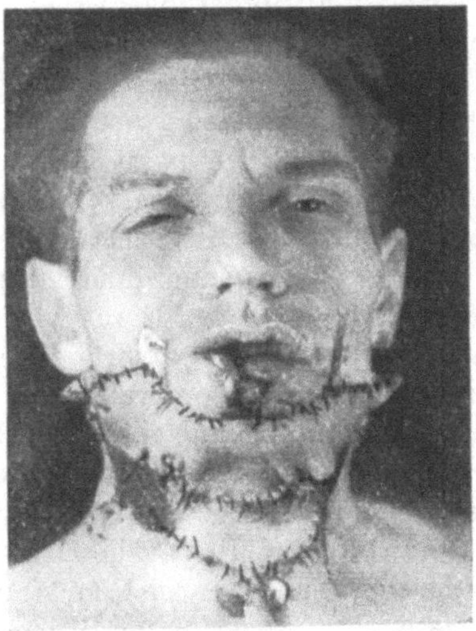

Abb. 71 f

Abb. 71 c. Die Unterlippe ist ersetzt; Sicherung der Naht durch Plattendrahtentlastungsnähte.

Abb. 71 d. Der Mundboden-Kinndefekt ist in einer solchen Ausdehnung umschnitten, daß das nach innen geschwenkte Gewebe (Schleimhautersatz) die Mundhöhle abschließt.

Abb. 71 e. Ein Halsbrückenlappen, beiderseits unterhalb des Ohransatzes gestielt, ist über den Defekt gezogen und vernäht. Der Brückenlappen führt an seinem oberen Rand im mittleren Abschnitt nicht am Defektrand entlang, sondern zieht sich parallel zu ihm in ca. 4 cm Entfernung hin. Hierdurch blieb vom Zungenbein bis zum Schildknorpel und von den vorderen Rändern der beiden großen Kopfnickermuskeln ein Stück Halshaut unberührt erhalten. Diese „Insel" benutzte ich dazu, um an ihr die mobilisierte Halshaut festzunähen und so den Sekundärdefekt weitgehend zu verschließen. Der Brückenlappen war dementsprechend keinerlei Zugwirkung ausgesetzt.

Abb. 71 f. Ansicht von vorne. Sicherung durch Plattendrahtentlastungsnaht.

großen Epidermislappen im Bereich des durch Fortfallen des Lappenendes bleibenden Defekts. Der übrige, sekundäre Defekt wird der Granulation überlassen. Nach etwa 10 Tagen wird der Lappenstiel durchtrennnt, durch Zug an seinen Rändern mit Hilfe von Klemmen entfaltet, wozu nach dieser Zeit nur selten seichte Längseinkerbungen notwendig sind und unmittelbar auf die Granulationen zurücküberpflanzt, mit denen er sich rasch vereinigt und deren Schrumpfung ein glattes Anlegen an das Schädeldach bewirkt."

Diese, von Lexer für die Anlage des pistolengrifförmigen Lappens gegebene Schilderung findet ihre sinngemäße Erweiterung bei der Anlage des Visierlappens. Es ist selbstverständlich, daß dieser Lappen nur zum Ersatz von behaarten Gesichtshautteilen verwandt werden kann und infolgedessen nur bei Männern zulässig ist, während man bei Frauen den Ersatz aus Hals oder Brust bildet (Lindemann) (Abb. 71).

Ist es erforderlich, neben dem Kinnersatz gleichzeitig einen Oberlippenersatz zu bilden, so wird der dem ganzen Defekt entsprechende Visierlappen an der Stelle der vorgesehenen Mundöffnung gespalten. Wenn auch dieser Visierlappen als Ersatz behaarter Gesichtsteile durch seine gute Ernährung kaum Einheilungsschwierigkeiten macht, so entspricht das kosmetische Resultat doch nicht immer unseren Hoffnungen und Forderungen. Das behaarte Transplantat unterscheidet sich recht wesentlich von der behaarten, umgebenden Gesichtspartie, gerade dann, wenn der Verwundete versucht, durch einen Vollbart den Anblick der Entstellung zu verdecken. Der Unterschied zwischen dem Baarthaar und dem mit dem Transplantat überpflanzten Kopfhaar ist zu deutlich, so daß man diesen ins Auge fallenden Unterschied der beiden Haararten am besten vermeidet, wenn der Patient sich den Bart nur auf dem transplantierten Areal wachsen läßt, während er das eigentliche Barthaar rasiert. Dieser Kompromiß setzt aber voraus, daß das Transplantat absolut symmetrisch gestaltet wird, was wiederum nur möglich ist, wenn gesundes Gewebe geopfert wird, da der ursprüngliche Defekt kaum eine Symmetrie aufweist. Diese verständliche Forderung ist von Lexer nicht aufgestellt worden, auch ich habe in dem von mir operierten Fall (Abb. 70) leider diesen Fehler begangen, der zu dem kosmetisch nicht befriedigenden Resultat führte und nachkorrigiert werden mußte.

k) Fernlappen. Reicht die Haut des Gesichts zur Deckung eines Defekts nicht aus, oder will man, wie bei Frauen, eine neue Narbe im Gesicht vermeiden, so ist man gezwungen, das Material einem anderen Körperteil zu entnehmen. Da die Entnahme eines Stiellappens aus dem Halse eine sichtbare Narbe hinterläßt, kommt für die direkte Übertragung wohl nur die Armhaut in Frage, weil sich der Arm in gehobener Stellung bis dicht an das Operationsgebiet im Gesicht heranbringen läßt.

Die sog. italienische Methode, durch die hauptsächlich zerstörte Nasen ersetzt wurden, läßt sich natürlich auch zur Deckung jedes anderen Defekts im Gesicht verwenden. Die unmittelbare Heranführung des Lappenentnahmegebiets durch Heben des Arms an den Kopf erfordert nur einen verhältnismäßig kurzen Stiel und gewährt dadurch sicherere Aussichten auf Anheilung als die früher unternommenen Versuche, derartig gestielte Lappen aus der Brusthaut oder Mamma (Holländer, Rosenstein) zu verwenden. Wenn auch die Rundstiellappenmethode

(s. u.) die Verwendungsmöglichkeit von Armlappen nach der italienischen Methode wesentlich eingeschränkt hat, so kann ihre Anwendung heute noch hier und da Berechtigung finden.

Entweder aus dem Oberarm oder Unterarm (ISRAEL, HABS, JOSEPH, LEXER u.v.a.) wird ein Lappen herausgeschnitten, dessen Ernährungsstiel stets proximal zu liegen hat, um die zuführenden Gefäße in den Lappen hinein auslaufen zu lassen. JOSEPH hat sich um den Ausbau dieser Methode besondere Verdienste erworben. Das Stützgerüst der Nase kann entweder unter die Armhaut implantiert oder nachträglich eingeführt werden.

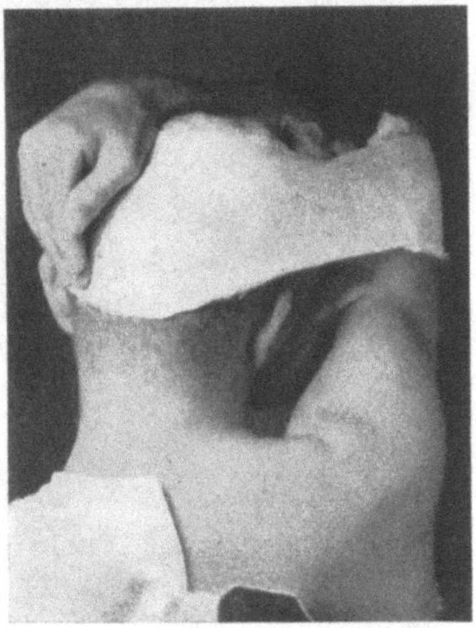

Abb 72. Fixationsverband des Armes an den Kopf mit Gipsbinden, der kein Gelenk in sich einschließt und abnehmbar ist, sodaß die durch den Verband bedeckten Stellen des Kopfes und des Armes zeitweilig der Luft zugängig gemacht und gepflegt werden konnen.

Zur Vermeidung von Zerrungen an der Naht ist ein besonderer Verband notwendig, der den Arm fest an den Kopf fixiert (Abb. 72). Die Operationstechnik, Bildung des Lappens, Vernähung und Nachbehandlung ist die gleiche wie bei dem gestielten Lappen aus der unmittelbaren Umgebung des Defekts; für die Bildung der Armnase ist er dort beschrieben.

1. Rundstiellappen. Von der Beobachtung ausgehend, daß ein angelegter Fernlappen oder Stiellappen nach einiger Zeit die Tendenz zeigt, sich in seinem Stielteil einzurollen und die Wundfläche seines Bodens zu epithelisieren, rollten (nach SCHUCHARDT) drei Chirurgen (GANZER, FILATOW und GILLIES) unabhängig voneinander die frisch abgetrennten Brückenlappen primär durch Naht zusammen und schufen damit den Rundstiellappen, der alle bisherigen Methoden der Fernlappenplastik übertrifft.

Der Vorteil dieser Lappenbildung ist der, daß die empfindlichste Stelle eines Stiellappens, die offene Wundunterfläche des Stiels, durch die Einrollung gegen Infektion geschützt wird. Man braucht deshalb nicht, wie bisher, bestrebt sein, diesen Stiel so kurz wie möglich zu halten und damit z. B. den Arm nicht so dicht an den Kopf zu bringen, sondern kann einen Spielraum lassen, der dem Patienten die erzwungene Haltung wesentlich erleichtert.

Die Methode fand 1944 in der Monographie von SCHUCHARDT eine erschöpfende Darstellung.

Entnahmestelle: Verwendung finden können theoretisch alle Körperstellen, die eine genügend große und gesunde, sowie durch ihre Beschaffenheit geeignete Haut aufweisen. Praktisch wird man sich bei der Auswahl natürlich von verschiedenen Überlegungen leiten lassen: der Weg des Transplantats bis zum Einpflanzungsort soll möglichst kurz sein und den Patienten in der Zeit der Einheilung möglichst wenig belästigen. Die durch Entnahme des Lappens entstehende Narbe soll durch Kleidung verdeckt werden können (bei Frauen ungeeignete Entnahmestellen: Arm,

Hals, Brust), sie darf dem Patienten bei der Ausübung seines Berufes oder bei Ausführung von Bewegungen nicht sonderlich hinderlich sein. Zum Ersatz unbehaarter Gesichtsstellen muß unbehaarte Körperhaut herausgesucht werden. Dicke Lappen werden geliefert von fettreichen Gegenden des Körpers. Und schließlich wird auch die Hautfarbe der Entnahmestelle zu berücksichtigen sein, damit späterhin das Transplantat nicht zu sehr von der Gesichtsfarbe absticht usw.

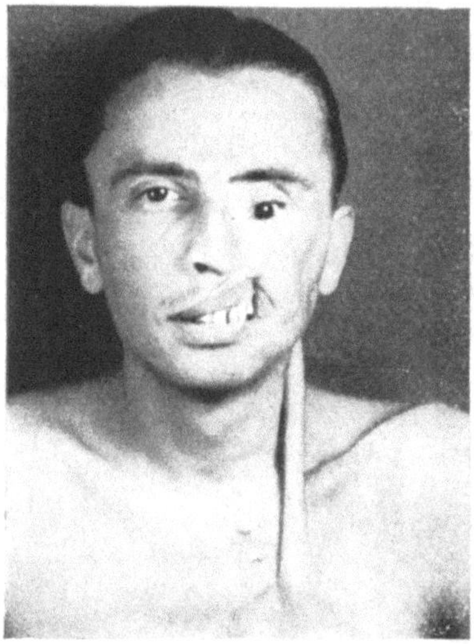

Abb. 73

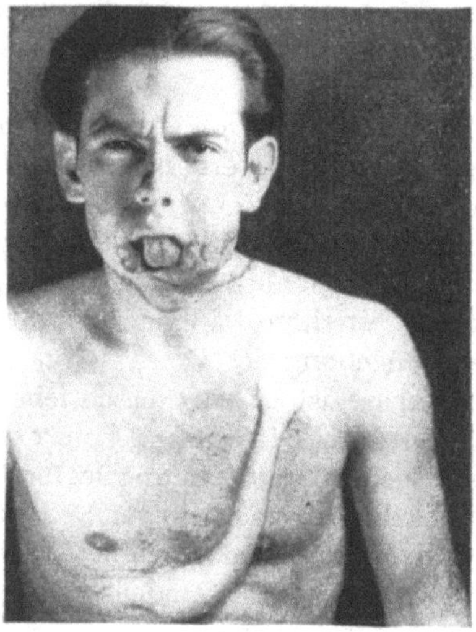

Abb. 74

Abb. 73. Halsrundstiellappen. — Abb. 74. Brustrundstiellappen.

Je nach den Entnahmestellen kann man folgende Lappentypen unterscheiden: Arm-, Hals-, Brust-, Rücken-, Flanken- und Abdominallappen.

Während Arm, Hals, Brust und Rücken eine direkte Übertragung an die zu ersetzende Gesichtsstelle gestatten, muß bei Flanken- und Abdominallappen über eine Zwischenstation (Ober- oder Unterarm) die Übertragung des Transplantats stattfinden. Die gute Ernährung des Lappens durch seine „private Blutversorgung" gestattet eine mehrfache Überpflanzung von einer Stelle zur anderen; so daß er zum Ersatz mehrerer auszugleichender Gesichtsdefekte verwandt werden kann.

Die Anlage des Rundstiellappens stellt einen gesonderten Abschnitt des gesamten Operationsplans dar. Hat man die Entnahmestelle gewählt, so kann die notwendige Länge des Lappens nach Gillies durch ein Stoffmodell als „Schnittmuster", wie Schuchardt sich ausdrückt, festgelegt oder aber eine Binde zum Ausmessen des Weges vom Fußpunkt des Transplantats zum Plastikort benutzt werden. Die Länge des Lappens ist abhängig von der Größe des zu deckenden Defekts bzw. des herzustellenden, in Verlust geratenen Gesichtsteils und dem Weg vom Ansatzpunkt des Lappens bis zu seinem Implantationsort. Da die Länge des in einer Sitzung herzustellenden Lappens im allgemeinen 12 cm nicht überschreiten soll, kann nötigen-

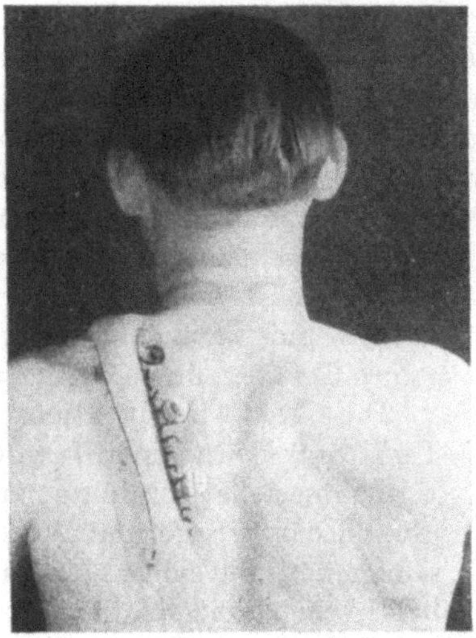

Abb. 75

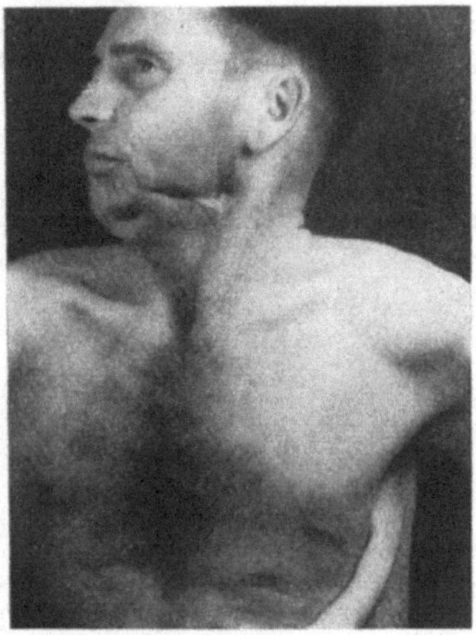

Abb. 76

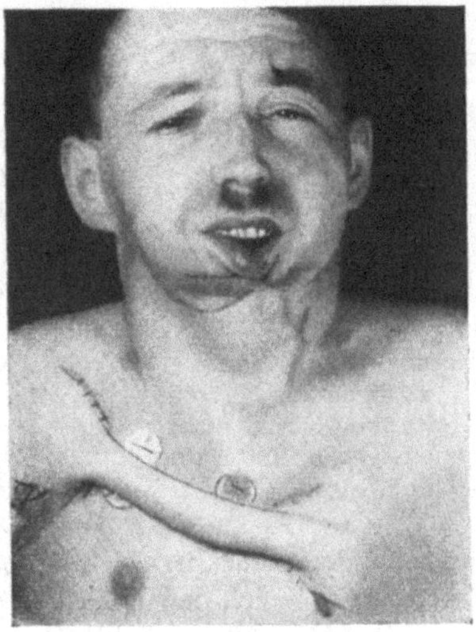

Abb. 77

Abb. 75. Ruckenrundstiellappen. — Abb. 76. Abdominalflankenlappen.
Abb. 77. Akromio-pektorallappen.

falls beim Hals-, Brust- oder Rückenlappen eine Lappenverlängerung in zweiter Sitzung vorgenommen werden. Da der Abdominal- und Flankenlappen über die Zwischenstation der Armüberpflanzung zum Defekt geführt wird, kann hier ausschließlich die Größe des Defekts selbst eine Verlängerung des Lappens notwendig machen. Im allgemeinen erfordert der Rückenlappen zur Deckung eines Gesichtsdefekts durch die große zu überbrückende Strecke 2 oder 3 Verlängerungsoperationen, falls man ihn nicht als Wander- oder Kriechlappen (s. d.) bis zum Verwendungsort vorschieben will. Hierdurch wird die Anwendung des Rückenlappens eingeschränkt, obgleich er sich wegen seiner Hautbeschaffenheit sehr gut eignet. Im allgemeinen wird man auf ihn nur dann zurückgreifen, wenn Brust-, Flanken- oder Abdominallappen durch Behaarung oder Narben nicht geeignet sind und die Entnahmestellen aus Hals oder Arm zu wenig Material bieten. Hals- und Armlappen sind im allgemeinen nur zur Deckung kleiner oder flacher Defekte geeignet, da hier nur wenig und meist fettarmes Gewebe zur Verfügung steht.

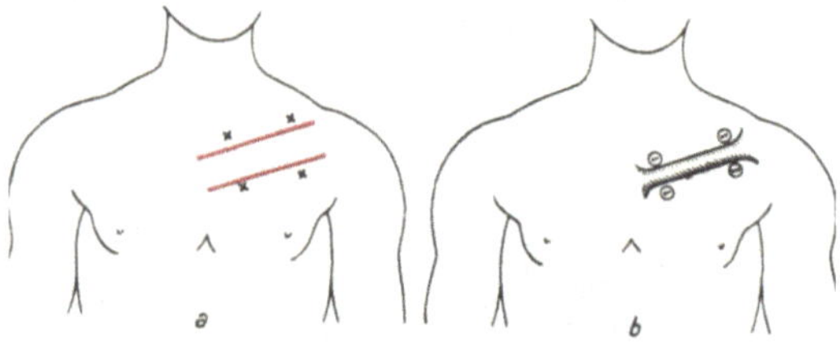

Abb. 78 a. Übliche, gerade Schnittführung zur Anlage eines Rundstiellappens. x = Lokalanästhesiedepot für die anzulegenden Plattendrahtnähte

Abb. 78 b. Der angelegte Rundstiellappen; die Wunde ist genäht, die Naht durch zwei Plattendrahtentlastungsnähte gesichert.

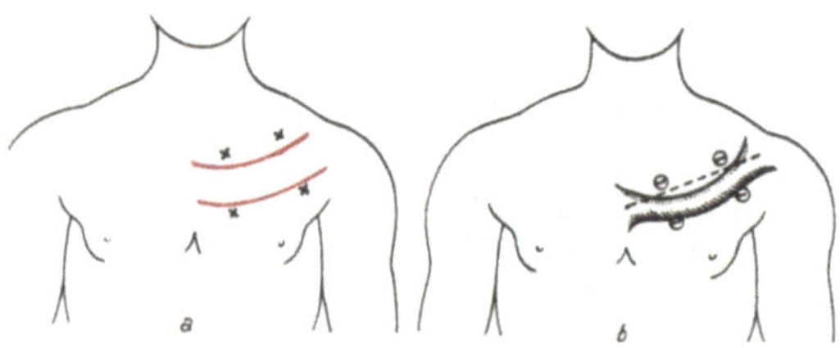

Abb. 79 a. Meine bogenförmige Schnittführung zur Anlage eines Rundstiellappens.

Abb. 79 b Durch die bogenförmige Schnittführung hängt der Lappen durch; er kommt dadurch während des postoperativen Stauungsödems nicht unter Spannung und liegt nicht über der Naht der Körperwunde.

Die Rundstieloperation: Am Tage vor dem Eingriff wird die Entnahmestelle sorgfältig rasiert, gründlich mit Seife und Wasser gereinigt und mit einem sterilen Verband eingebunden. SCHUCHARDT empfiehlt einen Alkoholverband, der am Morgen des Operationstages nochmals erneuert werden soll. Eine Stunde vor dem Eingriff wird 1 ccm Scophedal verabfolgt. Das Operationsgebiet wird mit ½ bis 1% Novocainlösung mit Adrenalinzusatz um- und unterspritzt. Bei der üblichen Lappenlänge von 10 bis 15 cm (SCHUCHARDT gibt als äußerste Grenze der Länge des in einer Sitzung zu bildenden Brückenlappens, der zu einem Rundstiel zusammengenäht wird, 24 cm an) setze ich an jeder Längsseite, etwa 2 bis 3 cm vom Schnittrand entfernt, zwei Novocaindepots, weil hier die beiden, weiter unten beschriebenen Plattendrahtentspannungsnähte angelegt werden (Abb. 78a). In der ersten Zeit habe ich den von allen Autoren benutzten gradlinigen Parallelschnitt angewandt (Abb. 78a und b). Zweckmäßig jedoch scheint es mir, die Parallelschnitte in leichter Bogenform zu führen, wodurch bei gleicher Länge des Lappens die beiden Insertionsstellen näher zusammen liegen. Dies hat den Vorteil, daß 1. der Rundstiel von vonherein locker liegt und er bei der in den ersten Tagen nach dem Eingriff durch Stauung hervorgerufenen Schwellung nicht unter Spannung kommt. Zum 2. liegt der „durchhängende" Rundstiel nicht auf der Naht der Entnahmestelle (Abb. 79a, b), was für die Übersichtlichkeit des gesamten Operationsgebietes beim ersten Verbandswechsel, der Nahtentfernung in der gesamten Wundheilung von Vorteil ist. Die Naht des bogenförmig geschnittenen Defekts bildet durch die Nachgiebigkeit der mobilisierten Hautränder trotzdem eine gerade Linie.

Die Hautschnitte werden durchgehend bis auf die gewünschte Tiefe geführt, so daß das am Lappen bleibende Unterhautfettgewebe bei der Rollung und Naht des Lappens bequem in den Stiel eingeschlagen und die Haut ohne Spannung darüber vernäht werden kann. Bei Patienten mit wenig Fettgewebe, das nicht ausreicht, den Raum des Stiels zu füllen, empfiehlt SCHUCHARDT, den Hautschnitt zunächst nur durch die Haut zu führen, den Wundrand auseinander zu ziehen und den tieferen Schnitt durch das Fettgewebe weiter nach außen zu verlegen, um so mehr Füllmaterial zu erhalten. Von den Hautschnitten aus wird nunmehr der Lappen auf seiner ganzen Strecke untertunnelt. Bei diesem Akt und der später folgenden Naht verwende ich grundsätzlich keine Pinzetten, um Gewebequetschungen zu vermeiden. Nur bei den letzten Nähten an den Insertionsstellen läßt sich manchmal aus räumlichen Gründen der Gebrauch einer Pinzette nicht vermeiden. Ist der Brückenlappen auf seine ganze Ausdehnung von der Unterlage frei präpariert, sind blutende Gefäße sorgfältig abgebunden, so lege ich nach Mobilisierung der Haut zunächst einmal die Plattendrahtentspannungsnähte (Abb. 75, 77 und 79b) und ziehe sie unter mäßigem Zug an, wodurch sich die Wundränder auf fast 2 cm einander nähern lassen. Dann wird mit der linken Hand der Brückenlappen wurstförmig zusammengerollt und im Abstand von 2 cm werden subkutane Nähte gelegt, wodurch der Lappen seine runde Form erhält und die darauf folgenden Kutisnähte in ½ cm Abstand nur die Adaption der Haut bewirken. Diese Naht endet beiderseits etwa 2 cm von den äußersten Grenzen des Rundstiels, so daß nach den Fußplatten des Brückenlappens eine dreieckige Wundfläche zunächst offenbleibt. Jetzt arbeite ich wieder an der Körperwunde weiter, indem zunächst einmal die Entspannungsnähte (s. o.) so weit nachgezogen werden, daß die Wundränder sich berühren, was in den meisten Fällen nur dadurch so mühelos gelingt, daß dieser Vorgang in zeitlich getrennten Abständen vorgenommen wird: durch die seit der Legung der Drahtnaht verstrichene Zeit hat die Spannung soweit nachgelassen, daß sich das völlige Zusammenziehen der Wunde erreichen läßt. Die Unterlegplatten werden durch den immerhin starken Spannungszug in das Gewebe hineingedrückt und können dort leicht einschneiden. Aus diesem Grunde werden die Ränder mit einem Péan nach obenhin aufgebogen. Subkutane Katgutnähte vereinigen die Wunde wieder so weit, daß auch hier die darauf folgende Epidermisnaht keinerlei Spannung ausgesetzt ist. Diese Körpernaht wird nach beiden Enden hin 2 cm von den Stielansätzen beendet, so daß sich nunmehr je zwei korrespondierende dreieckige Wundflächen der Körperwunde und der Rundstielwunde gegenüber liegen, die jetzt miteinander vernäht werden. Auf diese Weise ist das gesamte Operationsgebiet, sowohl die Körper- als auch die Rundstielwunde durch primäre Naht lückenlos verschlossen.

Zwischen Rundstiel- und Körperhaut wird eine trockene Gazeplatte gezogen, der Rundstiel mit einer gleichen bedeckt. Darüber kommt eine Lage Polsterwatte. Ein Mastisolverband über dem ganzen Operationsgebiet deckt dieses sicherer und haltbarer ab als Binden, die am Körper zu leicht verrutschen und bei der veränderlichen Ausdehnung des Brustkorbs oder des Bauchs entweder zu fest oder zu locker zu liegen pflegen.

Bis auf die erwähnten Abänderungen des bogenförmig geführten Hautschnittes, der grundsätzlich angewandten Plattendrahtentspannungsnaht und das möglichste

Vermeiden jeder Pinzette bei der Naht, entspricht diese Technik der Rundstielbildung der sonst üblichen.

Der erste Verbandswechsel soll erst nach Ablauf von 10 Tagen vorgenommen werden, falls keine Komplikationen ein vorzeitiges Lösen des Verbandes erfordern. Mit der Entfernung der Hautnähte warte man ab, nehme diese evtl. etappenweise vor, da bei zu frühzeitiger Entfernung und noch bestehendem Stauungsödem des Rundstiels nur ein Auseinanderweichen der erst lose verwachsenen Wundflächen eintreten kann. Die Entspannungsnaht kann wesentlich länger liegen bleiben (2 bis 3 Wochen). Mit ihrer Entfernung braucht man sich keineswegs zu beeilen, da durch die Verwendung des Drahts Stichkanaleiterungen nicht eintreten. In einer Reihe von Fällen schneiden die Entspannungsnähte durch den starken Zug, dem sie ausgesetzt sind, etwas ein, jedoch geben sie nicht so unschöne Narben wie die durch die „durchgreifenden" Entspannungsseidennähte hervorgerufenen, vom Einstich bis zum Wundrand reichenden.

Verlängerung des Rundstiels. Es besteht durchaus die Möglichkeit, einen für die Plastik erforderlichen längeren Rundstiellappen in einer Sitzung herzustellen, wie ich es in einem Falle ausführte (Abb. 80a, b). Bei diesem etwa 35 cm langen Rundstiel ließ ich in der Mitte eine Ernährungsbrücke mit dem Körper bestehen. Diesen Weg habe ich aber nie wieder beschritten, da er keine Vorteile gegenüber dem schrittweisen Verlängern (s.u.), wohl aber eine Menge Nachteile aufweist: zunächst einmal muß zur Anästhesierung des Operationsgebiets in einer Sitzung eine unverhältnismäßig große Menge Novocainlösung verbraucht werden, die vom Körper wohl nicht so symptomlos verarbeitet wird, wie die gleiche Menge in zwei zeitlich auseinander liegenden Sitzungen. An der mittleren Ernährungsbrücke läßt sich ein exakter völliger Wundverschluß nicht erreichen, so daß diese Stelle gefährdet ist und schließlich wird keinerlei Zeit gewonnen, denn die Abtragung der in dem mittleren Teil liegenden Ernährungsbrücke kann auch erst nach 2 bis 3 Wochen erfolgen und muß sich an die hierdurch veränderte Zirkulation wieder gewöhnen, bis der Stiel zur weiteren Bearbeitung benutzt werden kann. Aus diesen Gründen habe ich in der Folgezeit die Verlängerung des Rundstiels stets wie üblich in einer zweiten Sitzung (Abb. 81), die im allgemeinen einen zeitlichen Abstand von 14 Tagen zum ersten Eingriff verlangt, vorgenommen. Voraussetzung dabei ist, daß die Heilung reaktionslos und vollständig ist. Bei vorhandenen kleineren Stichkanaleiterungen oder offenen Wundflächen am Stiel soll der zweite Eingriff erst nach Abheilung vorgenommen werden. Dieser gestaltet sich dem ersten Eingriff sehr ähnlich. Im gleichen Abstand wie beim ersten Eingriff werden die Hautschnitte angelegt, die an den Enden des fertiggestellten Rundstiels spitzbogenförmig unter diesem zusammenlaufen. Schuchardt bringt in seiner Monographie noch eine andere Verlängerungsmethode, die auf der Bildung eines zweiten, in der Verlängerung des ersten Rundstiels gelegenen Brückenlappens beruht, von diesem jedoch durch eine kurze Hautstrecke entfernt ist. Beide Lappen werden dann später nach Abtrennung des gemeinsamen Lappenfußes miteinander vereinigt.

Die weitere Verarbeitung des Rundstiellappens. Vom 14. Tage nach der Bildung des Rundstiels ab lasse ich das zur Plastik in Aussicht genommene Ende mit einem dünnen Gummischlauch für Minuten, an den folgenden Tagen längere Zeit (bis zu mehreren Stunden) fest abschnüren. Dadurch wird der Lappen gezwungen,

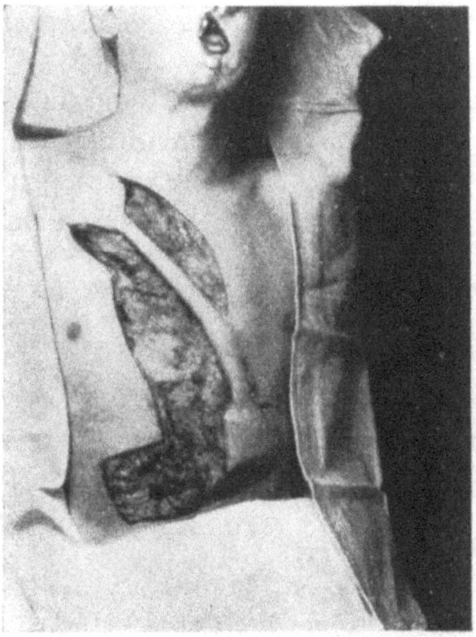

Abb. 80 a

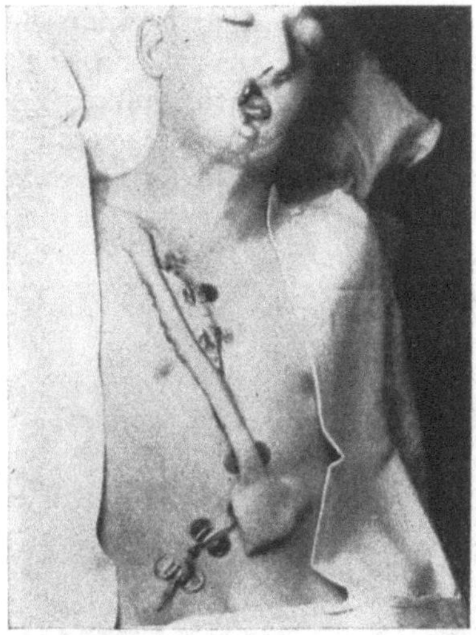

Abb. 80b

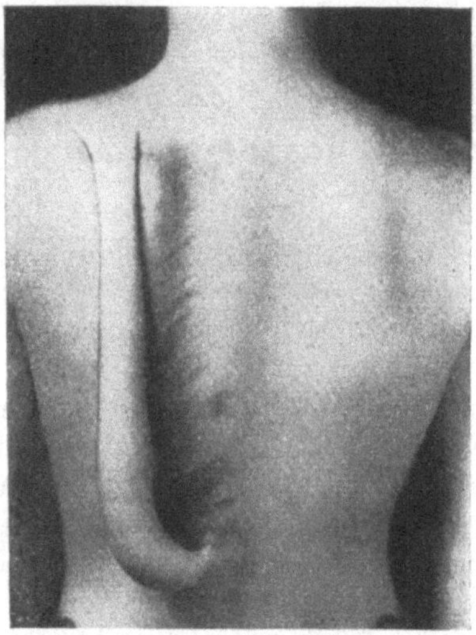

Abb. 81

Abb. 80a. Anlage eines etwa 35 cm langen Rundstiellappens in einer Sitzung mit einer in der Mitte des Rundstiels befindlichen zusätzlichen Ernährungsbrücke.

Abb 80b. Situation nach beendeter Operation: die Körperwunde ist durch Plattendrahtentlastungsnähte zusammengezogen.

Abb. 81. Ein in zwei zeitlich voneinander getrennten Sitzungen angelegter Rückenrundstiellappen.

während der Unterbindung seine Haupternährung aus dem Stammfuß (d. h. dem Fuß, der stehen bleibt), zu beziehen. Zum anderen kann ich mich aber auch von der Durchblutung des Lappens überzeugen. Im allgemeinen schwillt er, auch wenn die Ernährung von dem Stammfuß ausreichend ist, etwas an, darf jedoch nicht mehr die Farbe verändern, wenn die Ernährung nach Abtrennung des einen Fußes für den Rundstiel ausreichend sein soll.

Trotz dieser Vorsichtsmaßregel empfiehlt es sich besonders bei längeren Rundstielen, die Absetzung des einen Fußes nicht auf einmal, sondern in zeitlich voneinander getrennten Sitzungen vorzunehmen. Dabei kann man entweder den Stiel zur Hälfte abtrennen und ihn dann nochmals an der gleichen Stelle vernähen oder

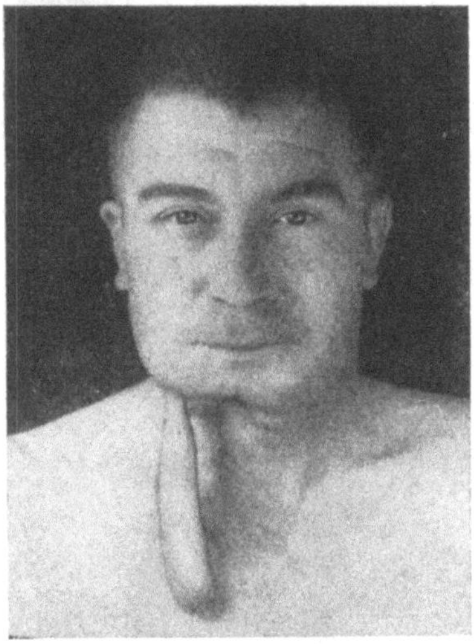

Abb. 82a

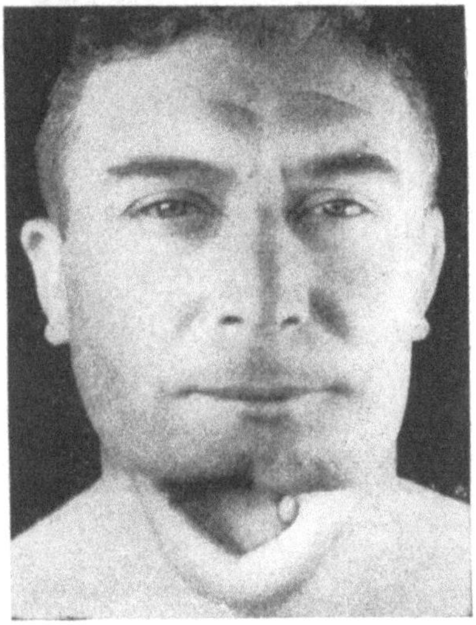

Abb. 82b

Abb. 82a Der Rundstiel ist am Implantationsort eingeheilt, so daß der „Stammfuß" abgesetzt werden kann.

Abb. 82 b. Das freie Ende des Rundstiels ist nunmehr ebenfalls am Defektrand implantiert.

man näht die entstandene Wundfläche des Stiels zusammen. Eine unmittelbar nach dieser Abtrennung auftretende blasse Verfärbung der Haut schwindet bald. Zeigen sich jedoch bläuliche Verfärbungen oder treten gar Nekrosen auf, so ist mit der völligen Abtrennung des Stiels noch zu warten. Nach 5 bis 6 Tagen wird dann der restliche Teil des Fußes abgetrennt und ebenfalls wieder an seinen Ort zurückverpflanzt*).

Hat der Stiel diese Prozedur überstanden, dann kann er zur Deckung des Defekts benutzt werden. Man umschneidet bei diesem Akt zunächst den zu deckenden Defekt und schafft frische narbenfreie Wundränder und wenn möglich auch eine narbenfreie Grundlage. Dann erst wird der Rundstiel völlig abgesetzt und der Defektgröße entsprechend nach Ausschneiden der an der Unterfläche befindlichen Narbe

*) An dem Stiel habe ich folgende recht interessante Beobachtung machen können: erkrankte solch ein Patient an einer interkurrenten Infektion (Angina, Bronchitis usw.), so klagt er bereits am Tage vor Eintritt des Fiebers über ein Spannungsgefühl im Lappen, welches sich auch objektiv dadurch bemerkbar machte, daß sich der leicht durchhängende Lappen straffte und derb anfühlte. Ob diese, den klinischen Erscheinungen vorausgehende Auswirkung der Allgemeinerkrankung auf die Haut sich nur auf die durch den Eingriff und die dadurch bedingten Veränderungen in den Rundstiel erstrecken oder aber die gesamte Hautoberflache betreffen, wäre einer Durchforschung wert.

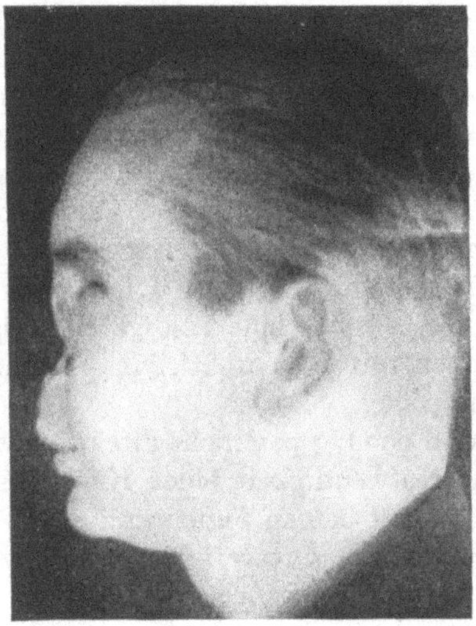

Abb. 83 a

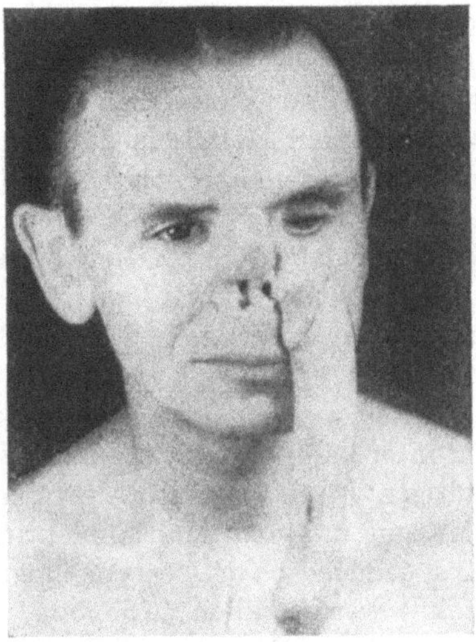

Abb. 83 b

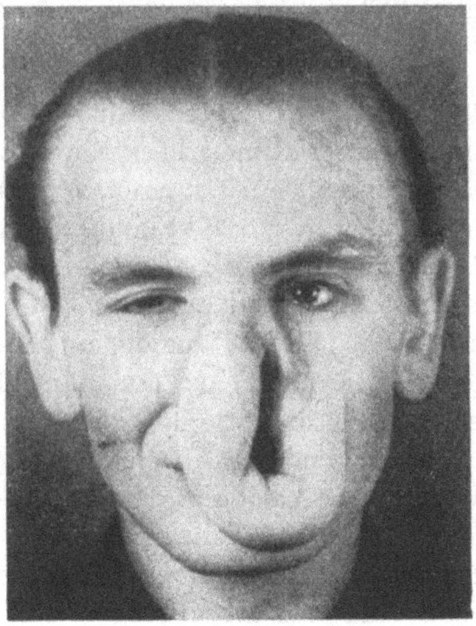

Abb. 83 c

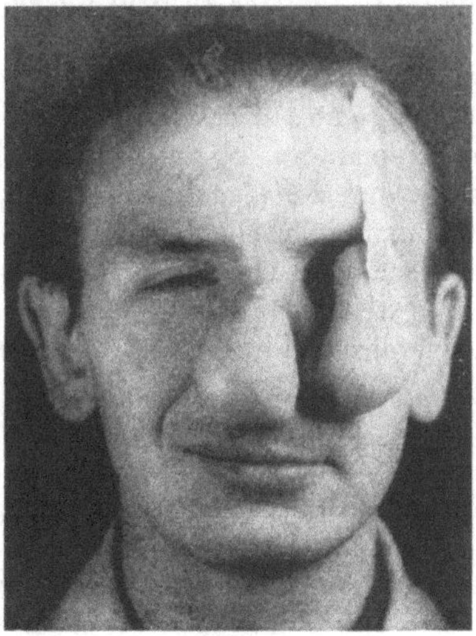

Abb. 83 d

Abb. 83a. Totaldefekt der unteren Nasenhälfte, Verlust des linken Auges, Wangendefekt bis zur Kieferhohle durchgehend, Ektropium des Unterlides (23. 6. 44).

Abb. 83b. Der über den Arm auf die linke Wangenseite verpflanzte Flankenlappen ist von seinem Insertionspunkt am Arm abgetrennt (29. 8. 44).

Abb. 83c. Das freie Ende des Rundstiels ist auf die Nase verpflanzt (25. 11. 44).

Abb 83d. Der Rundstiel hat an seinen beiden Implantationsorten Ernährungsanschluß gefunden, so daß er nunmehr in der Mitte durchtrennt ist und beide Teile getrennt zur Deckung der Defekte benutzt werden können (11. 12. 44).

flächenförmig ausgestreckt und geformt. Die Vereinigung des Lappens mit dem Defekt, der eine sorgfältige Blutstillung vorauszugehen hat, muß möglichst innig durch Haut- und subkutane Katgutnähte erfolgen. Am Ort der Einpflanzung sprossen nunmehr Gefäße in den Lappen hinein, so daß die Ernährung des Transplantats von diesem übernommen und der Weg durch den Stiel unterbrochen werden kann. Wann dieser Zeitpunkt erreicht ist, hängt von verschiedenen Faktoren ab: Größe des Defekts, Beschaffenheit und Durchblutung der Unterlage usw. Eine feste Regel läßt sich auch hier nicht aufstellen, jedoch lasse man sich mit der Abtragung Zeit, zumal dann, wenn andere Umstände nicht eine baldige Beendigung des Zustands erzwingen. Je länger der Lappen mit seinem Stiel in Verbindung steht, um so weniger unterliegt er der Schrumpfung.

Mitunter kann es die Situation erfordern, daß der Lappen nicht direkt an seinen endgültigen Implantationsort gepflanzt wird (Notwendigkeit einer Knochenspaneinpflanzung u. a. m.). Man implantiert ihn dann mit beiden Füßen in die Nähe des Defekts, jedoch so, daß er von hier aus ohne weitere Ortsveränderung endgültig bearbeitet werden kann (Abb. 82a, b).

Sind mehrere Defekte im Gesicht zu decken, so kann der vorhandene Stiel hierzu in der gleichen Weise wie eben beschrieben, verwandt werden, wobei die Defektdecklappengefäße, die inzwischen Anschluß an die Stielgefäße gefunden haben, die Ernährung des Stieles übernehmen (Abb. 83a bis d). In diesem Falle verlängert sich die Wartezeit bis zu dem folgenden Eingriff fast um das Doppelte. Es ist geraten, auch hier den Fuß zunächst schrittweise abzutragen, wenn man keine Mißerfolge erleben will.

Deckung eines Defekts durch einen mittels Rundstiel ernährten transplantierten Gewebelappen: Reicht ein in einer Sitzung hergestellter Rundstiel in seiner Länge nicht aus, um den Defekt zu decken, mangelt es nur an einer kurzen Wegstrecke und will man nicht eine Rundstielverlängerung in einer zweiten Sitzung vornehmen, so läßt sich, den Rundstiel ausschließlich als Ernährungsweg benutzend, ein Gewebelappen vor dem einen Fuß des Rundstiels als Transplantat benutzen (Abb. 73). Dieser herausgeschnittene Lappen fand bisher seine Ernährung aus der ungestörten Umgebung und ist nun, aus seinem Verbande gelöst, allein auf die mangelhafte Ernährung durch den Stiellappen angewiesen, so daß häufig Randnekrosen auftreten, die die Einheilung des Lappens am Plastikort stören. Durch seine ungenügende Ernährung unterliegt er außerdem besonders stark der Atrophie. Um diese Nachteile herabzumindern, benutzt man die von Perthes angegebene Methode der „Lappenvorbereitung in situ". In seiner Monographie hat Schuchardt die Verhältnisse besonders klar dargestellt und illustriert. Aus den Abbildungen sind die Schrumpfungsgröße und Minderung des Lappens durch die von Perthes angegebene Methode ersichtlich. (Abb. 84a bis f). Neben diesem Vorteil hat die Lappenbildung aber auch Mängel, die Schuchardt in einem gewissen Verlust der Weichheit, Elastizität und Vitalität sowie Resistenzminderung gegenüber Infektionen sieht. „Weiterhin verbleiben nach der Einlegung eines solchen Lappens bei seiner Verwendung als Fernlappen offene Wunden am Stiel. Diese führen zu Granulationen und Gewebsschrumpfung, so daß der Wert des Stiels für weitere Verwendung im Sinne einer Wanderlappenplastik verringert wird. Die Wundflächen bilden außerdem eine dauernde Infektionsgefahr (Erysipel) und belästigen den Patienten besonders bei

Gesichtsplastiken durch Sekretabsonderung". PERTHES hat außerdem noch einen anderen Weg beschritten, um einen „Privatkreislauf" des Lappens zu erzwingen, ohne dabei den Lappen selbst umschneiden zu müssen. Er sticht eine lange Stopfnadel unter das Gewebe, so, daß beide Enden zutageliegen, legt eine andere Stopfnadel darüber und verbindet die vier Enden der beiden Nadeln miteinander. Da-

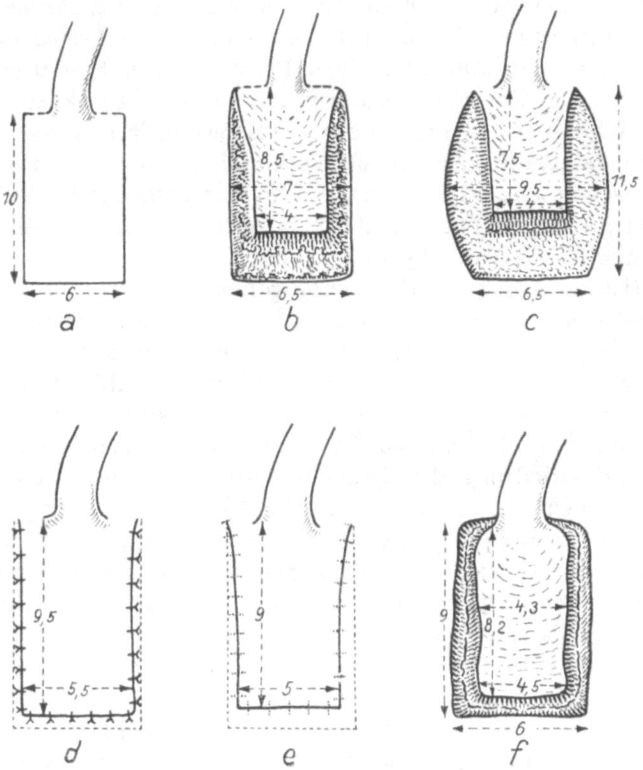

Abb. 84a Lappenvorbereitung „in situ" (PERTHES) nach SCHUCHARDT: der zu bildende Lappen ist auf der Haut vorgezeichnet.
Abb. 84 b. Schrumpfung des Hautlappens nach Umschneidung.
Abb 84c. Größenverhältnisse nach Ablosung des Lappens
Abb. 84d. Der sofort eingenahte Lappen hat nur wenig an Große verloren.
Abb. 84e. Lappengröße 9 Tage nach der Operation.
Abb. 84f. Der am 9. Tag fur die Plastik zur Verfügung stehende Lappen ist erheblich weniger geschrumpft als bei seiner ersten Ablosung (nach SCHUCHARDT).

durch wird ein Teil des Gewebes linear zusammengepreßt und die durch diese Linie ziehenden Blutgefäße werden außer Funktion gesetzt. HAGENDORN umschneidet lediglich den Lappen und beläßt ihn 4 bis 6 Tage an seinem ursprünglichen Ort, „wobei ein Wiederverwachsen mit seinem Mutterboden durch Zwischenlegung einer Schicht Gaze vermieden werden muß".

Die Wanderung des Rundstiels. Will man den langen Rundstiel, der von der Entnahmestelle bis zum Ort der auszuführenden Plastik im Gesicht reicht, vermeiden, so kann man den in einer Sitzung hergestellten kürzeren Rundstiel wandern lassen, indem man jeweils mit gewissen zeitlichen Abständen den einen Fuß löst, dem Plastikort nähert und dort einpflanzt. Sobald die Ernährung durch diesen Fuß gewährleistet ist, wird mit dem andern Fuß in der gleichen Weise verfahren. Dieses würde aber z. B. bei Abdominal- oder Flankenlappen ein mehrfaches Umsetzen verlangen und jedesmal einen erneuten Eingriff und damit auch eine Schädigung und Verkürzung des Rundstiels bedeuten. Deshalb benutzt man für diese Fernlappen den Arm als Transportweg, da durch die Annäherung des Armes an den Kopf ein großer Teil der Wegstrecke überbrückt und erspart wird. Hierzu läßt sich sowohl der Ober- als auch der Unterarm benutzen. An ihm wird zu diesem Zweck ein dem halben Stieldurchmesser entsprechender halbkreisförmiger Lappen freipräpariert; die Einpflanzungsstelle des Übertragungsfußes wird also zur Hälfte aus dem halbkreisförmigen Defekt und zur anderen Hälfte aus dem durch die Bildung dieses Defektes resultierenden Lappen gebildet. Katgut- und Hautnähte vereinigen eng die beiden Wundflächen (Abb. 85).

Hat der Stiel am Arm seine Ernährung gefunden, so kann in bekannter Weise der andere Fuß des Stiels unter Beachtung der oben wiedergegebenen Vorsichtsmaßregeln abgelöst werden. Durch Heben des Arms wird dieser Fernlappen auf kürzestem Wege an seinen Verwendungsort gebracht. (Abb. 86 u. 87).

Zusätzliche Eingriffe und Verwendung des Rundstiellappens: im allgemeinen empfiehlt es sich, die Einführung von Stützmaterial wie Knochen oder Knorpel zur Formgebung und -erhaltung des Transplantats erst nach dessen Einheilung an seinem endgültigen Ort vorzunehmen. Besteht jedoch Veranlassung, die freie Transplantation des Stützgewebes bereits vorher auszuführen, so kann dies entweder in den Stiel selbst oder in den an der Stielfortsetzung befindlichen Lappen zwischen Haut- und Fettgewebe hinein erfolgen, was besonders für Ohrmuschel- oder Unterkieferknochenplastik geeignet ist.

Wird zur Deckung des Defektes einer Höhle ein doppelt epithelisierter Lappen benötigt, so kann man diesen auf folgende Weise herstellen: nach der Perthesschen Lappenvorbereitung in situ (s. o.) wird der abgelöste Lappen umgebogen, Wundfläche auf Wundfläche gelegt und vernäht oder man präpariert einen neuen Brückenlappen, trennt ihn von seiner Unterlage so weit ab, daß unter ihn das aufgerollte Ende des Rundstiels geschoben und wiederum Wundfläche an Wundfläche vernäht werden kann. Während sich nach dem ersten Verfahren nur verhältnismäßig kleine Lappen herstellen lassen, sind der zweitgenannten Methode keine so engen Grenzen gesetzt. Zu erwähnen wäre schließlich noch eine dritte Ausführung zur Herstellung doppelt epithelisierter Lappen: Anlage zweier Rundstiellappen, von denen zwei Enden aufgeklappt und aufeinander vernäht werden.

Da der zu deckende Höhlendefekt nicht immer in Ausdehnung und Form an der Innen- und Außenfläche gleich ist, müssen vor Einpflanzung des Lappens beide Epithelschichten dementsprechend gesondert zugeschnitten werden.

Auf eine besondere Verwendung des restierenden Rundstiels macht Schuchardt aufmerksam: ist trotz Deckung eines Wangendefekts noch eine Dellung zurückgeblieben, so verwendet er den Fettbestandteil des Stiels zur Aufpolsterung, indem er den mit dem Transplantat noch in Verbindung stehenden Rundstiel von seinem Epithel befreit und den nunmehr übrigbleibenden „Fettrundstiel“ durch einen Einschnitt nach Unterminierung der Eindellung einschiebt.

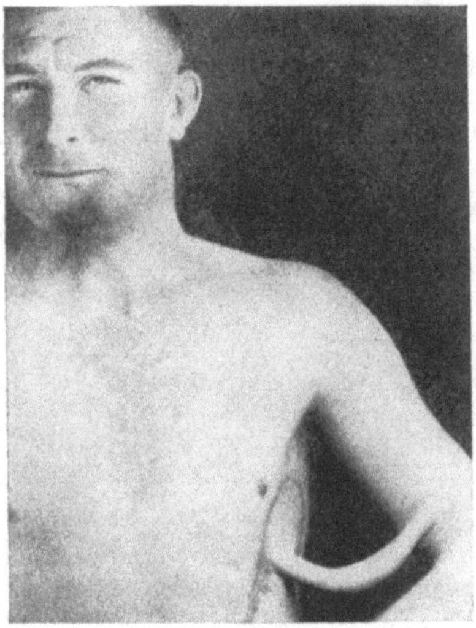

Abb. 85

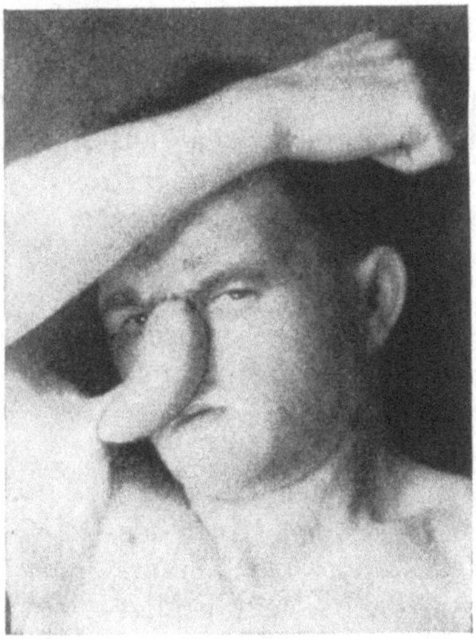

Abb. 86

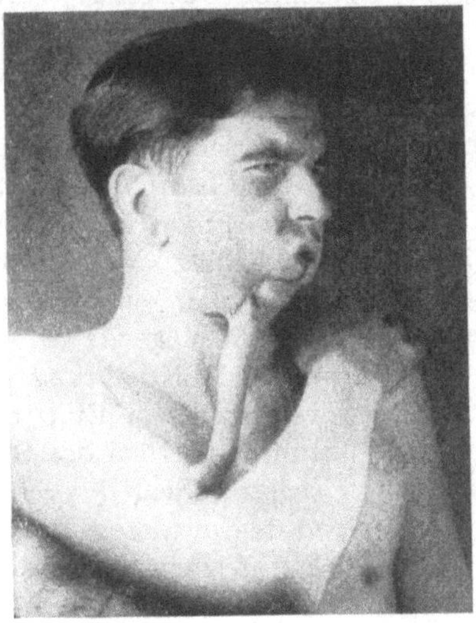

Abb. 87

Abb. 85. Der Flankenlappen ist auf den Arm uberpflanzt worden Nach Abtragung des Flankenstiels kann durch Hebung des Arms das Transplantat an den Kopf gebracht werden.

Abb. 86 Der Flankenlappen ist uber den erhobenen Arm an den Implantationsort (Nase) gebracht. Bei der Transplantation von Lappen oberhalb der Mundoffnung empfiehlt es sich, den Unterarm uber dem behaarten Kopf zu fixieren.

Abb. 87. Bei der Übertragung des Flankenlappens uber den Arm ist es bei Defekten unterhalb der Mundöffnung fur den Patienten bequemer, wenn der Arm vor der Brust liegend, fixiert wird.

Stützen und Fixierungen: es kann vorkommen, daß besonders gern die schlaffen Rundstiele sich bei der Wanderung oder nach Einpflanzen am Ort der Plastik durch zu starkes „Durchhängen" abknicken und die Durchblutung hindern. Diesem Umstand kann man dadurch begegnen, daß der Lappen in eine eigens hierfür geformte rillenförmige Schale aus Stenzmasse, Paladon oder Gips gebettet wird (Abb.88) oder man ihn in einem, ihn nicht beengenden Rohr aus Pappe verlaufen läßt. Ebenso kann ein an der Abknickungsstelle dazwischengeschobenes Röllchen dieses Gefahrenmoment beheben (Abb. 89).

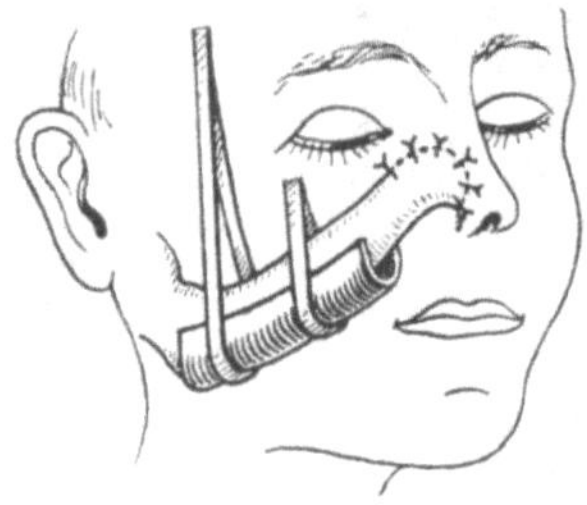

Abb. 88

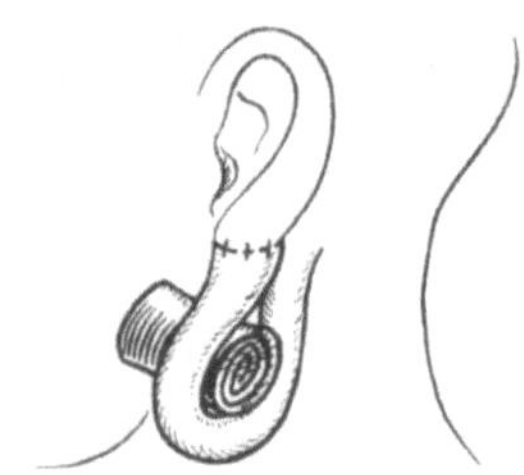

Abb. 89

Abb. 88. Eine rinnenförmige Schale verhindert das Abknicken des Rundstiels und den Zug desselben am Implantationsort.

Abb. 89. Ein zwischen die Schenkel des Rundstiels geschobenes Gazeröllchen verhindert die Abknickung.

Bei Überpflanzung eines Abdominal- oder Flankenlappens auf den Arm als Zwischenstation zum Transport auf das Gesicht genügt zur Sicherung gegen unbeabsichtigte Armbewegung eine Handgelenkmanschette, die an einer um den Leib gelegten Bindentour befestigt wird.

Störungen im Wund- und Heilungsverlauf: unmittelbar nach der Formung des Rundstiels pflegt in ihm eine Stauung aufzutreten, die auf gestörte Zirkulationsverhältnisse zurückzuführen und ohne Bedeutung ist. Sie geht nach einigen Tagen zurück. Bläuliche Verfärbung des Rundstiels deutet auf eine venöse Stauung, die um so bedrohlicher ist, je frühzeitiger sie nach dem Eingriff auftritt. Durch Skarifikation, Stichelung oder Ansetzen von Blutegeln kann man einer evtl. Nekrose vorbeugen.

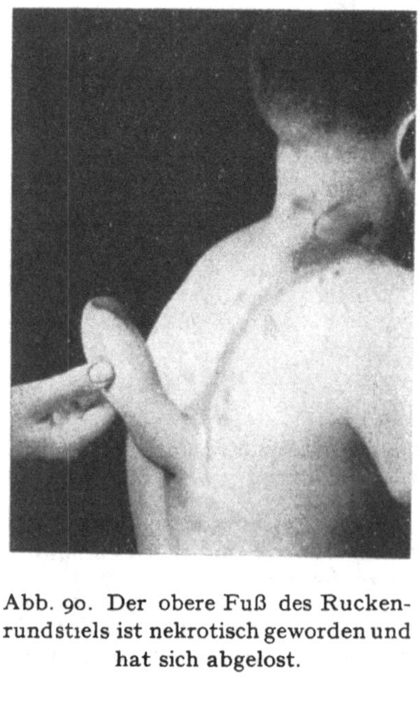

Abb. 90. Der obere Fuß des Ruckenrundstiels ist nekrotisch geworden und hat sich abgelost.

Ungenügende Blutzufuhr und damit ungenügende Ernährung des Stiels führt über die verschiedenen Etappen der Gewebsschädigung zum Absterben des Stiels. Diese Nekrose kann sich sowohl an den Stielfüßen (Abb. 90) als auch in den mittleren Bezirken des Stiels abspielen. Ein Aufhalten dieses Mißgeschicks läßt sich weder operativ noch medikamentös erreichen. Hat sich die Nekrose im mittleren Teil abgespielt, so sind die beiden Stielstümpfe, da sie auf eine sehr kurze Strecke zusammenschrumpfen, kaum zum weiteren Aufbau zu verwenden. Bei der Nekrose an einem Stielfuß pflanzt man diesen nach der Demarkierung in die gesunde Haut der Umgebung und verlängert ihn in einer zweiten Sitzung an seinem anderen Ende auf die erforderliche Größe.

Gelegentlich und ohne erkennbare Ursache werden trotz lege artis ausgeführter Operation einzelne Rundstiele schlaff, während andere eine besondere Derbheit erlangen. Entspricht diese Gewebebeschaffenheit der Konsistenz desjenigen am Implantationsort, so ist das ein besonders glücklicher Umstand: schlaffe, elastische Haut eignet sich besonders gut zur Deckung von Wangendefekten, während die derbe Haut diese nur unschön zu ersetzen vermag; beim Ersatz der Nase aber muß

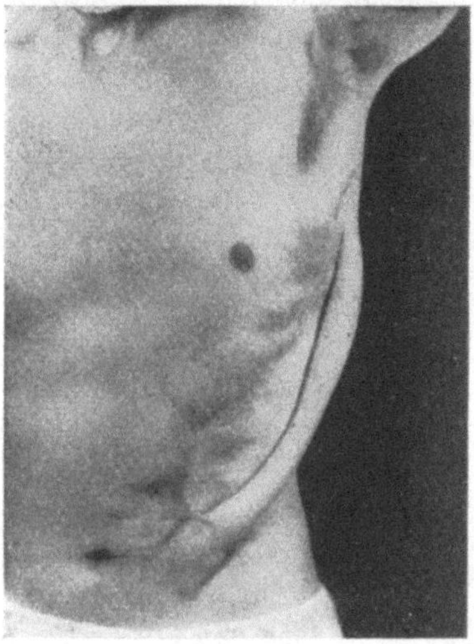

Abb. 91a

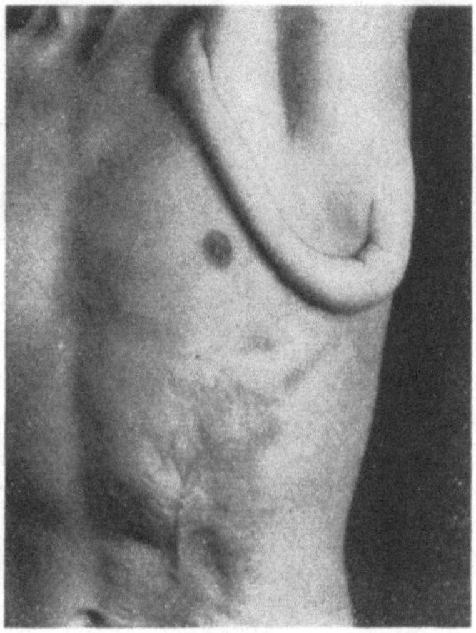

Abb. 91 b

Abb 91a. Abdominalflankenlappen zur Deckung eines großen Mund-Kinn-Mundbodendefekts. Abb. 91b. Der abdominale Fuß des Rundstiels ist „zur Wanderung" abgetragen und in die Gegend des Schlüsselbeins implantiert worden.

bei schlaffem Gewebe eine Stützunterlage geschaffen werden, während mitunter das derbe Transplantat in sich schon die gewünschte Festigkeit besitzt.

m) und n) Der Wander- und Kriechlappen. Kann man das Wandern eines Stiellappens vergleichen mit der Vorwärtsbewegung eines schreitenden Menschen, der einen Fuß, wenn auch etwas breitbeinig vor den anderen setzt, um so seinem Ziel näher zu kommen, so gleicht die Vorwärtsbewegung eines Kriechlappens dem Kriechen einer Raupe, indem sie das Hinterteil ihres Körpers bis zum Kopfteil heranzieht, diesen dann wieder vorstreckt, um so die Bewegungen zu wiederholen (Abb. 91a, b). Wie die Raupe durch ihre Fortbewegungsart wesentlich langsamer fortkommt als ein schreitender Mensch — selbst wenn die gleichen Größenordnungen vorlägen — so verhält es sich auch mit dem Vorwärtskommen beider Lappen: den Wanderlappen wird man daher bevorzugen, wenn größere, den Kriechlappen, wenn kleinere Strecken zu überwinden sind (Abb. 92a bis e).

Der umschnittene Lappen wird beim Wandern bis zum Stielansatz von seiner Unterfläche abgelöst, das distale Ende dicht an dem Stiel vernäht, so daß die Innenflächen sich berühren. Ist die Ernährung durch den herangezogenen Fuß gewährleistet, so wird der Stielfuß abgetrennt. Die aneinanderliegenden Wundflächen lassen sich stumpf leicht lösen. Der Lappen wird so weit wie möglich vorgestreckt und hier für den freien Fuß ein neues Wundbett geschaffen, in welches er hineinverpflanzt wird.

Im allgemeinen wird es sich empfehlen, diese Kriechbewegung nur einmal ausführen zu lassen, um am Ort der Verwendung anzukommen. Mehrfache Kriechbewegungen machen eine erheblich größere Bildung des Lappens notwendig, da

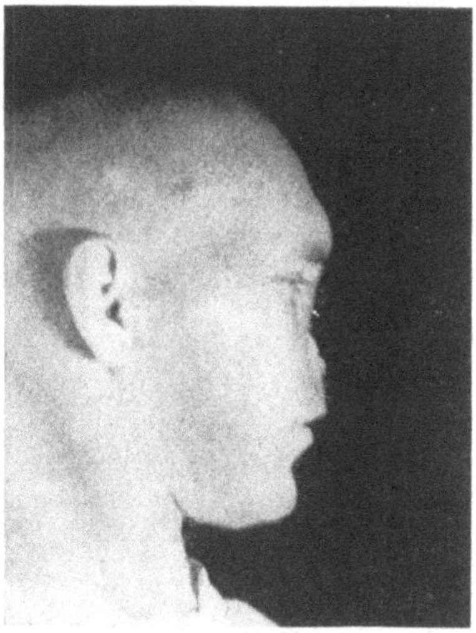

Abb. 92a

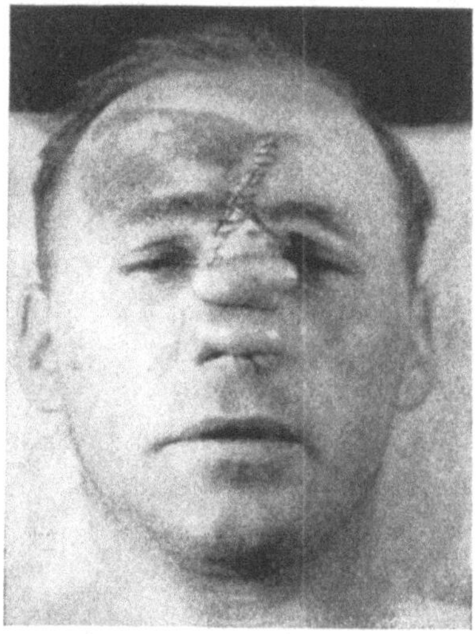

Abb. 92b

Abb. 92a (K. K.) Kriechlappen Völliger Verlust der Nase, Ersatz durch gestielten Lappen aus der Stirn war vorgesehen. Zu diesem Zweck ist ein Tibiaspan unter die Stirnhaut transplantiert, der jedoch, völlig im Narbengewebe umgebildet, zum Stützgerüst nicht zu verwenden war. 3. 11 42

Abb. 92b. Durch einen frontalen Stiellappen ist die Nase ersetzt, in ihrer Länge jedoch nicht ausreichend, so daß der Stiel des Lappens abgetrennt und, durch das überschüssige Gewebe zur Rolle geformt, an der Nasenwurzel eingenäht wurde. 18 12 42

bei jeder Fußabtrennung das letzte Ende des Lappens als untüchtiges Narbengewebe fortgeschnitten werden muß.

o) Reservelappen nach Joseph. Ich erwähne diese Methode nur der Vollständigkeit halber. Sie besteht darin, daß „man die schlechte Haut nicht ganz, sondern nur an drei Seiten abtrennt, sie nach der Seite zurückschlägt und erst dann den Defekt durch freies Transplantat deckt. Das Vorgehen bietet den Vorteil, daß man für den Fall der Nichteinheilung des frei überpflanzten Hautlappens immer noch als Notbehelf die schlechte Haut als Hautdeckung behalten kann". Joseph wandte diese Methode bei einem Nävus der Schläfengegend bis ins Unterlid reichend bei einem kleinen Kinde an. In der Befürchtung, daß der Krause-Lappen nicht anheilen könnte und eine gestielte Plastik aus dem Oberarm bei dem Alter des Kindes zu unsicher war, sah er sich genötigt, „unter dem Schutz des Reservelappens" frei zu transplantieren.

p) Hautknochenstiellappen. Knochendefekte, die eine Formveränderung des Gesichts hervorrufen, lassen sich nicht immer durch einfache Hautlappen aus-

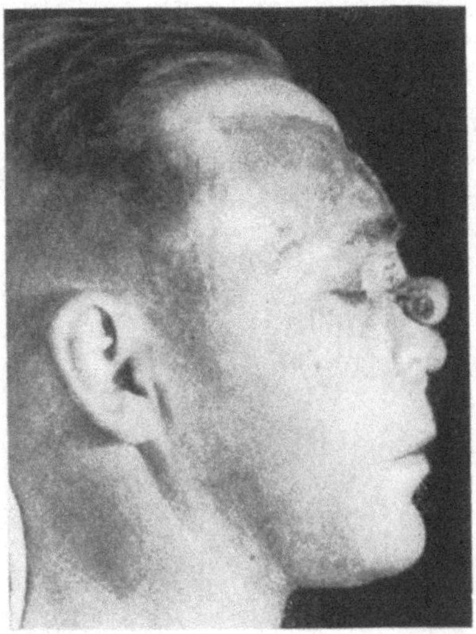

Abb. 92 c

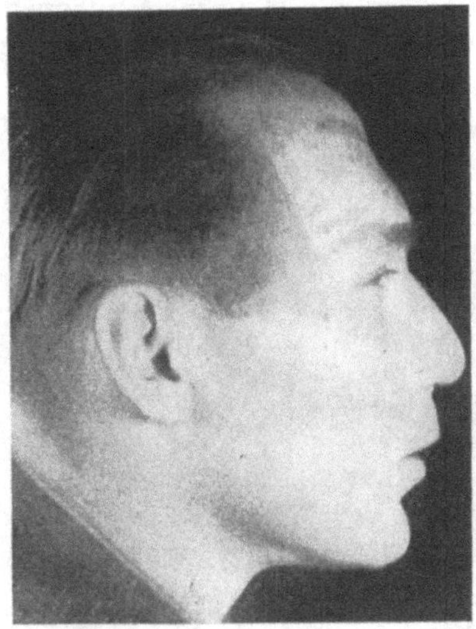

Abb. 92 d

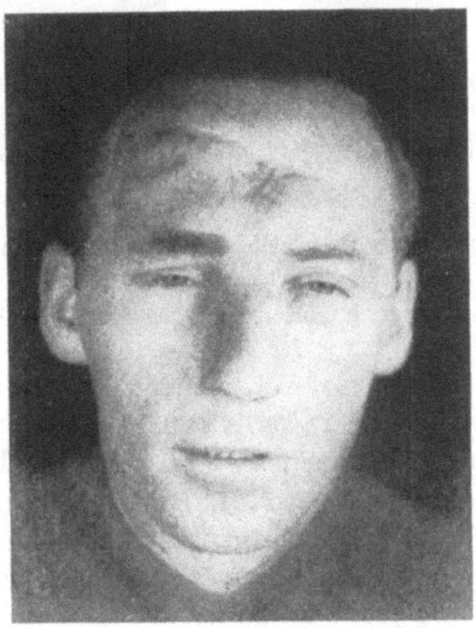

Abb. 92 e

Abb. 92c Seitenansicht Nach Einheilung des Stiels wird die untere Insertion der Geweberolle abgetrennt, die Rolle auseinandergezogen und nach Entfernung des Epithels über der Nasenspitzenwundfläche vernäht

Abb 92d Durch die teilweise Überdeckung des unteren Nasenteils mit dem Kriechlappen besitzt das Transplantat eine derartige Festigkeit, daß es auch ohne Stützgerüst seine Form beibehält.

Abb 92e Zustand am 13 11 43

gleichen; ein totaler Nasenersatz erfordert fast immer ein knöchernes Stützgerüst. Es ist deshalb versucht worden, auf verschiedenste Weise und aus verschiedensten Körperteilen den Deckungshautlappen gleichzeitig mit einem darunterliegenden Knochen zu transplantieren. So entnahmen König, von Hacker, Lexer und

HILDEBRANDT den Hautknochenlappen zum Ersatz eines Nasendefekts dem Stirnbein, HABS und ISRAEL der Ulna. Zur Bildung eines Hautknochenlappens verwandte KÖNIG Teile des Sternums, MANDRY der Clavicula, WATTS, LEISCHNER, WOLROWITSCHI den kleinen Finger und KAUSCH die Zehe (nach Wanderung über die Handfläche).

Der Hautlappen wird zunächst in seiner erforderlichen Größe umschnitten und abpräpariert bis zu dem Bezirk, der den Knochenspan oder die Knochenplatte mit-

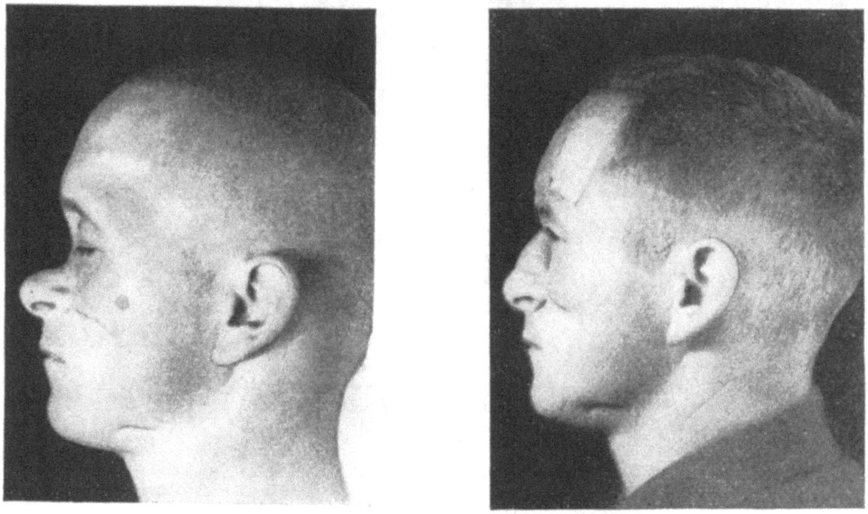

Abb. 93 a Abb. 93 b

Abb. 93a. Traumatische Sattelnase durch Verlust des knochernen Nasengerustes. Unter die Stirnhaut ist ein Schienbeinspan implantiert.

Abb. 93b. Zustand nach Einheilung des frontalen Hautknochenlappens.

nehmen soll. Nach Ausmeißelung des Knochens wird dann das Transplantat über den Defekt gelegt und vernäht oder wie LEXER (SCHIMMELBUSCH) es bei seinem totalen Nasenersatz aus den Stirnhautknochenlappen angewandt hat: der aus der Stirn gebildete Hautlappen wird so groß gewählt, daß der periphere Lappenteil nach innen geschlagen wird und dadurch die Wundfläche abdeckt. Durch dieses Verfahren hat er sich in einer Sitzung einen gedoppelten Lappen geschaffen, mit dem er dann in einer zweiten Operation die Nase aufbaute.

Diese Methode der gestielten Knochentransplantation setzt natürlich voraus, daß der Knochen unmittelbar unter der Haut liegt. Will man aber Lappen z. B. aus dem Oberarm verwenden, deren Haut von dem Knochen durch eine dicke Muskelschicht getrennt ist, so muß man unter die Haut einen frei transplantierten Knochen aus dem Schienbein oder Darmbein zur Einheilung bringen.

Auch beim frontalen Nasenersatz ist es zweckmäßiger, um einen Knochendefekt im Stirnbein zu vermeiden, ein Knochentransplantat aus dem Schienbein unter die Stirnhaut zu bringen (Abb. 93a, b) (JOSEPH, NÉLATON, ISRAEL, PERWITZSCHKY u. a.). Die zweite Operation, bei welcher der Hautlappen mit dem transplantierten Knochen verwandt wird, darf erst dann vorgenommen werden, wenn die Umwandlung des Knochentransplantats vollendet ist.

III. Ersatz durch totes Material (Alloplastik)

Das autoplastische Material ist durch Verwendung von alloplastischem stark in den Hintergrund gedrängt worden. Die Vorteile, welche das tote Material bietet, liegen klar auf der Hand: in aller Ruhe und Sorgfalt läßt sich die Einlage vor dem Eingriff formen, dem Patienten wird die zweite Wunde und Narbe

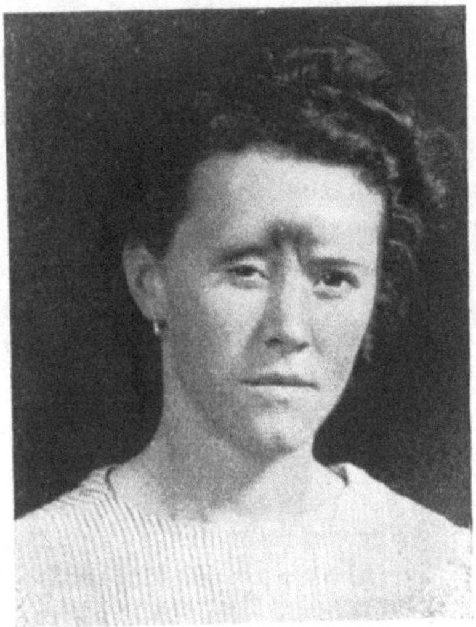

Abb. 94a

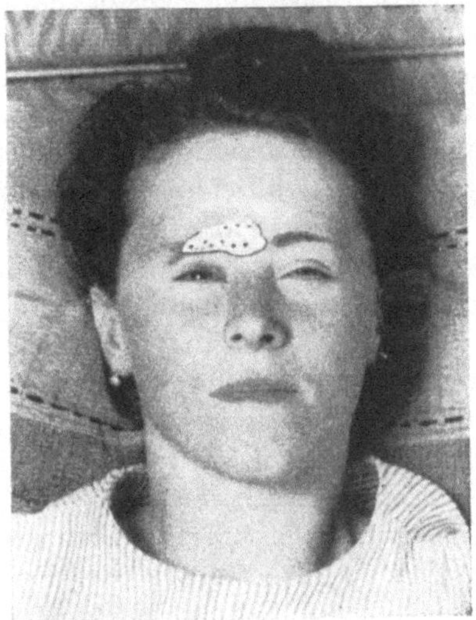

Abb. 94b

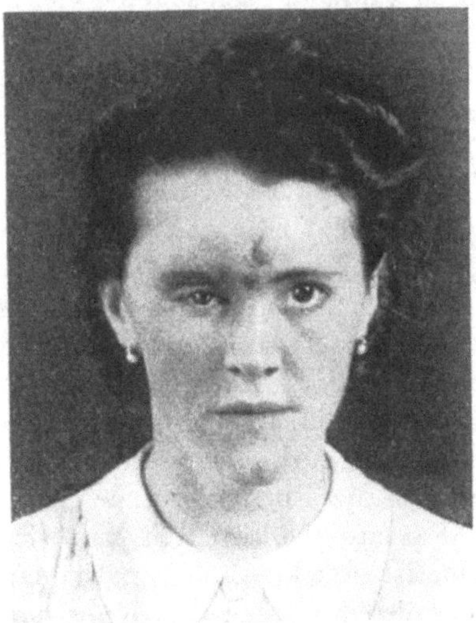

Abb. 94c

Abb. 94a. (L. E.) Zertrümmerung der rechten Supraorbitalspange und der äußeren Stirnhöhlenwand durch Skiunfall. Impression der Glabella

Abb. 94b. Das zur Auffullung angefertigte und mit Löchern durchbohrte Elfenbeinimplantat ist auf den Defekt gelegt.

Abb. 94c. Zustand nach der Unterfutterung.

erspart und damit der Eingriff und die Nachbehandlung um ein erhebliches verkürzt. Das Material unterliegt nicht der Korr:sion oder Resorption. Der Nachteil, den man dem alloplastischen Material nachsagen kann ist der, daß ein „Verwachsen" der Einlage mit dem umgebenden Gewebe nicht möglich ist; es werden durch das eingefügte Material, der Größe und Ausdehnung desselben entsprechend, Gewebsschichten voneinander entfernt gehalten, so daß ein Ernährungs- und Temperaturausgleich zwischen ihnen gestört ist. Dieser Nachteil kann dadurch teilweise behoben werden, daß man die Platte mehrfach mit kleinen durchgehenden Löchern (Abb. 94b) versieht, wodurch die Gefäße und Saftlücken die Möglichkeit haben, von der Tiefe her auf kurzem Weg an die Oberfläche zu gelangen. Unter besonders ungünstig gelagerten Verhältnissen kann die über der Einlage liegende Haut durch mangelhafte Erwärmung (von den tieferen Gewebsschichten her) geschädigt werden. So suchte mich erst kürzlich eine Patientin auf, bei der durch einen Skiunfall die rechte äußere Stirnhöhlenwand und der Supraorbitalbogen verlorengegangen war. Ich hatte den Defekt 1936 durch Elfenbeineinlage (Abb. 94a bis c) korrigiert. Bei der Räumung Schlesiens im Januar 1945 war die Patientin tagelang den Unbilden der Witterung (Schneetreiben bei bitterer Kälte) ausgesetzt, ohne sich dagegen schützen zu können. Die über dem Transplantat gelegene Haut war diesen ungewöhnlichen Anforderungen nicht gewachsen und wurde nekrotisch, so daß das Transplantat frei zutage lag und entfernt werden mußte.

Güntert ist in jüngster Zeit wieder für die Verwendung des autoplastischen Transplantats eingetreten: „der Fremdkörper (das alloplastische Material) bleibt, solange er im Körper ruht, ein schwelender Herd". Es soll nicht abgestritten werden, daß gelegentlich ein Nasenfurunkel einmal zu einer Ausstoßung der Einlage führen kann. Ich selbst habe viel alloplastisches Material verwandt, nie aber eine derartige Komplikation erlebt. Daß ferner beim Sport und anderen Gelegenheiten „die Nase in ungewöhnlicher Weise belastet wird" und dann ein heteroplastisches Material dem Trauma gegenüber sich weniger widerstandsfähig verhält, muß auch zugegeben werden. Jedoch sind beide angeführten Einwände nicht stichhaltig genug, um auch heute noch den Standpunkt der Chirurgen von vor 30 oder 40 Jahren aufrecht zu erhalten, daß die Entscheidung „zugunsten der Gewebsverpflanzung" gefallen ist. Zwischenfälle, die im übrigen immer auf eine ungewöhnliche Art und Belastung zustande gekommen sind, können bei der Alloplastik einmal vorkommen, bei der Autoplastik sind diese aber, wenn hierbei eine Störung am Entnahmeort auftritt, — man denke an die fortschreitende Rippenknorpelnekrose oder Schienbeinfrakturen — wesentlich ernster zu nehmen, ganz abgesehen davon, daß bei jeder Autoplastik dem Patienten selbst bei völlig unkompliziertem Verlauf immer die Entnahmestelle „zu schaffen" macht, denn sie ist es, die eigentlich den Patienten fühlen läßt, daß er operiert worden ist.

Auf ein Gegenargument ist erst kürzlich von Neugebauer hingewiesen worden: wie bei allen Materialien sollen auch bei den Kunstharzen durch „Ermüdungserscheinungen", die auf innere Spannungen zurückzuführen sind, Spontanbrüche des Paladons auftreten können. In der Literatur ist hierüber zwar noch nichts berichtet worden. Sollte dieses Moment zutreffend sein, so wäre dieser Einwand schwerwiegend und könnte eine Revision meiner Stellung zum Paladon zur Folge haben.

Das zur Anwendung kommende Material ist nun sehr verschiedenartig. Verlangt werden muß von ihm, daß es

1. nicht der Korrosion oder Resorption unterliegt, also vom lebenden Gewebe in keiner Weise angegriffen oder verändert wird,
2. daß es gewebefreundlich ist, d. h., es darf das umgebende Gewebe in keiner Weise schädigen,
3. sich leicht verarbeiten läßt und
4. nicht zu kostspielig ist.

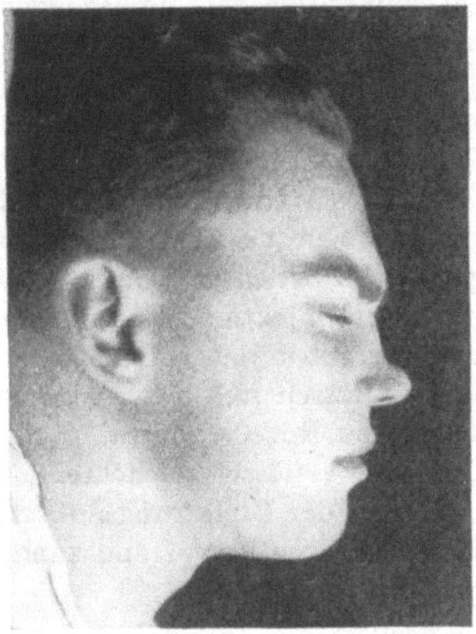

Abb. 95 a

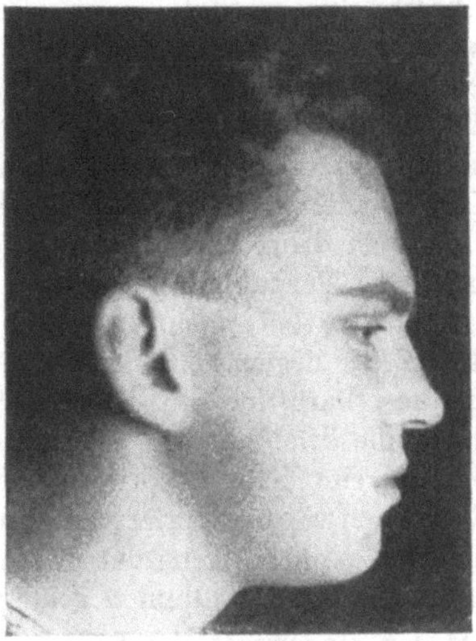

Abb. 95 b

Abb 95a. Sattelnase. — Abb. 95b Korrektur durch einen Paladonspan.

Es ist empfohlen und angewandt worden: von REHAK, ECKERT-MOBIUS: mazerierter Rinderknochen, von HAUBERISSER: Kork, von IMMENKAMP: Porzellan, von PONT und ROLLIN: Gold, von CRAWFORD, BRADTMÖLLER und KLEINSCHMIDT: Zell- oder Plexiglas, von CRAWFORD und GEID: Vitallium (eine Legierung von Kobalt, Chrom und Nickel).

Besonderer Beliebtheit erfreut sich das Elfenbein (MALBECK, ALVES, SALZBERGER, EITNER, ISHII, CENO u. v. a.) sowie das Paladon und Palapont. Den letzteren Kunstharzen gegenüber hat das Elfenbein den Nachteil, daß es immerhin recht schwierig in der Zubearbeitung ist und das Ausmodellieren größerer Platten lange Zeit in Anspruch nehmen kann. Infolgedessen wird jetzt allgemein Palapont oder Paladon bevorzugt (Abb. 95a und b). Es erfüllt alle an ein alloplastisches Material gestellten Anforderungen. Seine Bearbeitung ist einfach: nach einem Wachsmodell wird von jedem zahnärztlichen Laboratorium die Prothese hergestellt; kleine Feinheiten lassen sich leicht durch Bearbeitung mit einer Feile erreichen. Das fertige Stück kann ohne weiteres durch Kochen sterilisiert werden, ohne daß es Formveränderungen erleidet. Nur bei sehr großen und dünnen Platten kann ein Sterilisieren des Ersatzstücks zwischen zwei Gipsblöcken, wie LORENZ es angegeben hat, notwendig sein.

Paraffin wurde eine Zeitlang sehr gern und häufig zur Unterpolsterung von Hauteinsenkungen und zur Beseitigung von Hautfalten verwandt. Heute ist sein Anwendungsgebiet wesentlich eingeschränkt worden, weil eine erfolgreiche, gleichmäßige Ausfüllung des Defekts nur an den Hautstellen möglich ist, die eine feste Unterlage haben; wird es an der Wange verwandt, so treten neben Buckelbildungen Starrheit der Gewebspartien und damit Behinderung der Mimik störend auf. Es sind schließlich Fälle bekannt geworden, wo das Paraffin einen chronischen Reizzustand im Unterhautzellgewebe hervorrief und nach teilweiser Ausstoßung des Paraffins häßliche Narben zurückblieben. Auch sogenannte „Paraffinombildungen" sind beschrieben worden. Da das Paraffin nicht immer von dem umliegenden Gewebe durchwachsen wird, senkt es sich besonders im lockeren Gewebe der Schwere folgend nach unten.

Bei Beachtung gewisser Maßnahmen und Verwendung kleiner Paraffinmengen erreicht man jedoch zum Ausgleich kleinerer Defekte recht befriedigende Resultate.

Der Schmelzpunkt des zu verwendenden Paraffins soll zwischen 46 und 48° liegen. Es ist dringend anzuraten, den Schmelzpunkt selbst zu bestimmen, da die Angaben der Verkaufsfirmen nicht zuverlässig sind. So berichtet Eckstein, daß er eine Amaurose bei einem Patienten nach der Paraffininjektion, dessen Schmelzpunkt bei 62° liegen sollte, erlebte. Nachprüfungen ergaben den Schmelzpunkt bei 41 bis 42°. Paraffine mit höheren Schmelzpunkten lassen sich schwer durch die Spritzkanüle drücken. Zur Injektion verwende ich die Revolverspritze nach Brünings oder eine Schraubspritze. Das durch Erwärmung flüssig gemachte Paraffin wird in die erwärmte Spritze aufgezogen und während der Erstarrung injiziert. Zu warm ins Gewebe eingebracht, ruft es Gewebeschädigungen hervor und kann, versehentlich in ein Gefäßlumen gelangend, zu Embolien führen.

Da das Einspritzen des Paraffins durch das gewaltsame Auseinanderzerren des Gewebes schmerzhaft ist, empfiehlt es sich, die Injektion im Rausch vorzunehmen. Die Einstichstelle der Nadel soll möglichst 2 bis 3 cm von dem zur Ausfüllung kommenden Defekt entfernt sein, um eine Infektion durch den Stichkanal zu verhindern. Man schiebt von der Einstichstelle die Nadel bis zum entferntesten Punkt des Injektionsortes, injiziert dann langsam beim Zurückziehen der Kanüle und sorgt durch Druck mit dem Daumen von außen her für eine flächenförmige Ausbreitung des Paraffins im Gewebe. In einer Sitzung pflege ich nie mehr als 1 ccm zu injizieren und wiederhole diese Einspritzungen bei größeren Defekten in mehreren Sitzungen, zwischen denen aber die Schwellungsreaktionen der vorangegangenen Injektionen abgeklungen sein müssen. Besonders gern und mit bestem Erfolg habe ich das Paraffin bei der Ausfüllung kleiner Naseneindellungen und Hautvertiefungen nach der Killianschen Stirnhöhlenoperation vorgenommen.

D. Die Beseitigung von Gesichtsdefekten und -verunstaltungen

Spezieller Teil

I. Vorbemerkungen

Berücksichtigung finden nur diejenigen Operationsmethoden, welche — richtige Indikation und Technik vorausgesetzt — zufriedenstellende Resultate ergeben. Alle Eingriffe, die heute nur noch historisches Interesse haben, bleiben unerwähnt. Damit sollen keineswegs diese Arbeiten, die aus den „Kinderjahren" der plastischen Gesichtschirurgie stammen, als man die ersten Erfahrungen über die Transplantation lebenden Gewebes zu sammeln begann, in ihrem Wert herabgesetzt werden. Sie zeigen uns einmal, wie weit der Weg vom Beginn bis zu unserem heutigen Standpunkt war und wie sich allmählich unter Führung einzelner großer Plastiker die Methoden entwickelt haben. Die Zeichnungen der damaligen Veröffentlichungen muten uns heute reichlich sonderbar an, wenn wir z. B. die Abbildungen aus Königs Lehrbuch über die Rhinoplastik aus der Stirnhaut betrachten. Jeder sieht auf den ersten Blick, daß mit den beiden Hautläppchen a und b der Defekt nie zu schließen sein wird und daß der Lappen b bei der schmalen Ernährungsbrücke und dem großen Drehwinkel unweigerlich einer Nekrose anheimfallen muß (Abb. 96) und doch ist diese Anregung Königs der Ausgangspunkt des frontalen Nasenersatzes gewesen, der heute in der Methode von Joseph seine Vollendung gefunden hat.

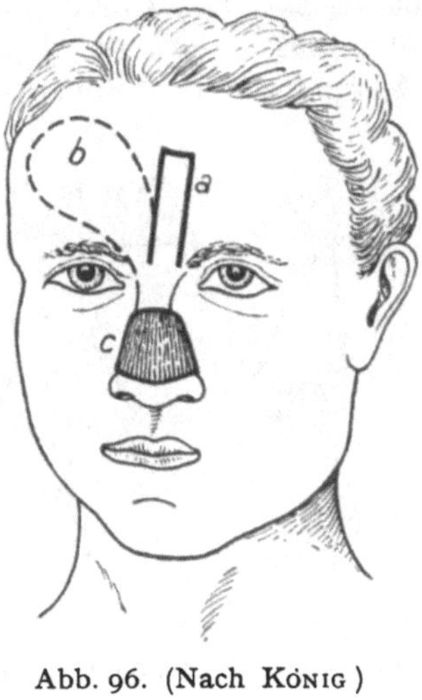

Abb. 96. (Nach König)

Daß über Betäubung, Naht und Verband bereits in Kapitel A gesagte findet auch bei den plastischen Operationen sinngemäße Geltung.

Ich war bestrebt, bei allen Fällen die geeigneten Operationen selbst auszuführen oder ausführen zu lassen, um mir selbst ein Urteil über ihren Wert bilden zu können. Dieses Urteil ist, wie jedes, subjektiv und muß als solches auch gewertet werden. Es mag verständlicherweise bei diesem oder jenem Widersprüche hervorrufen. Ich war bemüht, kritisch und unvoreingenommen alles zu bewerten und habe mich stets gern belehren lassen, ohne an einer Methode hängen zu bleiben. Soweit es das mir erhaltene Fotomaterial gestattet, habe ich die einzelnen Methoden und ihre Resultate durch Lichtbilder belegt, die selbstverständlich sämtlich unretuschiert wiedergegeben sind. Daß ich dabei die besten Resultate herausgesucht habe, ist verständlich, da ich ja zeigen wollte, was die einzelnen Methoden zu leisten imstande sind.

II. Die plastischen Operationen zum Ersatz verschiedener Gesichtsdefekte

1. Nasendefekte

a) Nasenflügeldefekte: α) Ersatz durch Stiellappen. Bei der Auswahl der zahlreich angegebenen Operationsmethoden zur Bildung eines Nasenflügels wird man sich danach richten, ob der Nasenflügelknorpel ganz oder teilweise erhalten und durch einen darüberliegenden Defekt nur in seiner Stellung nach oben verzogen oder durch ein Trauma oder einen krankhaften Prozeß (meist handelt es sich um Lupus) verloren gegangen ist.

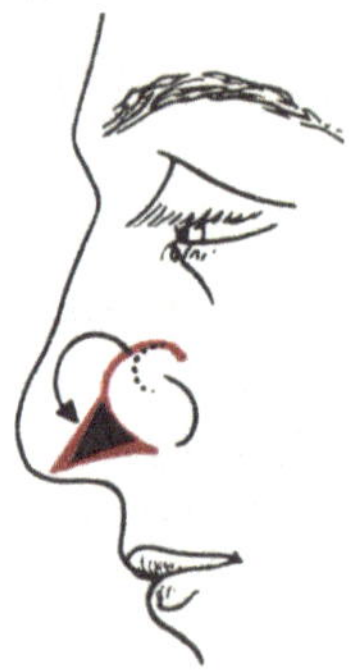

Abb. 97. Methode I nach Dieffenbach.

Der Nasenflügel bedarf einer gewissen Festigkeit, damit er bei der Inspiration nicht angesaugt wird und das Nasenloch verlegt. Diese Gefahr besteht bei einem transplantierten Hautlappen häufig und macht dann eine Knorpeleinlage als Stütze notwendig. Aus diesem Grunde wird man bestrebt sein, jeden kleinsten Knorpelrest zur Bildung der Nasenöffnung zu verwenden.

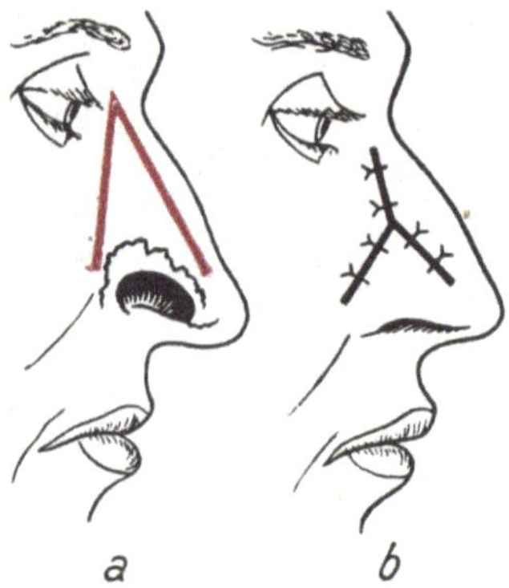

Abb. 98 a—b Methode II nach Dieffenbach.

Dieffenbach hat zwei Methoden des Nasenflügelersatzes angegeben. Bei der ersten (Abb. 97) umschneidet er den Nasenflügelrest am zweckmäßigsten mit einer stark gekrümmten Schere und verlagert den losgelösten Teil nach vorn und unten. Bei der zweiten Methode (Abb. 98a bis b) wird nach einem umgekehrten V-Schnitt der mobilisierte Teil nach unten verlagert und der Sekundärdefekt Y-förmig vernäht. Diese Methode läßt sich überall da ausführen, wo der Defekt im Mittelteil des Nasenflügels liegt.

Einen weiter vorn gelegenen Defekt korrigiert Joseph durch keilförmige Exzision mit Herabziehen der Nasenhaut (Abb. 99a bis b).

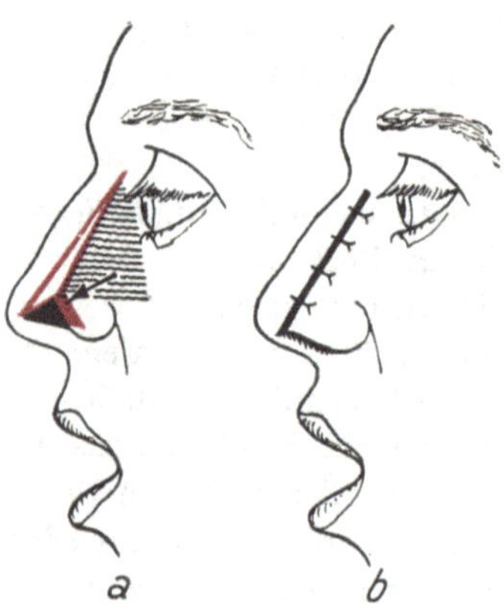

Abb. 99 a-b. Methode nach Joseph.

Sind größere Teile des Nasenflügels verloren gegangen, so empfiehlt sich, je nachdem ob der Flügelrest an der Spitze oder an der Wurzel größer ist, die Schnittführung nach Denonvilliers (Abb. 100 und 101). Die durch die Anwendung dieser Methoden entstandenen Sekundärdefekte lassen sich aus der umgebenden Haut leicht decken.

Bei einem Nasenflügeldefekt einer Breitnase, deren Verschmälerung gleichzeitig erwünscht ist, läßt sich diese mit dem Defektverschluß zusammen korrigieren: ein Schnitt löst den Rest-Nasenflügel bis zur Ansatzstelle. Über den Defekt wird ein medial gebildeter Lappen in die Wunde gedreht und dort vernäht (DENONVILLIERSche Methode, abgeändert nach JOSEPH) (Abb. 102.)

Bei hängender Nasenspitze ist die Entnahme eines Drehlappens aus der anderen Nasenseite (Abb. 103 a bis d) geeignet, um gleichzeitig Defekt und Deformität zu beseitigen.

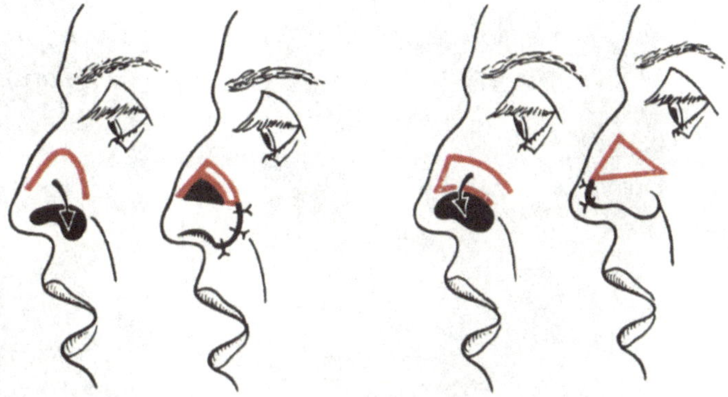

Abb. 100 u. 101. Methode nach DENONVILLERS.

Größere Nasenflügeldefekte, zu deren Dekkung die Haut aus der Nase selbst nicht ausreicht, lassen sich durch Wangenlappen schließen, wobei zur Sicherung des äußeren Hautlappens immer eine Abdeckung desselben zur Nasenhöhle durch einen zweiten Lappen notwendig ist. Man entnimmt den „Schleimhautersatzlappen" aus der oberhalb des Defektes gelegenen Nasenhaut und wählt dann den Wangenlappen gleich so groß, daß er auch diesen Sekundärdefekt mit überdeckt. Die Schnittführung des Wangenlappens kann eine verschiedene sein: entweder entnimmt man ihn — immer an der Nasenwurzel gestielt — aus der Nasolabialfalte (besonders geeignet bei Frauen) (JOSEPH, LINDEMANN) oder man schneidet ihn horizontal aus der Wange. Auch bei dieser letzten Schnittführung bleibt nur eine feine Narbe übrig (Abb. 104a bis c).

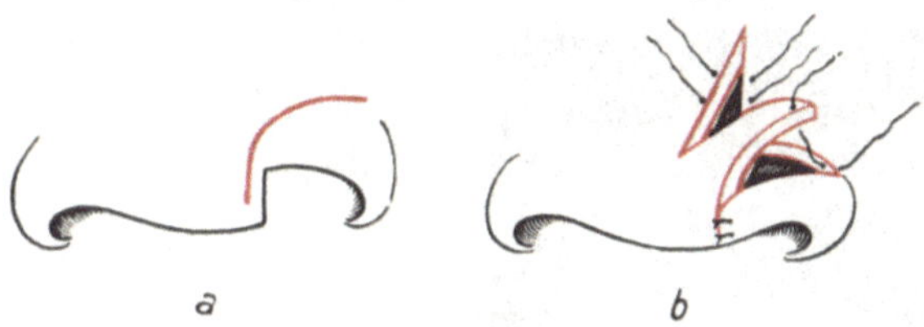

Abb. 102 a—b. Operation nach JOSEPH

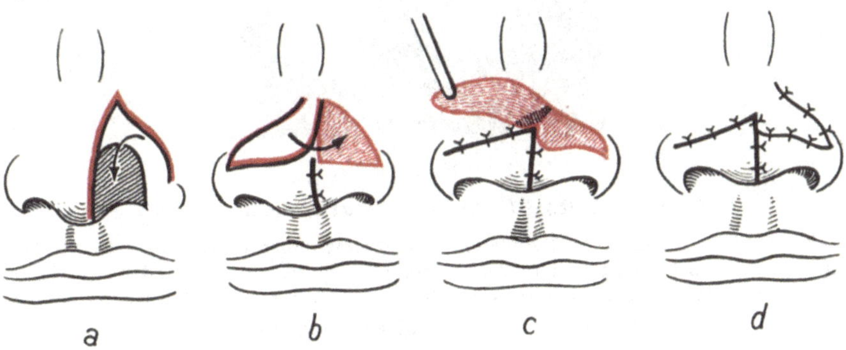

Abb. 103 a—d. Methode DENONVILLIERS-LANGENBECK-JOSEPH.

JOSEPH hat schließlich noch einen Nasenflügelersatz durch einen gestielten Lappen aus der Stirn angegeben. Die Methode entspricht ganz der des frontalen Nasenersatzes (s. S. 155). Ich selbst habe diese Methode nie angewandt, da mir die Länge

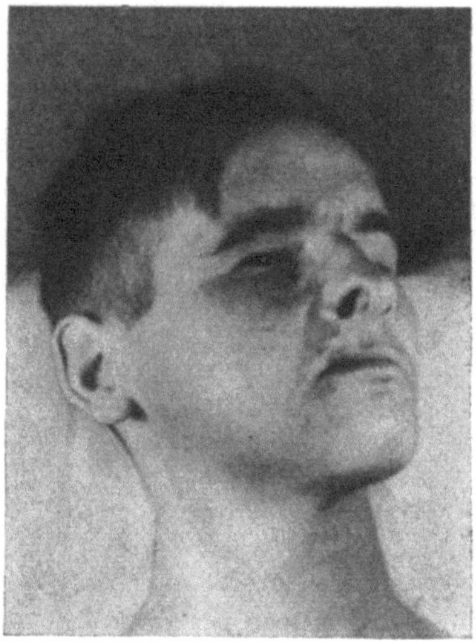

Abb. 104 a

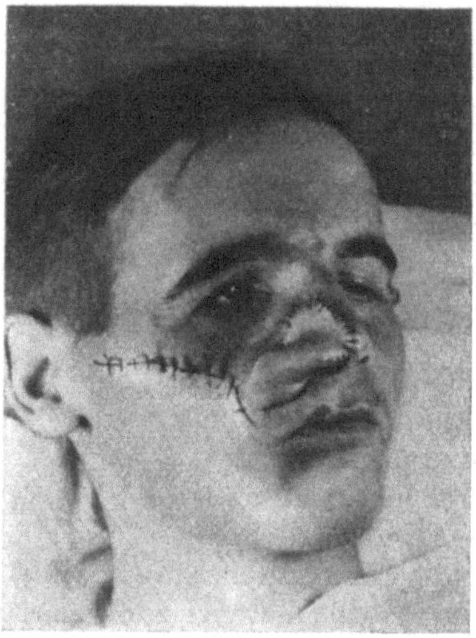

Abb. 104 b

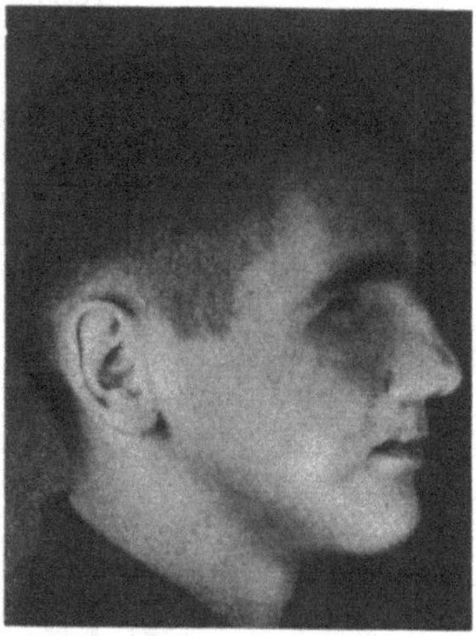

Abb. 104 c

Abb. 104 a. (F. R.). Defekt des rechten Nasenflugels 27. 4. 43.

Abb. 104 b. Nach Umschneiden des Defektes und Nachinnenschwenkung des Lappens als Schleimhautersatz wird ein gestielter Wangenlappen uber den Defekt und Sekundär-(Nasen)-defekt vernäht Der Sekundärwangendefekt ist durch primäre Naht verschlossen.

Abb. 104 c Zustand am 24. 3. 44.

des Lappens im Verhältnis zu seiner schmalen Ernährungsbrücke riskant erschien und Randnekrosen am untersten Teil des Lappens — also gerade an dem wichtigsten Abschnitt, dem Nasenflügelrand — den Erfolg gefährden konnten.

Eine Fernlappenplastik aus dem Arm oder durch Rundstiellappen kommt nur bei größeren Defekten in Frage oder dann, wenn eine zweite Narbe im Gesicht vom Patienten abgelehnt wird. Die Methoden sind weiter unten beschrieben.

Die zum Ersatz eines Nasenflügels verwandten Lappen sollen nicht zu dick gewählt werden, weil sonst ein zu enger Naseneingang entsteht, der die Nasenatmung behindert und kosmetisch unschön aussieht.

Der Aufbau von Nasenflügeln kann über Pelotten erfolgen, wozu in den meisten Fällen ein mit Gaze umwickeltes Gummiröhrchen genügt.

β) Nasenflügelersatz durch freie Gewebstransplantation. Bei einer Breitnase hat Joseph den Defekt des Nasenflügels durch ein der anderen Nasenseite entnommenes, sichelförmiges freitransplantiertes Stück ersetzt. Der Erfolg ist nach dem Foto zu urteilen, nicht befriedigend.

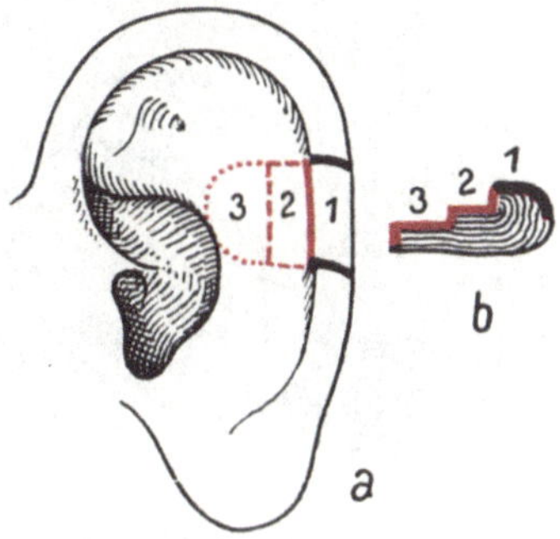

Abb. 105 a Schnittführung zur Entnahme eines freien Hautknorpeltransplantats aus der Ohrmuschel zum Ersatz des Nasenflügels (nach Perwitzschky). 1. Schnittfuhrung durch die Haut der Vorderseite, 2. Schnitt durch den Knorpel, 3. durch die Rückfläche der Ohrmuschel.

Abb. 105 b. Querschnitt durch das Transplantat, welches die verschiedenen Größen der einzelnen Schichten zeigt.

Als erster hat König freitransplantierte Ohrmuschelknorpel mit Haut zur Deckung von Nasenflügeldefekten benutzt. Da er das Transplantat aus dem Ohrmuschelrand entnimmt, kann diese Methode nur dann angewandt werden, wenn bei zu großen Ohrmuscheln eine Verkleinerung erwünscht ist, oder aber bei Frauen, wo die Haartracht die Ohren und damit den Defekt verdeckt. König schnitt ein beiderseits mit der Haut versehenes Stück des Ohrmuschelknorpels heraus und vernähte es mit dem angefrischten Defektrand. Die Erfolge sind gut, wenn, wie Joseph meint, die Operation gelingt. Nach seinen Erfahrungen, denen von Ganzer und anderen Autoren, sterben aber die Lappen zu 50 % ab.

Die Unsicherheit dieser Methode veranlaßte mich, eine andere Transplantatform zu wählen, mit der ich in allen Fällen bisher einen guten Erfolg erzielen konnte: oberhalb des Defekts wird die Nasenschleimhaut umschnitten und als Schleimhautersatz nach unten geklappt. Aus dem mittleren Teil des Ohres (weil hier der Helix flacher ist als im oberen) wurde der Hautschnitt so geführt (Abb. 105a), daß er an der Vorderseite der Ohrmuschel dicht am Helixrand entlang lief, auf der Rückseite der Ohrmuschel die Haut, die später als Außenbedeckung des Nasenflügels dienen sollte, in der Größe des zu deckenden Defekts umschnitt. Die Haut der Ohrmuschelrückseite wurde vom Knorpel teilweise abgelöst und dieser nun erst etwa 3 mm vom Helixrand durchschnitten, so daß das Transplantat gewissermaßen aus drei verschieden großen Schichtflächen bestand (Abb. 105b). Dieses, durch den heruntergeklappten Nasenhautlappen gesicherte freie Transplantat wurde in den Defekt eingenäht. Sei es nun, daß durch diese Gestaltung des Transplantats bei geringem Knorpelanteil durch breite Auflage eine bessere Ernährung stattfand, oder ob ich — bei dem Fehler der kleinen Zahl — eine besonders glückliche Hand in meinen Fällen hatte, will ich unentschieden lassen.

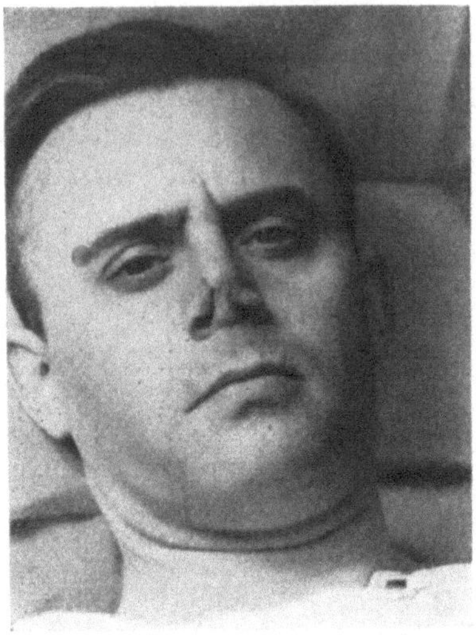

Abb. 106a

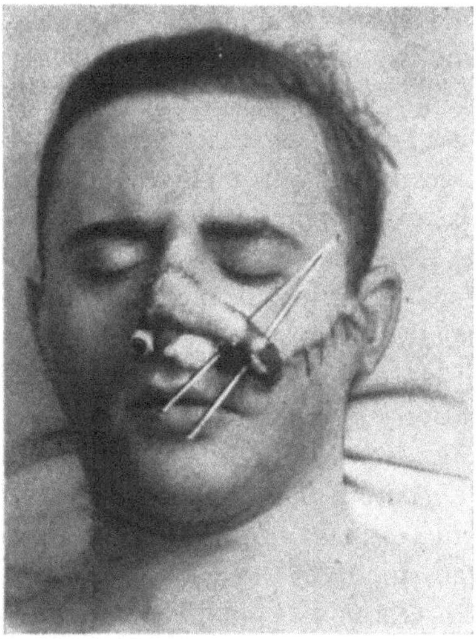

Abb. 106b

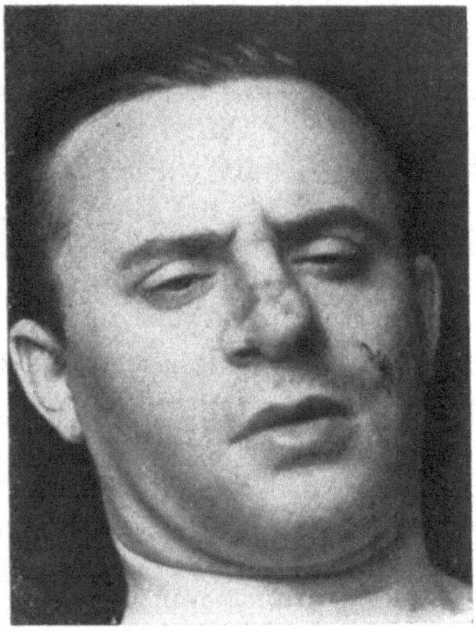

Abb. 106c

Abb. 106a. (H. T.). Defekt der Nasenspitze und des anschließenden Teils der Nasenflugel, die durch den Weichteilverlust miteinander verwachsen sind. 15. 1 42.

Abb. 106b. Ein Wangenlappen ist uber dem Defekt, der nach innen durch einen Schwenklappen aus dem Nasenmittelteil abgedeckt ist, vernäht.

Abb 106c. Zustand am 16. 2 42 nach Abtrennung des Ernahrungsstiels.

Um nun auch bei Männern Ohrmuschelknorpel verwenden zu können, ohne dabei eine Verunstaltung oder Verkleinerung des Ohres hervorzurufen, hat Joseph den Knorpel — allerdings nur einseitig mit Haut bedeckt — aus der Rückseite der Ohrmuschel entnommen (Abb. 46) und den Sekundärdefekt durch Drehlappen aus der Umgebung verschlossen.

Schlaffe Nasenflügel: Ist bei der Verwendung von Hautlappen die Atrophie so stark eingetreten, daß der Flügel bei der Inspiration angesaugt wird, so muß eine Stützung durch Knorpeleinlage erfolgen. Die früher verwendeten Nasenflügelöffner nach FELDBAUSCH-ROHT sind heute nicht mehr tragbar, da sie sichtbar sind. Mitunter kann man durch ein etwa kirschkerngroßes Wattekügelchen vorne in das Vestibulum eingelegt, einen guten Erfolg erzielen.

b) Nasenspitzendefekte: Bei erhaltener Haut kann ein zugrunde gegangener Nasenspitzenknorpel durch eine Knorpeleinlage aus dem Ohr von einem endonasalen Schnitt und nach Bildung einer Hauttasche, in diese eingefügt, ersetzt werden (JOSEPH). Voraussetzung für ein gutes Resultat ist jedoch das völlige Erhaltensein des Septumknorpels. Fehlt dieser, so muß eine Stützplastik vorgenommen werden.

Kleine partielle Defekte der Nasenspitze lassen sich durch einen Drehlappen, aus der Nase selbst herausgeschnitten, decken. Der Sekundärdefekt wird nach Mobilisierung der umgebenden Haut primär vernäht.

Bei größeren Nasenspitzendefekten können nur gestielte Lappen, die entweder der Wange oder der Stirn entnommen sind oder als Fernlappen aus anderen Körperteilen herangeholt, zur Deckung verwandt werden. Da die Nasenspitzendefekte meist traumatisch entstanden sind, pflegt auch immer ein Teil der Umgebung (Filtrum oder Nasenflügel) verlorengegangen zu sein. Die durch das Trauma auseinandergerissenen Teile verwachsen bei vorhandenem Gewebeverlust in irgendeiner Weise. Diese für den Aufbau so wichtigen Stützteile sind in ihren Narben voneinander zu lösen. Zur Innenauskleidung des Defektes umschneidet man eine entsprechend große Hautpartie des Nasenrückens und schlägt den Schwenklappen als Schleimhautersatz nach innen ein, indem man ihn mit den Resten des Filtrums und der Nasenflügel vernäht. Die Deckung der Außenwunde kann dann erfolgen durch den:

α) bukkalen Nasenspitzenersatz nach JOSEPH: ein aus der Wange umschnittener Lappen dient zum Abschluß des Defektes. Primärer Verschluß der Wangenwunde (Abb. 106a bis c). Nach Anheilung trennt man den Stiel ab und vernäht den Wundrand sehr exakt mit der angrenzenden Haut. Der Aufbau erfolgt zweckmäßig über einer Pelotte. Derartige Lappen müssen außerordentlich lose liegen, da sonst durch den Schrumpfungsprozeß die Nasenspitze verzogen oder herabgedrückt wird. Dieser Methode ist dadurch ihre Grenze gesetzt, wenn der Bartansatz sehr weit in die Wange hineinreicht. Kommen behaarte Teile der Wange am Ende des Transplantats auf die Nasenspitze, so ist der kosmetische Erfolg unbefriedigend. Selbst bei täglichem Rasieren fällt die durch die Bartstoppeln dunkler gefärbte Haut immer störend auf. Für solche Fälle eignet sich der

β) frontale Nasenspitzenersatz, der aber wiederum eine sehr große Stirnfläche voraussetzt. Die Durchführung des Eingriffs gestaltet sich wie auf S. 155 beschrieben. Steht auch aus der Stirn nicht genügend unbehaarte Haut zur Verfügung oder ist die Wange durch eine Narbe zur Lappenbildung ungeeignet, so bleibt nur der Ersatz durch

γ) Fernlappen: Armlappenplastik nach JOSEPH oder Rundstiellappen übrig. Die Methode ist auch dann zu bevorzugen, wenn Teile des Nasenflügels und des Septums zu ersetzen sind und dafür viel Material zur Verfügung stehen muß (Abb. 107a bis c). Am Ende des Halsrundstiellappens ist ein Hautlappen (der für die

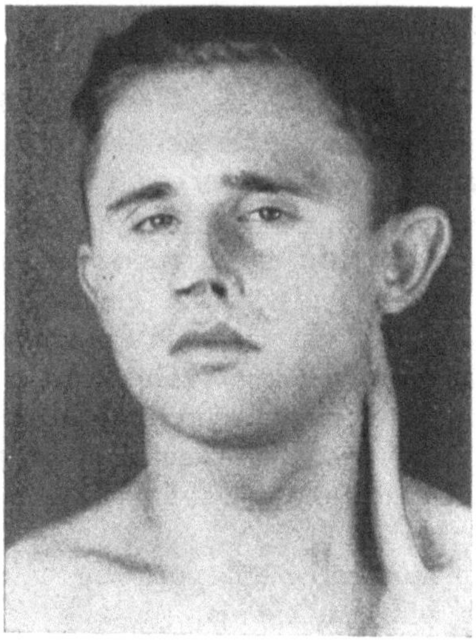

Abb. 107 a

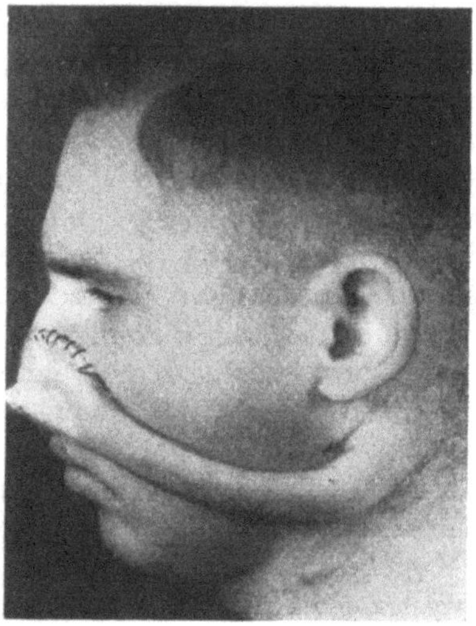

Abb. 107 b

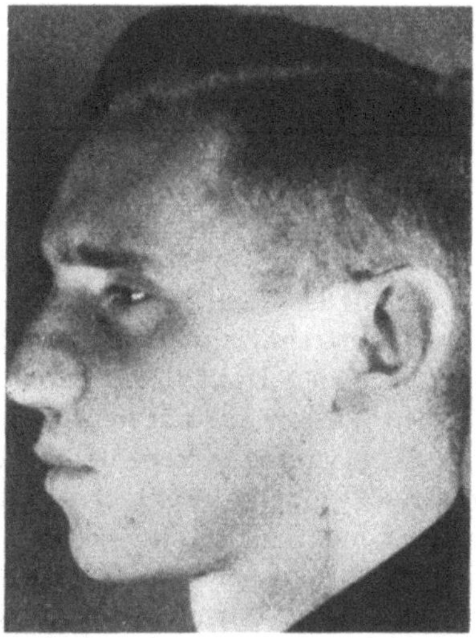

Abb. 107 c

Abb. 107a. (H. B.). Defekt der Nasenspitze, des linken Nasenflugels und des Septums. Eine Narbe auf der linken Wange verbietet die Anlage eines Wangenlappens. Ein Halsrundstiellappen ist angelegt, an dessen unteren Fuß eine Hautplatte bereits umschnitten und nochmals in den Defekt eingenäht worden ist (PERTHES: Lappenvorbereitung in situ) 24. 2. 44.

Abb. 107b Die Innenauskleidung des Defekts ist durch einen Schwenklappen aus der Haut des mittleren Nasenteils gebildet worden. Der Außendefekt wurde durch den „in situ" vorbereiteten Lappen des Rundstiels gedeckt 1. 3. 44.

Abb. 107c. Zustand am 23. 4 44.

Deckung des Defekts verwandt wird) umschnitten. Nachdem die noch erhaltenen Stützteile des Naseneinganges in ihrer richtigen Lage vernäht worden sind und die Innenauskleidung des Defektes durch einen Schwenklappen erzielt ist, wird der Lappen des Rundstiels über den Defekt vernäht. Im letzten Operationsakt wird der Ernährungsstiel abgetragen. Die in diesem Fall angewandte Lappenvorbereitung „in situ" nach PERTHES (s. d.) hat den Vorteil, daß das Gewebe sehr derb ist und

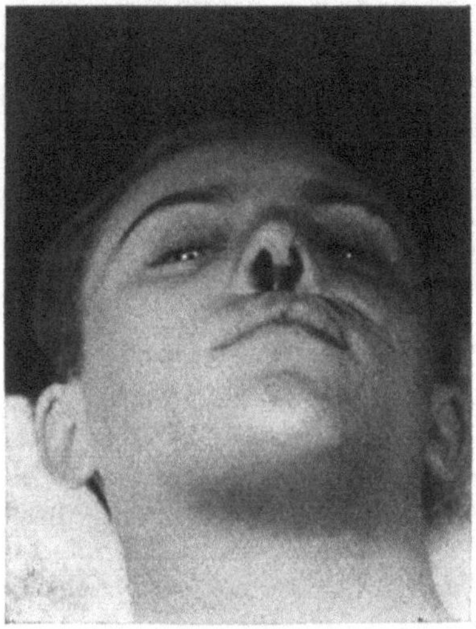

Abb. 108a

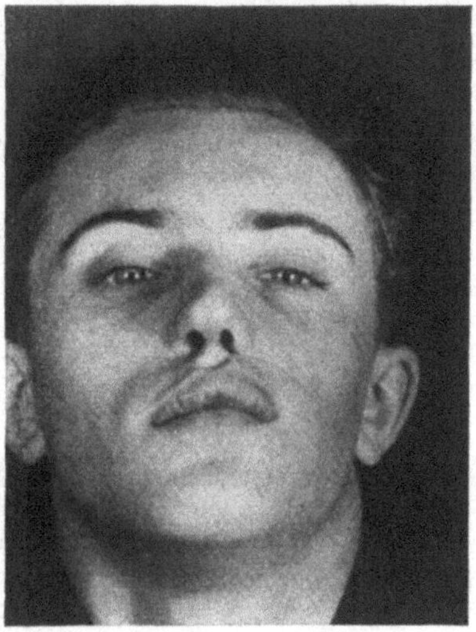

Abb. 108b

Abb. 108a. Defekt des labialen Teils des Septums. — Abb. 108b. Ersatz aus der Oberlippe.

infolgedessen eine genügende Festigkeit in sich besitzt, um bei der Inspiration nicht angesaugt zu werden.

c) Septumersatz. Der Ersatz des Septums gehört mit zu den schwierigsten Aufgaben der Wiederherstellungschirurgie des Gesichts. Durch seine Knorpeleinlage stützt diese schmale Trennungswand die Nasenspitze. Diese Aufgabe muß auch das Ersatzstück erfüllen. Ohne Einlage schrumpft jedes Transplantat und zieht infolgedessen die Nasenspitze zurück. Die dadurch entstehende kosmetische Entstellung ist erheblich. Nur bei geringen Defekten und völligem Erhaltensein der Nasenflügelknorpel ist ein Ersatz des Filtrums aus der Lippe zulässig (Abb. 108a, b). Die Einlage eines Stützimplantats aber in den Septumersatzschlauch macht ihn dick, engt die Nasenlöcher ein und behindert die Nasenatmung. Es ist deshalb nicht verwunderlich, wenn eine große Anzahl Operationsmethoden ausprobiert worden ist, die aber alle, was schon ihre Vielzahl beweist, nicht befriedigen können. Vielleicht wird auch hier der Rundstiellappen — nach genügend langer Wartezeit, in der er seine Atrophie beendet hat, — Wandel schaffen können.

Die von KAUSCH angegebene Transplantation einer Zehphalange, der Septumersatz aus dem Fingerendglied von LEISCHNER wird heute nicht mehr geübt. Schon aus der Form und Dicke dieser Endglieder läßt sich nie ein Septum gestalten.

Es bleiben also nur die Hauttransplantationsmethoden übrig, in denen vorher ein Knochen- oder Knorpelstück eingelagert worden ist. Diese Einlagerung ist, wie oben gesagt, in jedem Falle notwendig, da sonst mit einer Einziehung der Nasenspitze durch den Schrumpfungsprozeß zu rechnen ist, selbst dann, wenn die Nasenspitze vorher, von den Nasenflügelknorpeln gestützt, noch eine normale Stellung hatte. Aus diesem Grunde ist auch die von LEXER angegebene Filtrumbildung aus der Innenseite der Oberlippe, wo der Lappen durch einen queren Oberlippenschnitt durch die Lippe nach außen geführt wird, undiskutabel und kommt nur bei dem totalen Nasenersatz in Anwendung, wo das Nasenstützgerüst aus einer Knochenplatte besteht, die das Einsinken der Nasenspitze verhindert.

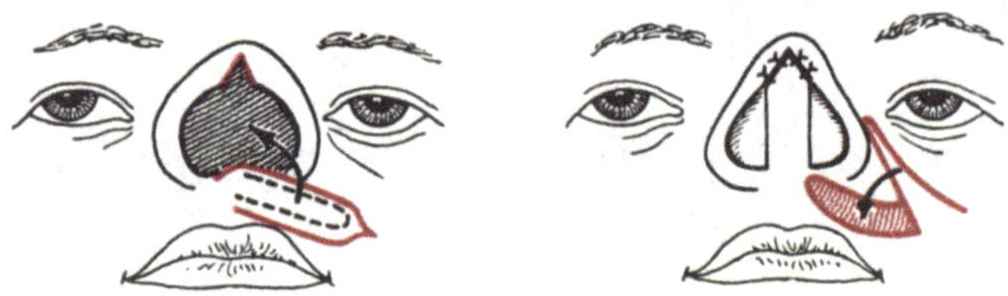

a b

Abb. 109a. Septumersatz nach JOSEPH (DIEFFENBACH - DUPUYTREN) Ein Tibiaspan ist unter der Oberlippe zur Einheilung gebracht. Der freipräparierte Hautknochenlappen wird um 90° gedreht und an der Nasenspitze vernäht.

Abb. 109b. Zur Deckung des Sekundärdefekt ist ein Drehlappen aus der Nasolabialfalte gebildet worden.

Die von JOSEPH angegebene Operationsmethode geht auf die Operationsverfahren von DIEFFENBACH und DUPUYTREN zurück. JOSEPH verlagert einen Knochen- oder Knorpelspan unter die Oberlippe (Abb. 109a u. b). Nach Einheilung umschneidet er das Hautknochenstück und dreht es soweit um seinen Fußpunkt, daß es die Lage des Septums einnimmt und mit der Nasenspitze vernäht werden kann. Die Nachteile dieses Verfahrens sind augenscheinlich: beim Manne werden die Baarthaare aus dem Transplantat herauswachsen, bei der Frau restiert eine unschöne Narbe der Oberlippe. Häufig wird dieser Sekundärdefekt so groß sein, daß er ohne Verziehung der Oberlippe nicht geschlossen werden kann und infolgedessen die Deckung durch einen zweiten, seitlich am Munde heruntergeführten Drehlappen, erfordert. Darüber hinaus ist der Filtrumersatzlappen selbst stark gefährdet, da er an drei Seiten eine Wundfläche zeigt. Wollte man ihn allseitig mit Haut überziehen, so würde er zu dick. In seinen letzten Fällen hat JOSEPH diese Wundflächen mit THIERSCHschen Läppchen abgedeckt.

Eine frontale Lappenbildung zum Septumersatz hat HILDEBRANDT angewandt, die aber, soviel ich aus der Literatur ersehen kann, keine Nachahmer fand. Hier wird das Filtrum durch einen gestielten Knochenhautlappen aus der Stirn gebildet, durch einen Querschnitt über der Nasenspitze in das Naseninnere geführt und an Ort und Stelle vernäht.

Auch die Haut des Oberarms und die Innenfläche der Hand (Methode von LABATSCH) hat zur Septumbildung herhalten müssen.

Den besten Erfolg verspreche ich mir bei den unbefriedigenden Resultaten der eben angegebenen Methoden durch Verwendung eines Rundstiellappens, jedoch hatte ich keine Gelegenheit, diesen Gedanken praktisch durchführen zu können. Ich habe mir hierfür folgenden Operationsplan entworfen: Da der Halsrundstiellappen bis zur Nasenspitze eine erhebliche Länge gebraucht und infolgedessen wohl in einer zweiten Sitzung eine nochmalige Verlängerung desselben notwendig macht, erscheint mir ein Armrundstiellappen geeigneter. In einer zweiten Sitzung werden die unteren 5 cm des Rundstiels von einem seitlichen Längsschnitt aufgeschnitten und von dem Unterhautgewebe so viel entfernt, daß der Stiel auf diese Strecke hin eine flache, schmale Form annimmt. In der zweiten Sitzung erfolgt die Implantation eines etwa 3½ cm langen Knorpel- oder Knochenspans. Bis zum nächsten Eingriff muß genügend Zeit verstreichen, in der die Knochenumwandlung und die Atrophie der Haut vor sich geht. Die vierte Sitzung bringt das so vorbereitete Transplantat an Ort und Stelle. Zu diesem Zweck wird an der Innenseite der Nasenspitze ein dem Querschnitt des Filtrumersatzlappens entsprechender Hautteil herausgelöst und von diesem zur Nasenspitze hin ein Tunnel neugebildet. Der Hautknochenlappen wird an seiner äußersten Spitze so weit von der Epidermis befreit, daß er in den Tunnel hineingeschoben werden kann. Eine Naht verschließt die zusammenfallenden Hautwundränder. In der letzten Sitzung erfolgt die Absetzung des Transplantats vom Stiel; an seinem freien Ende wird ebenfalls wieder die Haut abpräpariert und der Knochenteil in den Tunnel bis auf den Oberkieferknochen geschoben. Naht. Es ist verständlich, daß man sich scheut, einen derartig großen und zeitraubenden „Aufbau" vorzunehmen, um eine so verhältnismäßig kleine Gewebspartie zu ersetzen. Bei den unbefriedigenden Resultaten aber, welche die einfachen Eingriffe ergeben, bleibt keine andere Lösung übrig.

Wesentlich einfacher gestaltet sich die Filtrumbildung beim Totalersatz der Nase, wo die Scheidewand aus einem Teil des großangelegten Transplantats gebildet werden kann.

d) Der Ersatz des Nasenstützgerüstes. Nach Zertrümmerung oder Erkrankung des Stützgerüstes sinkt der Nasenrücken ein, es entsteht die Sattelnase in ihren verschiedenen Formen und Ausdehnungen. Je nachdem ob der Knochen oder Knorpel zerstört ist, wird der Sattel im oberen oder unteren Teil am deutlichsten ausgeprägt sein. Der Ausgleich dieser Deformität gehört zu den dankbarsten Aufgaben der Wiederherstellungschirurgie des Gesichts: durch subkutane Implantation eines Spans läßt sich der Defekt in idealer Weise beheben.

Zwei strittige Punkte werden heute noch bei dem Korrektionsverfahren diskutiert: 1. die Wahl des Unterlagematerials (lebendes Gewebe oder totes Material) und 2. die Schnittführung, durch welche die Einfügung des Implantats erfolgen soll. Es würde zu weit führen, hier alle die Anhänger dieser oder jener Richtung zu Wort kommen zu lassen. Es sei mir gestattet, auf Grund der von mir gemachten Erfahrungen zu diesen Fragen Stellung zu nehmen.

Autoplastisches oder alloplastisches Material? Autoplastisches Stützgewebe stellt selbstverständlich in biologischer Hinsicht das Material der Wahl dar. Es hat aber gegenüber dem alloplastischen eine Reihe von Nachteilen aufzuweisen, die viele Operateure bewogen hat, dem alloplastischen Material den Vorzug zu geben.

Die Nachteile des autoplastischen Materials, sei es Schienbein- oder Darmbeinknochen oder Rippenknorpel, sind folgende (siehe auch S. 125):

1. Um das Implantat zu gewinnen, ist eine zweite Operation erforderlich.

2. Die Operationsdauer und die damit verbundenen Beschwerden für den Patienten sind erheblich vergrößert; die Knochenentnahme macht eine längere Bettruhe (mindestens 10 Tage) notwendig.

3. Von verschiedenen Seiten sind Störungen im Heilungsverlauf am Entnahmeort beobachtet worden. GANZER beschreibt zwei Schienbeinfrakturen, die allerdings auf unvorsichtiges Verhalten der Patienten zurückzuführen waren. Ich selbst war in zwei Fällen als Gutachter tätig, die von Meistern des Faches operiert waren, bei denen sich eine Berufsbehinderung durch Beschwerden an der Knochenentnahmestelle eingestellt hatte. In dem einen Fall handelte es sich um einen Kellner, im anderen um einen Verkäufer. Bei beiden war lege artis der Schienbeinknochen zum Defektausgleich der Sattelnase benutzt worden. Die durch einen Unfall im Betrieb entstandenen — also entschädigungspflichtigen — kosmetischen Entstellungen waren zwar durch den Eingriff behoben, hatten aber eine erneute Erwerbsminderung durch Beschwerden am Schienbein zur Folge. Weder den Patienten noch dem Versicherungsträger war damit geholfen. Die gleichen Beschwerden äußerten auch Privatpatienten, die an einer Übertreibung keinerlei Interesse hatten: bei stärkerer Beanspruchung des Beines (längeren Märschen, Skilaufen, Tennisspielen) stellte sich ein unangenehmes Müdigkeitsgefühl in dem Schienbein ein.

4. Das autoplastische Material kann in mehr oder weniger starkem Maße der unvollendeten Umwandlung oder gar der Atrophie unterliegen. Gerade das Transplantat des axial beanspruchten Schienbeinknochens findet im Transplantationsbett keinen physiologischen Reiz zur Knochenumbildung, da es ohne Belastung im Gewebe liegt. Die Defektgröße und die Dicke der Kompakta des Schienbeins machen es mitunter unmöglich, genügend viel Markraum am Transplantat zu belassen, wodurch die Knochenregeneration beeinträchtigt wird: die Umbildung bleibt auf dem Bindegewebsstadium zurück, welches bei genügender Derbheit den Defekt allerdings vollkommen ausgleichen kann, so daß der kosmetische Erfolg zufriedenstellend ist.

5. Findet das autoplastische Material keinen Ernährungsanschluß an das umgebende Gewebe, so wird es wie ein Fremdkörper eingekapselt und stellt schließlich im Endeffekt nichts weiter dar als alloplastisches Material. Untersuchen wir einmal unsere geplastikten Fälle röntgenologisch daraufhin, so werden wir erstaunt sein, wie häufig dieser Ausgang ist: es findet sich ein dichter massiver Schatten des Implantats ohne jede Strukturzeichnung, die Kanten und Ecken sind meist so scharf geblieben wie wir sie gestaltet haben, während beim wirklich lebend gebliebenen Implantat der Schatten viel weicher ist und eine Strukturzeichnung aufweist; durch die bei der Umwandlung des Knochens auftretende Apposition und Resorption an den Knochenkanten und -ecken ist das Implantat abgerundet. Gewiß ist auch bei diesem Ausgang der kosmetische Erfolg durchaus zufriedenstellend, aber warum erst autoplastisches Material verwenden, wenn schließlich daraus ein alloplastisches resultiert?

Auch gegen die Verwendung des alloplastischen Materials sind eine Reihe von Einwänden mit Recht erhoben worden, auf die ich bereits eingegangen bin (siehe S. 125

Was gegen die Verwendung des Knochens anzuführen war, spricht auch in mancher Beziehung gegen die des Knorpels (PRISAUT, PERI, NEW and DIX, BROWN, CASTELLANO, ALVES, JOOS, CHILDREY, COHEN, COELST, FILATOW, JAKOO, LEXER, JOSEPH, GÜNTERT usw.) nur hat dieser den Vorteil der leichteren Verarbeitung und der geringeren Atrophie.

Diese eben angeführten Gründe gegen die Verwendung des autoplastischen Materials — als wichtigster Grund für seine Verwendung wird wohl immer anzuführen sein, daß er inniger mit der Umgebung verwächst*) und daß der Patient das Gefühl hat, er trüge keinen „Fremdkörper" in seinem Körper herum, veranlaßten mich, in den letzten Jahren zur Korrektur der Sattelnase ausschließlich alloplastisches Material zu verwenden.

Dieses Material muß, worauf ich schon weiter oben eingegangen bin, folgende Forderungen erfüllen:

1. es muß gewebefreundlich sein;
2. es darf nicht der Korrosion unterliegen;
3. es muß leicht zu verarbeiten sein und
4. es darf nicht allzu teuer sein.

Von den einzelnen Operateuren sind verschiedene Materialarten in Vorschlag gebracht und verwandt worden. LITINSKIJ, STRAITH, SLAUGTHER, NEW and ERIK, KIRKHAM, DOWEL and BROWN u. v. a. verwendeten Leichenknorpel und geben z. T. komplizierte Konservierungsmethoden an, um den Knorpel aseptisch zu erhalten (LITINSKIJ = RINGERlösung, NEW and ERIK = Aufbewahrung in wäßriger Sodium-Äthyl-Merkurithiosalizylatlösung, 10 Minuten Kochen vor dem Eingriff). Als Grund für die Bevorzugung dieses Materials führen die Autoren die leichte Bearbeitung und gute Formerhaltung an. Beide Gründe treffen zu, aber sind sie so stichhaltig, um sich nun für dieses Material zu entscheiden? Ich habe einmal des Interesses halber einer Reihe meiner Patienten die Frage vorgelegt, womit sie den Defekt ausgefüllt zu haben wünschten: Leichenknorpel oder Elfenbein oder Metall oder Kunststoffe. Eine grundsätzliche — und mir durchaus verständliche — allgemeine Ablehnung durch die Befragten fand das Leichenmaterial.

Metalle verwenden ROLLIN (Gold), PONT u. a. Viele Autoren lehnen Metalle wegen der Gewebsschädigungen ab. VENABLE und STUCK führen diese Schädigung auf elektrolytische Vorgänge zwischen den Metallen und dem Knochen zurück. Eine Ausnahme macht nur das Silber und das Vitalium (eine Legierung aus Kobalt, Chrom und Nickel), welch letzteres von CRAWFORD und GEID bevorzugt wird.

IMMENKAMP empfiehlt Porzellan, CRAWFORD, BRADTMÖLLER, KLEINSCHMIDT u. a. Zellglas oder Plexiglas. Von vielen Operateuren habe ich in persönlicher Rücksprache die gute Verträglichkeit des Plexiglases bestätigt bekommen. Ich selbst habe es aus Materialmangel nie angewandt.

---

*) LEXER, der ein strikter Anhänger des autoplastischen Materials war, versuchte einmal meine Stellungnahme zu erschüttern durch einen Unglücksfall bei einem Studenten, dem ich zwei Jahre vorher Elfenbein unter den Nasenrücken gepflanzt hatte. Bei einer Mensur war ihm durch einen Nasenhieb das Elfenbein herausgerissen worden. Ich gebe zu, daß ein eingewachsener Knochenspan sich diesem Ereignis gegenüber vielleicht standhafter verhalten hätte.

Eine Zeitlang hat das Elfenbein eine große Rolle als Implantationsmaterial gespielt (MALBEC, ALVES, SALZBERGER, EITNER, ISHII, CENO, JOSEPH u. v. m.). Ohne Zweifel erfüllt das Elfenbein alle Anforderungen, es hat nur den Nachteil, daß seine Verarbeitung sehr viel Zeit in Anspruch nimmt.

In einem sehr raschen Siegeszug haben sich die zahnärztlichen Kunststoffe Paladon und Palapont an die Spitze stellen können. Und in der Tat erfüllen sie alle oben gestellten Forderungen. Auf den letzten Tagungen der Rhinologen haben sich fast alle Operateure zugunsten dieser Stoffe ausgesprochen (Einwendungen s. o.) Ich selbst verwende sie ausschließlich und bin so zufrieden damit, daß ich keinerlei Bedürfnis habe, andere Materialien auszuprobieren. Die Herstellung des Spans ist außerordentlich einfach: ein Wachsmodell wird einem zahnärztlichen Laboratorium übersandt, welches in kurzer Zeit nach dem Modell das fertige Paladonstück liefert, kleinere Formänderungen lassen sich durch Feilen leicht erreichen. Das Stück kann durch Kochen ohne Formveränderung sterilisiert werden.

Die zweite oben erwähnte strittige Frage ist die des Einführungsschnittes: von der Nasenwurzel oder von der Nasenspitze her?

JOSEPH und seine Anhänger legen den Schnitt endonasal in die Nasenspitze und führen von hier aus das Transplantat ein. Sie vermeiden dadurch zwar eine äußere Narbe, können aber eine Infektion des Spans während des Einschiebens nicht mit Sicherheit verhindern.

Der Schnitt quer über die Nasenwurzel scheint mir der sicherste zu sein. Die Narbe ist nach 2 Monaten dann, wenn der Schnitt in eine Faltenfurche gelegt ist, nicht mehr zu sehen. Die Untertunnelung der Haut läßt sich durch diesen Sattelschnitt genauer gestalten als von dem endo- oder extranasal (GANZER) gelegenen Nasenspitzenschnitt aus (siehe weiter unten). Aus dem gleichen Grunde halte ich auch den von einigen Operateuren angewandten seitlichen Schnitt oberhalb der Nasenflügel oder von der Augenbraue aus für unzweckmäßig.

Nun zu dem Eingriff selbst. Grade weil dieser so einfach ist und seine Erfolge so greifbar sind, wird er von vielen ausgeführt, die sich im allgemeinen nicht mit plastischen Operationen beschäftigen. Nun bedeutet aber ein reaktionslos eingeheilter Span noch keineswegs ein gutes kosmetisches Resultat. Diese beiden Ergebnisse werden häufig einander gleichgesetzt und das ist ein großer Irrtum, dem Operateure im Stolz ihrer „gelungenen" Operation zu leicht verfallen. Mir selbst ist es so gegangen und darum darf ich offen Kritik daran üben. Leider sind mir alle Fotos meiner Zivilpatienten verloren gegangen, an denen ich die Fehler, die ich selbst in meiner ersten Zeit begangen habe, hätte erläutern können und das betrifft:

1. Die zu wählende zukünftige Nasenform selbst. Es paßt nun einmal in einen Rundschädel mit seiner stark gerundeten Stirn und Kinn keine griechische Nase hinein! Ein solches Gesicht (besonders beim weiblichen Geschlecht) verliert die Harmonie, „es stört etwas in dem Gesicht, was nicht hineinpaßt". Es wirkt besser, wenn hier „trotz der Plastik (!)" eine kleine Biegung der Nase übrigbleibt und die Nasenspitze etwas angelüftet ist *).

*) Ich darf bei dieser Gelegenheit jedem, der sich mit Plastiken beschäftigt, das ausgezeichnete Buch von FRITZ LANGE, Die Sprache des menschlichen Antlitzes (Lehmann-Verlag, München 1937) zum Studium empfehlen. Er wird für seine Arbeiten viele Anregungen darin finden.

Die geeignete und beste Kontrolle über die „passende" Nasenform ist eine Fotografie, bei der entweder die Nasenform durch verschieden geformte, auf den Defekt modellierten Wachs- oder Plastelinmoulagen festgehalten ist oder in die hinein man die verschiedensten Ausführungsmöglichkeiten eingezeichnet hat. Durch Vergleich der verschiedenen Aufnahmen wird es leicht fallen, die für das betreffende Gesicht geeignete Nasenform herauszufinden. Bei traumatischen Sattelnasen sollte man wohl in den meisten Fällen versuchen, nach einer früheren Fotografie die alte Nasenform wieder herzustellen.

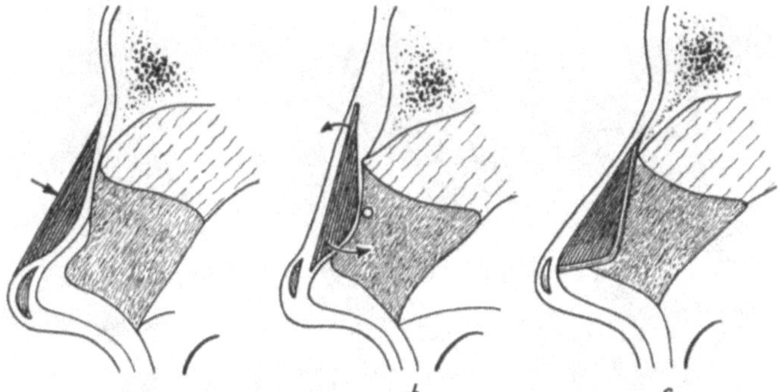

Abb. 110a. Sattelnase, hervorgerufen durch einen Defekt der Cartilago quadrangularis. Auf den Defekt ist außen ein Span gelegt, der ihn völlig ausgleicht.

Abb. 110b. Derselbe Span in das Gewebe eingefugt: durch den Zug der Hautspannung wird er gekippt, weil seine Form ein Aufliegen auf der ganzen Kante des noch erhaltenen Nasenknorpels nicht zuläßt. Ergebnis: der obere Spanteil wird herausgehebelt, der untere Teil hineingezogen.

Abb. 110c. Einlage eines richtig geformten Spans, der den Defekt der Abb. 110a als „Plombe" ausfüllt.

2. Spanform. Es ist ein Irrtum zu glauben, daß ein Span, der äußerlich auf den Defekt gelegt, diesen Fehler gut ausgleichend, nun auch denselben Effekt hervorruft, wenn er unter das Gewebe geschoben wird. Der eingepflanzte Span unterliegt hier Einwirkungen, denen er, auf der Oberfläche liegend, nicht ausgesetzt ist und die infolgedessen berücksichtigt werden müssen: die über die Firstform der Nase gespannte Haut ruft stets einen Zug von dem Nasenrücken nach den Seiten herab aus. Dieser Zug wird um so kräftiger sein, je weniger nachgiebig das Gewebe selbst oder je straffer die Haut gespannt ist. Der unter die Haut verpflanzte Span ist diesem Zug ausgesetzt und wird ihm so lange nachgeben, bis er eine feste Unterlage findet. Es kommt deshalb sehr darauf an, zu wissen, wie weit das Nasengerüst, die Ossa nasalia und die Cartilago quadrangularis zerstört ist und auf welche restierenden Teilen sich der Span noch stützen kann.

Ein paar Skizzen, die nach Röntgenbildern angefertigt sind, mögen die Verhältnisse veranschaulichen:

1. Fall: die Zerstörung des Nasengerüsts betrifft den unteren Teil der Ossa nasalia und den oberen des Nasenknorpels, während der knöcherne Teil an der Nasenwurzel und der knorplige der Nasenspitze erhalten und als Auflage widerstandsfähig genug ist, um dem Implantat die Stütze zu geben (Abb. 111a). Hier wird ein glatter

Span, auf diese festen Punkte gestützt, den Defekt in idealer Weise ausgleichen (Abb. 111b).

2. Fall: die Ossa nasalia sind erhalten und nur der Knorpel zeigt einen Defekt (Abb. 110a). Ein hier eingelegter Span wird durch die Zugwirkung der Haut in seiner unteren Hälfte heruntergezogen, wodurch die obere Hälfte herausgehebelt wird (Abb. 110b). Dadurch wird der für jedes Profil charakteristische Nasensattel ausgeglichen, so daß die Stirnflucht direkt in den Nasenrücken übergeht. Das Resultat ist ein unschönes Profil. Ein richtig geformter Span muß den Knorpeldefekt berück-

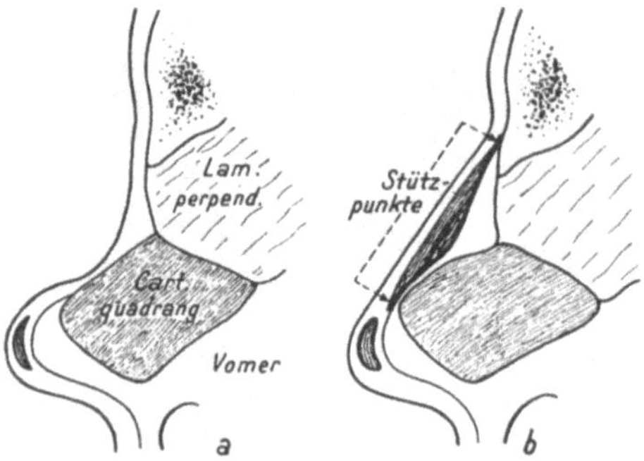

Abb. 111

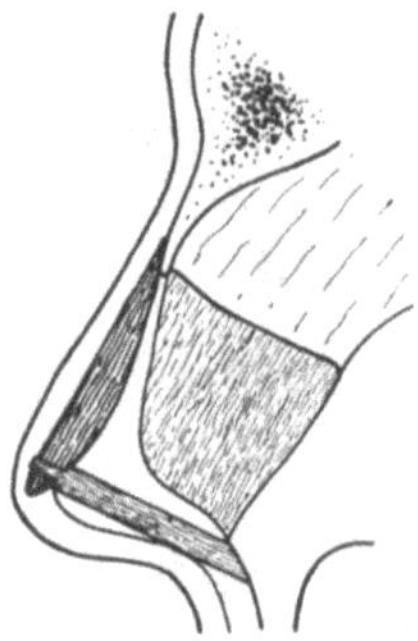

Abb. 112

Abb. 111a. Sattelnase, bedingt durch d. Verlust des unteren knöchernen u. oberen knorpligen Teils.
Abb. 111b. Einlage eines Spans, der den vorhandenen, stützfähigen Punkten aufliegt.
Abb. 112. Stützung eines Nasenrückenspans durch einen Filtrumspan.

sichtigen, so daß er in seiner ganzen Länge eine feste Auflage auf der Unterfläche findet (Abb. 110c). Da die Lage des Spans um so besser ist, je vollständiger er dem Stützdefekt anliegt, sollte man die Unterfütterung deshalb nach dem Vorschlag von Eckert-Möbius auch zweckmäßigerweise als „Plombe" bezeichnen.

3. Fall: die ungünstigste Defektform liegt dann vor, wenn der Knorpel bis zur Nasenspitze zerstört ist. Äußerlich braucht dadurch die Nasenspitze noch keinesfalls eingesunken erscheinen; die Festigkeit der Nasenflügelknorpel kann ausreichen, die Form zu erhalten. Ein eingefügtes Implantat aber findet an der Spitze keine Stütze, so daß durch die Zugwirkung der Haut auf den Span eine Breitnase entsteht. Durch die Spanform kann hier allein keine Abhilfe geschaffen werden: der Rückenspan muß an der Nasenspitze durch einen Filtrumspan gestützt werden (Abb. 112).

Zwischen diesen drei Haupttypen gibt es alle möglichen Übergänge. Während sich die Defektgröße und -form des Knochens meistens herauspalpieren läßt, gelingt es nicht, sich auf diese Weise ein Bild über den Zustand der unteren Stütze der Nase zu schaffen. Eine weiche Röntgenaufnahme kann hier wertvolle Dienste leisten, gibt aber immer nur Anhaltspunkte, nie irgendwelche maßstäblich zu verwertenden Größen. Aus diesem Grunde bleibt nichts anderes übrig, als für jeden Fall Späne verschiedener Stärke anzufertigen und den geeignetsten durch die Einlage an Ort und Stelle während der Operation auszuprobieren. Die einzelnen Späne unterscheiden sich durch ihre Dicke an der Stelle des Defekts um jeweils etwa 1 mm. Wie sehr man sich in der Defektgröße täuschen kann, mag allein schon daraus ersichtlich sein, daß sehr geübte Plastiker oft genug gezwungen waren, zwei oder drei Späne übereinander zu schieben, um den gewünschten Effekt zu erzielen. Die Lage der Späne übereinander aber ist unsicher; besser ist es, den Defekt durch einen einzelnen Span auszugleichen.

Gänzlich unsinnig ist es — wie man es so oft sieht — den Span an seiner Unterfläche mit einer Rillenfurche zu versehen: man nimmt dem Span gerade an der Stelle die Dicke, wo sie erforderlich ist. Eine solche Rille kann auf die Strecke hin angebracht sein, wo bei erhaltenem Knochen der Span sich diesem besser anschließen kann.

3. Die Haut über dem Nasenrücken ist durch den eingezogenen Span an der Defektstelle am stärksten gespannt und wird an dieser Stelle in ihrer Dicke am meisten verflacht. Infolgedessen ist es gut, jeden Span grundsätzlich an seinem Rücken über der Defektstelle etwas nach außen vorzubuckeln.

4. Durch das injizierte Lokalanästhetikum erfährt die Haut eine vorübergehende Aufquellung. Diese Formveränderung kann man auf ein Minimum herabsetzen, wenn man statt der 1% Lösung eine 2% nimmt, wodurch die gleiche anästhesierende Wirkung bei geringerer Flüssigkeitsmenge zu erreichen ist.

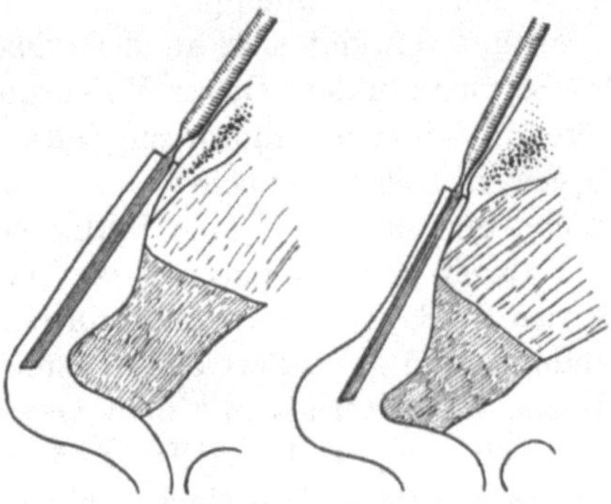

Abb. 113a. Richtige Ausführung durch Untertunnelung: das eingeführte Raspatorium liegt auf der ganzen Strecke in gleichmäßigem Abstand von der Hautoberfläche.

Abb. 113b. Falsche Tunnelanlage: in dem unteren Abschnitt entfernt sich das Raspatorium von der Hautoberfläche; nach eingeführtem Span springt die Nasenspitze zu weit vor.

5. Für den Erfolg nicht unwesentlich erscheint mir schließlich die Art der Hautschnittlage und der Untertunnelung. Joseph legt den Schnitt, um jede äußere Narbe zu vermeiden, endonasal. Wieder andere legen ihn in die Nasenspitze (Ganzer), die meisten aber bevorzugen den Schnitt in der Nasenwurzel. Daß ein Schnitt in den seitlichen Teilen der Nase als Zugangsweg gänzlich unzulässig ist, wird durch das Folgende verständlich: durch den Schnitt wird das Raspatorium zur Untertunnelung der Haut eingeschoben. Dieser Tunnel muß nun auf seine ganze Länge hin so liegen, daß er überall den gleichen Abstand von der Hautoberfläche hat. Um diesen Abstand bei der angelüfteten Nasenspitze auf der ganzen Strecke gleichmäßig halten zu können, muß die Nasenspitze heruntergedrückt werden (Abb. 113a). Schiebt man das Raspatorium ohne Herabdrücken der Nasenspitze vorwärts, so entfernt sich das Instrument von der Oberfläche der vorspringenden Nasenspitze: Bei der Spaneinlage in diesen Tunnel bleibt dann die vorspringende Nasenspitze bestehen (Abb. 113b). Das von dem Nasenwurzelschnitt eingeführte Raspatorium stößt zunächst bis zum Knochen vor, wird sich an diesem entlang schieben, so daß sich daraus die zu wählende Tunneltiefe ergibt. Der Tunnel selbst soll nicht geräumiger gestaltet werden, als es zur Aufnahme des Spans notwendig ist. In einem zu groß angelegten Tunnel rutscht das Implantat durch den Gewebezug zu

leicht seitlich ab und macht das Anlegen von Nasenformern notwendig. Alle Hautschnittführungen, durch die seitlich von der medialen Linie eine Untertunnelung ausgeführt wird, bergen die Gefahr in sich, daß der Span sich in dem zu großen einseitig erweiterten Tunnel verlagert.

Das Einfügen eines Septum-(Filtrum-)spans geschieht entweder durch einen endonasalen Schnitt oder man legt — diesen Schnitt wende ich immer an — ihn außen längs des Filtrums in einer Länge von 1½ bis 2 cm an. Kleinere Schnitte erschweren die Untertunnelung. Eine Verzapfung des Nasenrückenspans mit dem Filtrumspan an der Nasenspitze ist notwendig, da sonst immer die Gefahr des Abrutschens besteht (Abb. 112). In den Nasenrückenspan wird zu diesem Zweck ein Loch gebohrt und das vordere Ende des Filtrumspans zu einem Rundzapfen gefeilt, der in das Loch hineinpaßt.

Mitunter findet sich an dem Oberkiefer ein Knochenvorsprung, der die Basis des Septums bildet. Dieser Vorsprung ist für die Stützung des hinteren Spanendes störend, weil er auf ihm leicht seitlich abgleiten kann. Man tut deshalb gut, diesen Zapfen mit einer Knochenzange abzutragen, damit sich das Implantat auf eine Fläche und nicht auf eine Spitze stützt.

Daß ein aus alloplastischem Material gebildeter Span mehrfach durchlöchert werden muß, ist selbstverständlich. Durch diese Löcher wächst das Bindegewebe hindurch und garantiert einen festen Sitz, da ja sonst keine Verwachsung des alloplastischen Materials mit dem Gewebe eintritt.

Ausführung des Eingriffs: Anästhesie: 2% Novocainlösung mit Adrenalinzusatz. Injektion entlang dem Nasenrücken bis zur Nasenspitze und beiderseits zur Hälfte auf die Nasenseiten reichend. Die Haut des Nasenrückens wird mit der linken Hand zur Stirn hochgeschoben, wodurch sich in der Nasenwurzel mehrere Falten bilden. Ein in die tiefste dieser Falten gelegter Schnitt führt bis auf das Periost. Das durch diesen Schnitt eingeführte Raspatorium schiebt sich unter Kontrolle der linken Hand bis zur Nasenspitze vor. Nur bei sehr narbigem Gewebe kann es notwendig sein, ein doppelschneidiges Messer zu benutzen. Ist der Tunnel gebildet, so wird bei liegendem Raspatorium eine Zeitlang die spontane Blutstillung abgewartet. Ein Assistent spannt nun ein Tuch über die Stirn des Patienten derart, daß der untere Rand des Tuches mit dem oberen Rand der Wunde abschneidet. Dadurch wird die Stirnhaut abgedeckt, so daß der Span bei der Einführung nicht mit der Haut in Berührung kommt. Das mit einer Zange gefaßte Implantat wird vorsichtig in den Tunnel eingeschoben und, wenn es richtig liegt und den Defekt in der gewünschten Weise ausfüllt, die Wunde durch zwei oder drei feine Seidennähte verschlossen. Ein Verband ist nicht notwendig.

Bei der Verwendung von autoplastischem Material gestaltet sich der Eingriff nach der Untertunnelung so, daß jetzt der Span dem Schienbein oder Darmbein entnommen wird. Die Freilegung des Knochens geschieht durch einen bogenförmigen Hautschnitt. Mit Periost wird das Implantat herausgemeißelt, mit der Luerschen Zange geformt (siehe S. 78) und dann sofort ohne Abspülen mit irgendwelchen Lösungen implantiert. Der Assistent versorgt während der Implantation die Entnahmewunde durch Klammern oder Naht. Ist der Knochen aus dem Schienbein entnommen worden, so muß das Bein für eine Woche in eine Schiene gelegt und ruhiggestellt werden.

Nachbehandlung. Nach dem Eingriff tritt eine geringfügige Schwellung am Implantationsort ein, die spätestens am zweiten Tag zurückgeht. Eine Zunahme der Schwellung deutet auf eine beginnende Infektion. Es pflegt sich dann auch bald eine Rötung des Operationsgebietes einzustellen, die den Verdacht bestätigt: in dem sonst bei normalem Verlauf völlig schmerzfreien Wundgebiet treten Schmerzen auf. Alle Operateure raten auf Grund ihrer Erfahrungen dazu, mit der Entfernung des Implantats nicht allzu rasch bei der Hand zu sein. Durch die geöffnete Naht findet der Eiter seinen Abfluß, kühlende Umschläge lassen die akuten Erscheinungen der frischen Entzündung zurückgehen, die Schwellung und Rötung läßt nach, die Eiterung geht in das kalte Stadium über. Bei Verwendung von autoplastischem Material stoßen sich mitunter nur kleine Sequester ab, während der übrige Teil erhalten bleiben kann. Zweifelsohne verhält sich autoplastisches Material gegen solche Infektionen refraktärer als alloplastisches. Bei letzterem liegen die Verhältnisse infolgedessen nicht so günstig. Nach meinen Erfahrungen ist das tote Material ein Fremdkörper, der die Eiterung nicht zur Ruhe kommen läßt. In zwei Fällen, die anderenorts operiert worden waren und nun seit 6 Wochen eiterten, drohte es zu einer Einschmelzung der Nasenhaut zu kommen. Beide Male war durch das lange Zuwarten die Haut über dem Span bereits bläulich verfärbt und erheblich verdünnt, so daß ich, um eine Nekrose dieser Gewebspartien auf dem Nasenrücken zu vermeiden (in beiden Fällen handelte es sich um junge Mädchen), die Späne entfernte. In zwei von mir selbst operierten Fällen nahm ich die Späne bereits nach 3 Wochen heraus, da ich den Eindruck gewann, daß eine Ausheilung nicht zustandekommen oder sich jedenfalls sehr lange und mit unsicherem Ergebnis herauszögern würde. Nach Entfernung der Späne trat schnell eine Ausheilung ein; dieselben Späne wurden nach einer Wartezeit von 6 Monaten erneut implantiert.

Nach Einführung der Penicillin- und Sulfonamidtherapie habe ich keine Gelegenheit gehabt, diese Mittel bei einer Infektion auszuprobieren. Meines Erachtens aber sollte man davon Gebrauch machen. Grundsätzlich bei jeder Spaneinpflanzung eine Sulfonamidbehandlung prophylaktisch anzuwenden, wie es verschiedentlich empfohlen wird, halte ich nicht für notwendig, denn solche Zwischenfälle gehören doch zu den Seltenheiten.

e) Korrektur der Schiefnase. Durch eine seitlich auf die Nase einwirkende Gewalt, die zu einer Fraktur führt, wird die Nase aus der Mittellinie verdrängt und verwächst, sofern nicht im frischen Stadium eine Reposition erfolgt ist, in dieser Stellung. Es entsteht die Schiefnase. Die Schiefstellung kann je nach der Art des Traumas nur einen Teil oder die ganze Nase betreffen. Man unterscheidet dabei eine steil gestellte Schmalseite und eine flache Breitseite.

Von den verschiedenen Korrektionsverfahren (Goodale, Trendelenburg) haben sich die von Joseph und Esch am besten bewährt.

α) Korrektur der Schiefnase nach Joseph: durch einen endonasalen Schnitt entlang dem äußeren Rand der knöchernen Apertura nasi wird eine von Joseph angegebene Stichsäge eingeführt und damit aus dem Oberkieferknochen ein dreieckiges Knochenstück der Breitseite (s. o.) reseziert. Die Durchsägung der Schmalseite erfolgt durch einen analogen Schnitt auf der anderen Seite. Ein Daumendruck redressiert das Nasengerüst in die Mittelstellung. Gelingt auf diese Weise die Infraktion der Nase an dem Stirnbein nicht, so läßt sich dieselbe mit dem von Joseph angegebenen „Rhinoklast" durch einige Hammerschläge erzielen.

Vom 14. Tage nach dem Redressement ab bis zur Konsolidierung (¼ Jahr) muß täglich für 2—3 Stunden ein Schiefnasenkorrekturapparat getragen werden: „An einem Stirnband ist ein starkes Metallblech befestigt, das sich der Stirn möglichst eng anschmiegt. Von der Mitte des Metallblechs geht ungefähr parallel zur Nase eine schmale Schiene herab, die eine rautenförmige, an einem Scharnier befestigte Pelotte trägt. Diese Pelotte kann mittels einer an dem Stirnbein befindlichen Schraube seitlich verstellt werden und kann so einen seitlichen Druck auf die knöcherne Nase in der gewünschten Richtung bewirken" (Abb. 114). Ideal ist diese Apparatur nicht, da die Fixation mittels Stirnbinde am Kopf nicht sicher genug ist. Auch stellt sich schon nach kurzer Zeit des Tragens durch das starke Abschnüren der Schädelhaut ein unerträglicher Schmerz ein. Ich habe deshalb bei den Verwundeten die Pelotte an einer Gußkappenschiene des Oberkiefers befestigt. Die Pelotte wird mit einem starken Draht in ein an der Schienung befestigtes Rohr geschoben und läßt sich von dem Träger selbst anlegen oder entfernen. Bei einsichtigen und gewissenhaften Patienten genügt aber auch ein manuelles Redressement: der Daumen eines auf den Tisch gestützten Armes liegt an der Nasenseite, auf ihm ruht der Kopf und übt so durch sein Gewicht einen ständigen Druck auf die zu korrigierende Seite der Nase aus.

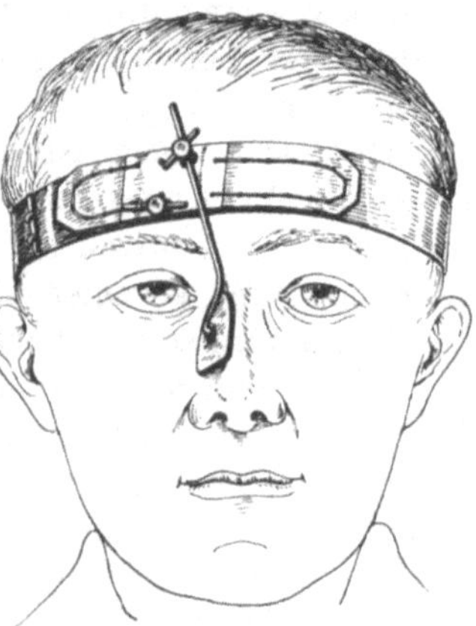

Abb 114. Nach Joseph.

Einfacher und mit sehr gutem Erfolg ist die

β) von Esch angegebene Methode anzuwenden: Esch setzt einen runden Bolzen auf die Knochenpartien der Nase und zertrümmert durch Hammerschläge das Nasengerüst, so daß der Nasenknochen aus vielen kleinen Stückchen besteht. Die so „zertrümmerte" Nase läßt sich dann durch Daumendruck leicht in die gewünschte Stellung bringen. Eine endonasale Tamponade, die täglich erneuert wird, sorgt für eine richtige Stellung der Frakturstücke. Diesen Eingriff habe ich in den letzten Jahren ausschließlich angewandt. Ich gebe zu, daß der Eingriff selbst, der natürlich nur im Rausch durchgeführt werden kann, sehr roh aussieht, auch schwillt die Nase durch das Hämatom stark an. Der Erfolg aber ist gut und ließ mich diese Unannehmlichkeiten der ersten Tage in Kauf nehmen.

f) Ersatz des unteren Teils der Nase. Bei dem völligen Verlust des Naseneingangs muß der Aufbau über einer Pelotte erfolgen, um die Form des Transplantates so lange zu halten, bis durch eine freie Knochen- oder Knorpelimplantation dem Naseneingang die notwendige Stütze gegeben wird. Die Pelotte wird am zweckmäßigsten an einer Oberkieferzahnschiene befestigt, die allein einen sicheren Sitz garantiert.

Über dieser Pelotte wird der Wangenlappen nach der von PAYR-BAYER angegebenen Methode gebildet, wobei die beiden distalen Lappenflächen, aneinandergenäht, das Septum der Nase bilden. Bei Frauen wählt man zweckmäßig den Wangen-Kinnlappen, weil die Narbe bei dieser Schnittführung am unauffälligsten ist. Bei Männern enthält dieser Lappen aber zu viel Barthaar, so daß die Entnahme eines horizontal gelagerten Wangenlappens vorzuziehen ist. Die Lappenform ist so zu umschneiden, wie sie Abb. 115b wiedergibt, damit das Filtrum auf einer genügend

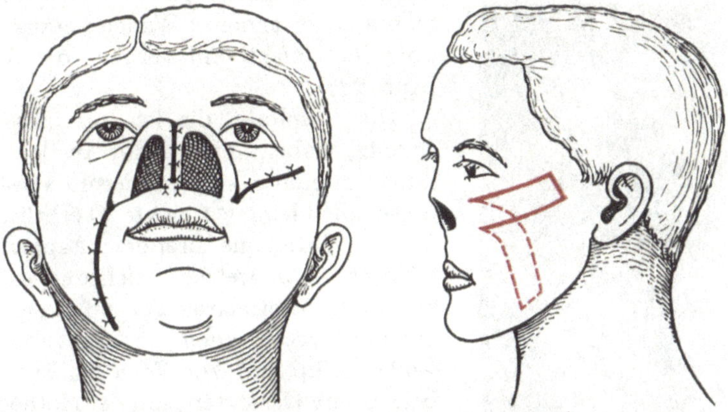

Abb. 115a. Bildung des Naseneingangs durch einen Wangenlappen (links) und einen Kinnlappen (rechts). — Abb. 115b. Schnittführung der beiden in der Nasolabialgegend inserierenden Lappen.

langen Fläche am Nasenboden angenäht werden kann. Der Ersatz der Außenhaut geschieht entweder durch einen frontalen Stiellappen oder durch Fernlappen. In einer zweiten Sitzung fügt man einen Filtrum- und Nasenrückenspan ein, um das Nasenprofil zu sichern. Ebenso kann eine Einfügung von Knorpel in die Nasenflügel notwendig werden, falls das transplantierte Gewebe zu schlaff geworden ist und ein Ansaugen der Nasenflügel die Nasenatmung behindert.

g) Ersatz des mittleren Querstückes der Nase. Bei einem Substanzverlust des mittleren Teils der Nase pflegt sich der Defekt in der Weise zu schließen, daß die Nasenspitze mit dem unteren Wundrand des oberen Nasenteils verwächst. Dadurch kommt es zu einem Hochstand der Nasenspitze, der mitunter soweit gehen kann, daß Filtrum und Oberlippe in einer Flucht stehen.

Alle Methoden zur plastischen Korrektur dieser Entstellung gehen davon aus, die Nasenspitze durch einen Querschnitt durch das gesamte Gewebe von ihrer Verwachsungsstelle so zu trennen, daß sie ohne Spannung und Federung — aber unter genügender Ernährung über die Nasenflügelbrücken — in ihre ursprüngliche normale Stellung gebracht werden kann. Die Größe der hierdurch entstandenen Dehiszenz zwischen Nasenspitze und dem oberen Nasenteil entscheidet nun zum großen Teil die Wahl des Entnahmeortes der zur Deckung notwendigen Lappen. Grundsätzlich sind hierfür immer zwei Lappen notwendig, der eine als Ersatz der Nasenschleimhaut (Innenlappen) und der andere zum Ersatz der äußeren Haut (Außenlappen).

α) Die bukkale Methode nach VON HACKER. Nach querer Abtrennung der Nasenspitze (über die von mir abgeänderte Schnittführung siehe S. 154) wird aus der einen Wangenseite ein Lappen umschnitten und soweit von seiner Unterfläche abpräpariert, daß er, über seine Fläche geschwenkt, in den Defekt — mit der Epidermis nach innen — genäht werden kann. Der Lappen kann entweder in horizontaler Lage aus der Wange oder, am Mundwinkel vorbeilaufend, aus der Nasolabialfalte (LINDEMANN) entnommen werden, wodurch die Narbe des Sekundärdefekts nicht so auffällig bleibt. Einen gleichen Lappen schneidet man aus der anderen Wange heraus, dreht ihn über den Defekt und vernäht die Wundränder (Abb. 116).

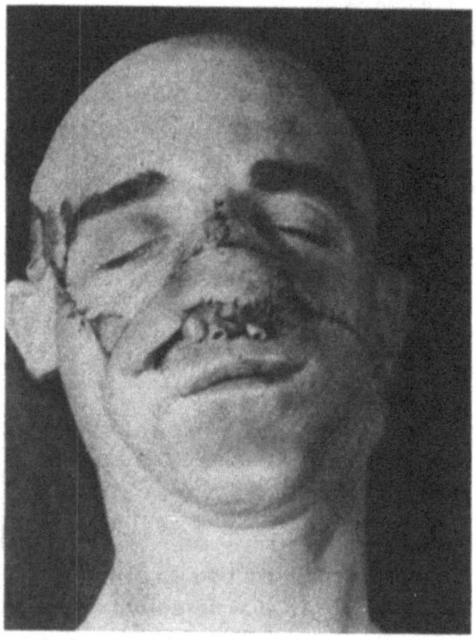

Abb 116. Verlust des mittleren Teils der Nase Der erhaltene Naseneingang wird umschnitten, der dadurch entstandene Defekt des mittleren Nasenteils durch einen linksseitigen Wangenschwenklappen als Schleimhautersatz, durch einen Wangentemporallappen als Außenhautersatz gedeckt. Primare Naht der Sekundardefekte bis auf das rechte Fußdreieck, welches erst nach Abtrennung des Stiels durch diesen verschlossen wird.

Die Resultate, die ich mit dieser Methode erzielte, haben mich nicht restlos befriedigt. Zunächst einmal können hiermit verständlicherweise nur kleinere Defekte überbrückt werden, da die Entnahme breiterer Lappen aus den Wangen — in welcher Richtung es auch sein mag — beim primären Verschluß des Sekundärdefekts Verziehungen der Umgebung (Mundwinkel, Unterlid) zur Folge haben. Aber auch bei kleineren Defekten sind der Methode Grenzen gesetzt. Beim Manne darf das Ende des Außenlappens keinesfalls bis in die behaarten Partien der Wange hineinreichen. Gerade dieser Teil kommt ja über den Defekt zu liegen und, wenn behaarte Teile mittransplantiert worden sind, ergibt dieses Transplantat selbst bei täglichem Rasieren einen stark auffälligen Unterschied gegen die umgebende Haut. Epilationen, in welcher Form man sie auch versucht, sind mir nie in kosmetisch befriedigender Weise als Dauererfolg gelungen. Zum anderen aber pflegt sich der Außenlappen an seiner Nahtlinie immer etwas einzuziehen. Einen gleichmäßigen Übergang des Lappens auf den der Umgebung habe ich nicht erreicht. Ich vermute, daß durch die Richtung der elastischen Fasern des Lappens diese Störung wohl naturbedingt und nicht vermeidbar ist.

β) Frontonasale Methode nach JOSEPH. Dieses Verfahren ist ausführlich bei dem Ersatz größerer Nasendefekte beschrieben (s. u.). Bei dem Ersatz des Nasenquerstücks ist, der Defektgröße entsprechend, ein Schwenklappen zur Innenauskleidung aus dem Nasenrücken zu entnehmen, dessen oberer Schnittrand etwa in der Höhe der Verbindungslinie beider innerer Augenwinkel liegt. Der als Außenlappen heruntergedrehte frontale Stiellappen wird infolgedessen über einen Teil der noch erhaltenen Haut an der Nasenwurzel frei herübergeführt. Es empfiehlt sich, an dieser Stelle zwischen der erhaltenen Nasenwurzelhaut und der Wundfläche des Stiellappens einen schmalen Gazestreifen unterzuschieben.

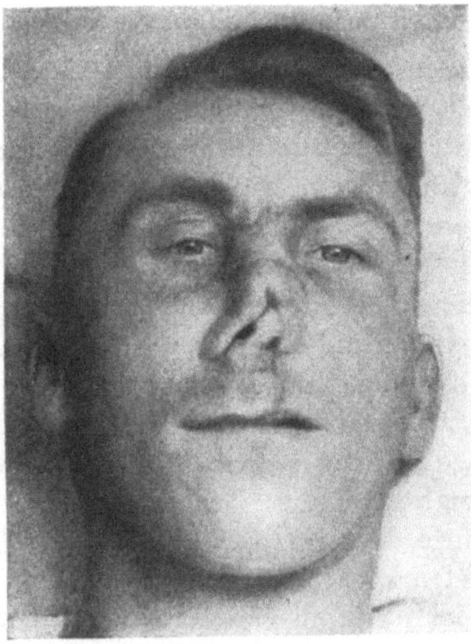

Abb. 117 a

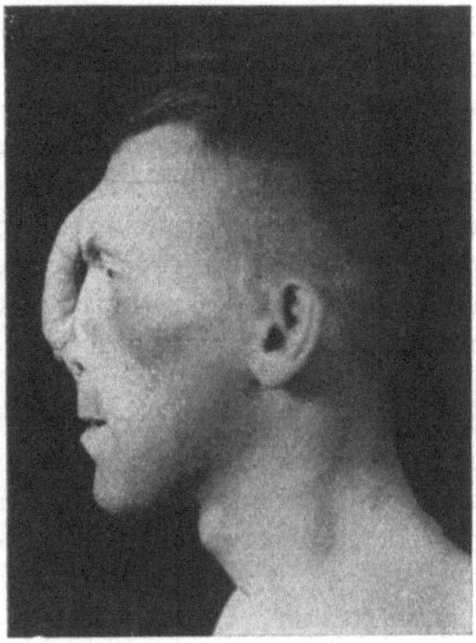

Abb. 117 b

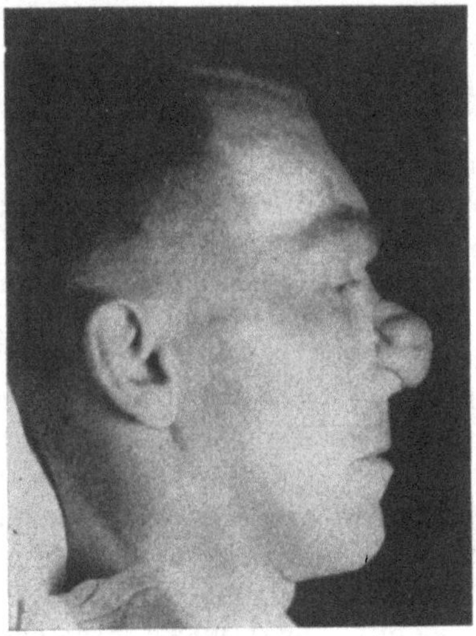

Abb. 117 c

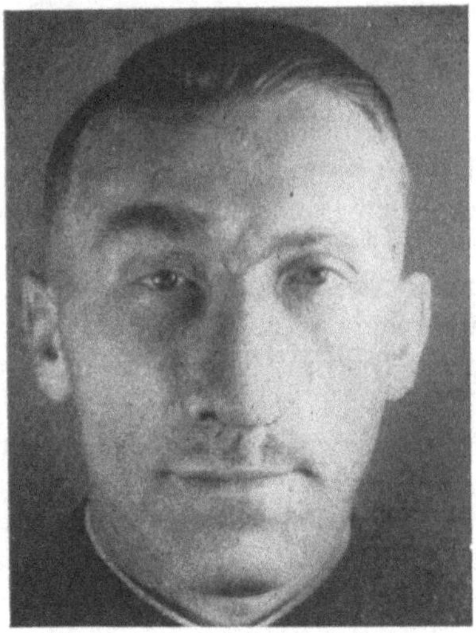

Abb. 117 d

Abb. 117a. (W.V.). Verlust der unteren und mittleren Nasenpartie. Narbige Verwachsungen der Nasenspitzenrestteile 10. 11 41.

Abb. 117b Ein gestielter Stirnlappen ist auf der Nasenspitze zur Einheilung gebracht. Der Stiel des Lappens verlauft frei uber die erhaltenen Teile der oberen Nasengegend 19. 6. 42.

Abb. 117c. Der Stirnfuß des Lappens ist abgesetzt und an dem unteren Rand der erhaltenen Nasenhaut implantiert 11. 9. 42.

Abb. 117d. Der untere Fuß des Kriechlappens ist abgelöst worden und der Lappen über dem Defekt der Nasenspitze vernaht 26. 5. 44.

γ) Deckung durch frontalen Kriechlappen: der Ersatz der mittleren Nasenpartie durch den frontalen Lappen erfordert wegen der großen Entfernung des Defekts vom Entnahmeort einen sehr langen gestielten Lappen. Ist der Haaransatz sehr weit von der Schläfe in die Stirnhaut vorgeschoben, so müßte, um die notwendige Länge des Lappens herauszubekommen, dieser sehr weit auf der anderen Stirnseite inserieren. Um diesen großen, dadurch entstehenden Stirnhautdefekt zu vermeiden, wurde im Fall V (Abb. 117a bis d) ein von der Mittellinie der Stirn bis zur Haargrenze reichender Lappen umschnitten und dieser — teilweise zum Rundstiel zusammengerollt — auf der hochstehenden Nasenspitze eingepflanzt. In einem zweiten Akt erfolgte dann die Abtrennung des Stirnfußes und Implantation desselben unmittelbar über dem Nasenspitzenfuß. Damit war genügend Gewebe an Ort und Stelle gebracht, so daß nun der Nasenfuß abgelöst, die Nasenspitzenreste auseinandergetrennt, in ihrer normalen Stellung vernäht und die Nasenspitze durch den ausgebreiteten Lappen überdeckt werden konnte.

h) Der Ersatz des mittleren Längsstücks der Nase. Derartige Verletzungen sind selten, lassen sich plastisch jedoch gut ausgleichen. Zur Innenauskleidung der Nase benutzt man die angrenzende Haut, welche, parallel zu dem Defektrand auf die ganze Länge umschnitten, abpräpariert, nach innen eingeschlagen und vernäht wird. Den Außendefekt deckt ein Stirnstiellappen ab (Abb. 118a, b).

i) Ersatz der Nasenwurzel. Nach Exzision der Narbe läßt sich der Defekt leicht durch einen Zuglappen (Abb. 61a bis c) aus der Stirn zur Deckung bringen. Die seitlichen Wundränder werden durch parallele, über die Glabella geführte Schnitte verlängert, so daß der mobilisierte Lappen über den Defekt gezogen und vernäht werden kann.

Bei größerem Gewebsverlust und zu straffer Stirnhaut habe ich den Defekt durch einen frontalen Drehlappen verschlossen. Läßt sich der Sekundärdefekt der Stirn nicht zusammenziehen und vernähen, so deckt man ihn bei so geringer Ausdehnung zweckmäßigerweise völlig mit einem Wolfe-Krauselappen ab, um die sezernierende Wundfläche zu vermeiden. Bei der späteren Replantation des Stiels wird ein Teil des Krauselappens herausgeschnitten (Abb. 119a bis b).

k) Ersatz größerer Nasendefekte. Hierunter möchte ich alle diejenigen Fälle zusammenfassen, bei denen der obere und mittlere Teil der Nase zerstört, von dem unteren aber noch der Naseneingang erhalten, jedoch durch das Fehlen der oberen Partien hochgradig nach oben verzogen ist. Es erscheint mir zweckmäßig, diese Form von den Totaldefekten zu trennen, da hierbei gerade der schwierigst zu ersetzende Teil einer Nase, der Naseneingang, erhalten ist und dadurch den Aufbau der verlorengegangenen Teile wesentlich erleichtert. Sind solche Entstellungen durch Friedensverletzungen selten, so kommen sie durch Verwundungen im Kriege besonders häufig vor. Bei allen Operationsmethoden zum Ersatz größerer Nasendefekte wird als erster Akt der Operation die Loslösung des Nasenspitzenrestes ausgeführt, indem man ihn durchgehend soweit abtrennt, daß er ohne Federung in seiner ursprünglichen Stellung verbleibt. Den Schnitt, den Joseph zu diesem Zweck in die Narbe hineinlegt, führe ich etwa 2 mm unterhalb dieser Linie aus, da erfahrungsgemäß auf dieser kurzen Strecke das Profil des Nasenrückens durch die Narbe stark zurückgezogen ist. Verbleibt diese kurze aber stark gekrümmte Strecke an dem Nasenspitzenrest, so macht sie einen unmerklichen, geraden Über-

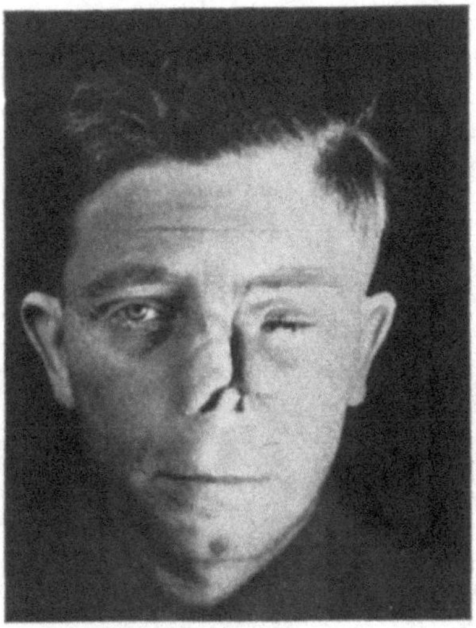

Abb. 118 a

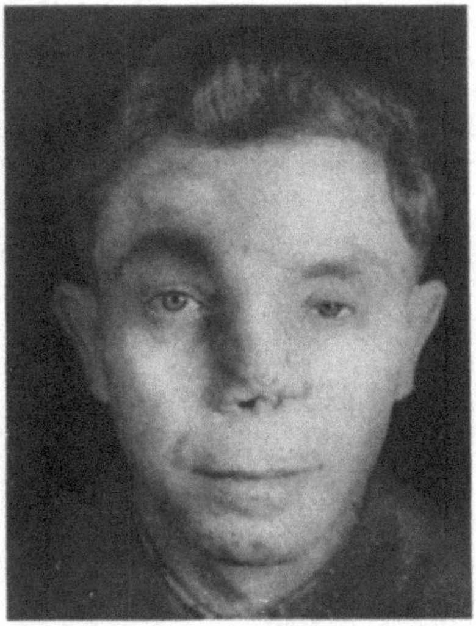

Abb. 118 b

Abb. 118a. Völliger Verlust der häutigen und knöchernen linken Nasenseite, Nasenspitzendefekt.

Abb 118b Die Haut der rechten Nasenhalfte wurde von dem Beginn der Nasolabialfalte bis zum medialen rechten Augenbrauenansatz umschnitten, abprapariert und als Schwenklappen zur Innenauskleidung der Nase mit dem angefrischten linken Defektrand vernäht Die Deckung des Außendefekts erfolgte durch einen Stirnstiellappen, nachdem die Nasenspitzenreste in ihrer richtigen Lage durch Naht vereinigt worden waren.

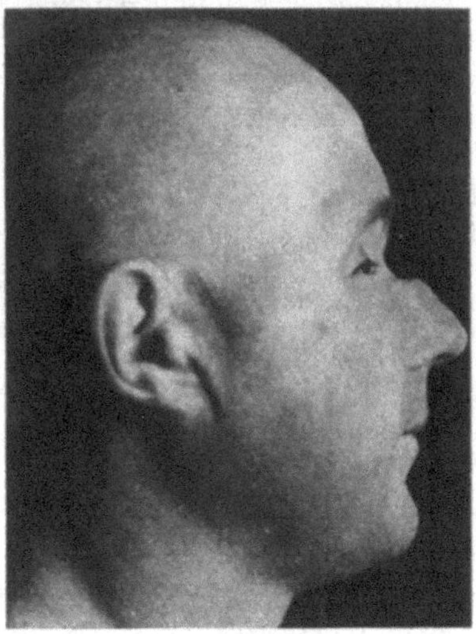

Abb. 119 a

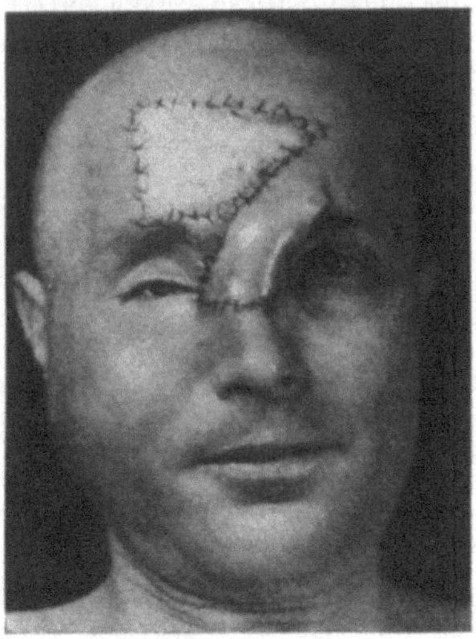

Abb. 119 b

Abb. 119a. Knöcherner und hautiger Defekt der Nasenwurzel. Verlust des rechten Auges.

Abb. 119b. Über dem Defekt ist ein Stirnstiellappen vernäht; der Stirndefekt wurde durch einen WOLFE-KRAUSElappen verschlossen

gang des Außenlappens auf die Nasenspitze schwierig. Es bleibt gewöhnlich eine kleine Einkerbung zurück, die sich durch meine Schnittführung vermeiden läßt (Abb. 120a, b).

Zur Innenauskleidung läßt sich die Haut des Nasenrückens, auch wenn sie stark narbig verändert ist, verwenden. Entsprechend der Größe des Defektes muß hier

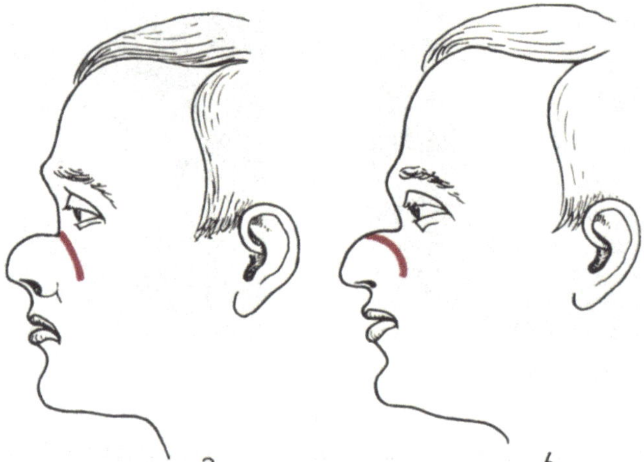

Abb 120a. Schnittführung zur Abtrennung der Nasenspitze nach JOSEPH.
Abb. 120b. Meine Schnittfuhrung zur Abtrennung der Nasenspitze, wodurch sich ein glatter Übergang der Haut des Stirnstiellappens auf die der Nasenspitze erzielen laßt.

die Umschneidung des Lappens evtl. bis auf die Glabellafläche hinauf erfolgen, wobei die an der Nasenseite entlang geführten Hautschnitte oberhalb der Verbindungslinie zwischen den Augenbrauen ausladen und so die Entnahme eines passenden Hautstücks ermöglichen. Dieser Lappen wird von der Stirn her bis dicht an den unteren Defektrand abpräpariert, jedoch darf diese Verbindung, die ja als Ernährungsbrücke dient, nicht allzu schmal ausfallen. Bei der von JOSEPH angegebenen Methode muß in der Mitte des unteren Defektrandes aus dem Schwenklappen ein ⊓-förmiges Stück herausgeschnitten werden, weil er das Septum verhältnismäßig tief bei der Abtrennung der Nasenspitze durchschneidet (Abb. 121 u. 122). Würde der Ausschnitt unterlassen, so entstünde über dem Septum ein Wulst, der sich später im Profil der Nasenrückenlinie störend bemerkbar machen müßte. Daß dieser Ausschnitt für die Ernährung des Lappens ungünstig ist, ist verständlich, denn die Ernährungsbrücke, die an und für sich schon sehr schmal ist, wird dadurch noch verkleinert.

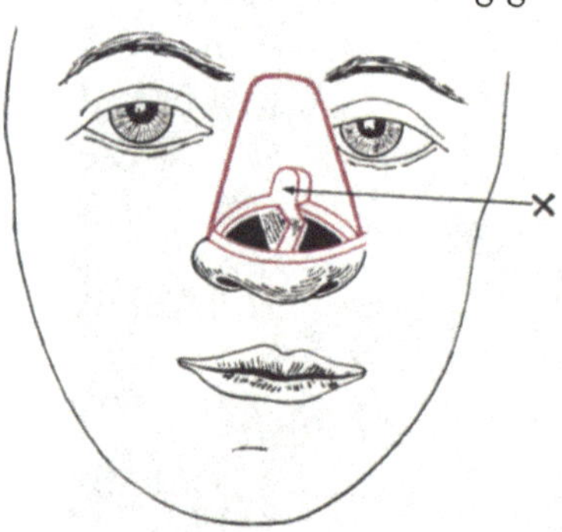

Abb. 121. Umschneidung der Nasenrückenhaut zur Bildung eines, das Naseninnere abdeckenden Schwenklappens. Um eine Wulstung des Lappens in dem Bezirk, der dem Septum aufliegt, zu vermeiden, muß ein entsprechendes (x) Hautstück aus ihm herausgeschnitten werden (JOSEPH).

Ich gehe bei diesem Operationsakt anders vor und glaube mit meiner Schnittführung gleich zwei recht wichtige Punkte zu meinen Gunsten ausgenutzt zu haben: bei der Durchtrennung des Septums nehme ich diese sehr hoch oben vor, indem ich zunächst einen Schnitt durch das Septum unter die Haut des Nasenrückens lege und erst von hier aus das Septum zum Nasenboden hin durchschneide (Abb. 122 b).

Diese Schnittführung hat den Vorteil, daß

1. sehr viel Septumknorpel an der Nasenspitze verbleibt und ihr damit eine große Stabilität verleiht, so daß ich in fast allen Fällen ohne Einfügung einer besonderen Nasenrückenstütze ausgekommen bin.

2. Die Ernährungsbrücke des Innenlappens wird auf ihrer ganzen Länge erhalten, weil der oben beschriebene Ausschnitt (JOSEPH) aus dem Lappen fortfällt. Beim Herumschwenken des Lappens über seine Fläche liegt der Wulst gerade in der klaffenden Lücke zwischen den beiden operativ getrennten Septumteilen und verstärkt dadurch diese freischwebende Stelle.

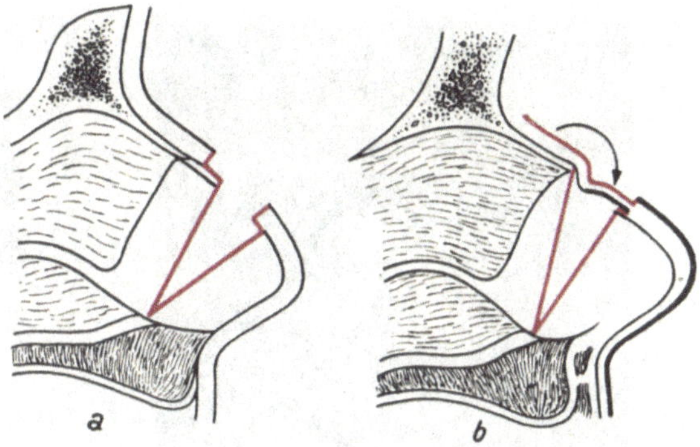

Abb 122a Durchgehende Schnittfuhrung durch das Septum nach der JOSEPHschen Methode.

Abb. 122b Aus der Haut des Nasenruckens, heraufreichend bis zur Glabella, ist ein Schwenklappen gebildet, uber den Defekt gedeckt und mit den Wundrändern allseitig vernäht (Meine Schnittfuhrung.)

Der Innenlappen schützt nicht nur den Decklappen gegen Infektion, sondern bewahrt ihn vor stärkerer Atrophie. Die zwischen dem Defekt ausgespannte Haut bildet ein straffes Widerlager und erhält die Nasenform meist ohne Stützeinlage. Die Erfolge der frontonasalen Plastik sind erst seit der Vervollkommung der Bildung dieses Innenlappens (KÖNIG-JOSEPH) zu verzeichnen, so daß dessen Bedeutung klar auf der Hand liegt.

Die Deckung des Außendefekts kann entweder durch einen Stiellappen (JOSEPHS fronto-nasale Mesorhinoplastik) oder durch Fernlappen erfolgen (s. u.). Entscheidend für die Verwendung des frontalen Lappens ist das Vorhandensein einer genügend großen unbehaarten Stirnhautfläche. Für seine Verwendung spricht ferner die Verarbeitung von Gesichtshaut, wodurch die Hautfarbe der neugebildeten Nase nicht von der Umgebung absticht und der Fortfall all der Unannehmlichkeiten für den Patienten, die mit der Bildung eines Fernlappens verbunden sind (Abb. 123 a, b).

Ausführung der JOSEPHschen fronto-nasalen Mesorhinoplastik (Abb. 123c bis f). Nach der Defektabdeckung durch den Innenlappen (s. o.) wird der Stirnlappen umschnitten (Abb. 123c). Es empfiehlt sich, die Lappengröße immer nach Maß vorzunehmen. Am besten eignet sich hierzu ein Bindenende oder ein Seidenfaden, mit welchem die äußeren Punkte des Lappens festgelegt werden können. Zu berücksichtigen ist dabei, daß das abgelöste Transplantat um ½ cm schrumpft und daß die Drehungsstelle des Lappens (Stiel) nicht unter Spannung steht, so daß man gut tut, der Lappenlänge 1 cm zuzugeben. Der Ernährungsstiel soll nicht zu schmal sein. Für die Stirnwunde und den späteren kosmetischen Effekt ist es gleichgültig, ob die Basis des Stiels 3 oder 4 cm beträgt, denn er wird ja sowieso später replantiert, wodurch das eine Mal nur die Narben um 3, das andere Mal um 4 cm Entfernung voneinander verlaufen. Für die Ernährung des Lappens und seine Erhaltung kann der eine cm aber von ausschlaggebender Bedeutung sein.

Die Schnittführung des unteren Schnitts beginnt am inneren Augenbrauenrand (falls der Anfangsteil nicht schon durch den Sekundärdefekt des Innenlappens ge-

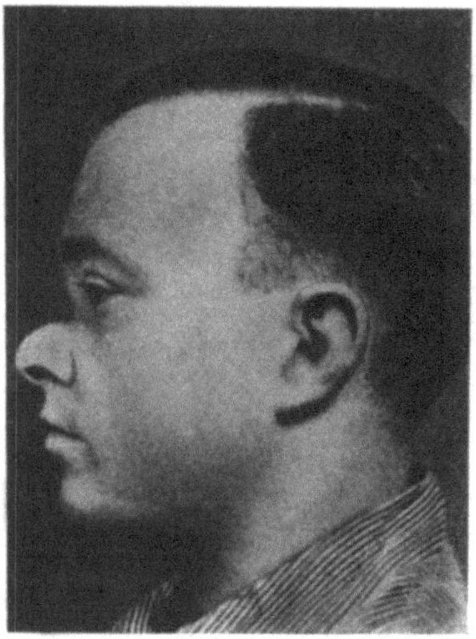

Abb. 123 a

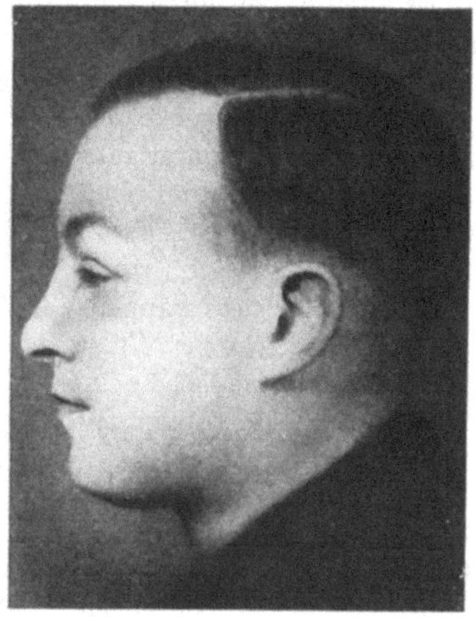

Abb. 123 b

Abb. 123a. Traumatische Sattelnase.
Abb. 123 b. Defektkorrektur durch die JOSEPHsche frontonasale Mesorhinoplastik.

geben ist) und verläuft nach JOSEPH in schräger Richtung nach oben. Ich selbst lege den Schnitt nur wenige Millimeter entfernt verlaufend über und parallel den Augenbrauen an (Abb. 123e). Das hat den Vorteil, daß der Lappen um einige Grade weniger gedreht zu werden braucht (einige Grade zwar nur, die aber der Ernährung des Lappens zugutekommen) und daß die Schnitte parallel zu den Stirnfalten verlaufen. Kosmetisch ergibt dies einen besseren Effekt als wenn die Schnittnarben später die Stirnfalten durchkreuzen. Der Beginn des oberen Schnittes liegt etwa 1 cm medial von dem des unteren und muß in seiner Länge weiter durchgeführt werden als der untere Schnitt, da die Entfernung von diesem Punkt bis zu seiner Anheftestelle an dem Wundrand der Nasenspitze größer ist. Infolgedessen wird auch der Verbindungsschnitt zwischen den beiden Längsschnitten von unten innen nach oben außen verlaufen. Der Lappen wird mit Häkchen gefaßt (nicht mit Pinzetten, die die Ränder quetschen) und bis zum Stiel abgelöst. Über den Nasendefekt gedreht erfolgt seine Naht mit den Wundflächen.

Die Sekundärstirnwunde war während der Versorgung des Stirnlappens mit einer trockenen (nicht mit Kochsalzlösung getränkten) Gazeschicht bedeckt, die

Sickerblutung, wie auf S. 70 beschrieben, zum Stillstand gebracht hat. Erst jetzt beginnt man mit der Lokalanästhesie derjenigen Hautpartie, die zur Entnahme des WOLFE-KRAUSElappens für die Deckung des Stirndefekts vorgesehen ist. Soweit keine

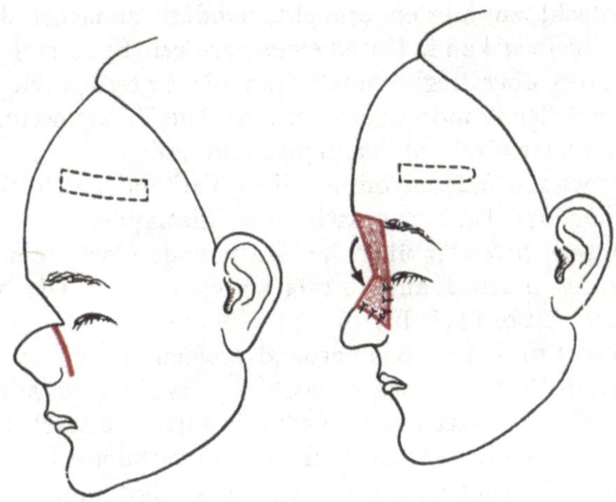

c d

Abb. 123c: Äußere Schnittfuhrung zur Mobilisierung der Nasenspitze.
Abb. 123d: Der Abdecklappen ist heruntergeklappt und vernäht.

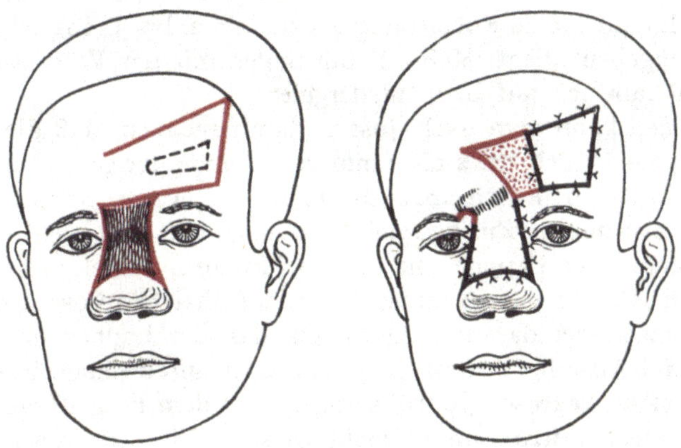

e f

Abb. 123e. Der Stirnlappen ist umschnitten.
Abb. 123f. Der Stirnlappen ist über den Nasendefekt gebracht und vernäht, der Sekundärdefekt der Stirn z. T. mit einem freien Transplantat gedeckt. Der mediale Teil des Stirndefekts wird zunächst der Granulation überlassen, später durch den zuruckgeschwenkten Ernährungsstiel verschlossen.

anderen Gründe dagegen sprechen, findet die Oberschenkelhaut Verwendung. Mit dem sterilisierbaren Zentimetermaß ist die Defektgröße an der Stirn vermessen worden. Die Lappengröße ist nach Länge und Breite hin um $^3/_4$ cm zu ergänzen, das Transplantat auszuschneiden und abzulösen. Vorher muß man sich darüber klar geworden sein, ob durch das freie Transplantat die ganze Stirnwunde überdeckt werden soll oder nur die äußeren zwei Drittel: der Ernährungsstiel des Nasenersatzlappens wird ja nach einiger Zeit durchtrennt und zurückverlagert, so daß diese Fläche nicht überdeckt zu werden braucht, sondern zunächst der Granulationsbildung überlassen bleiben kann. Unter einer geringen Spannung, die eben gerade ausreicht, den Lappen überall gleichmäßig an die Unterlage zu ziehen, wird das freie Transplantat mit den Wundrändern vernäht. Die Verkleinerung der Beinwunde erfolgt durch eine Plattendrahtentspannungsnaht „über Eck".

Bein- und Stirnwunde müssen durch einen Verband geschützt werden, wobei eine Wattepolsterung den Ernährungsstiel des Stirnlappens vor Druck durch die Binde bewahrt. Joseph befestigt über der Stirnwunde einen Schürzenverband, um eine Verschiebung des freien Transplantats zu verhindern. Die Nase selbst bleibt ohne jeden Verband (Abb. 124a bis d).

Nachbehandlung: Stirn- und Beinverband bleiben so lange wie irgend möglich liegen, da durch jeden Verband, mag er noch so vorsichtig ausgeführt werden, eine Zerrung am Transplantat stattfindet, wodurch zarte Verwachsungen gelöst und damit die Ernährung gestört werden kann. Die unverbundene Nase gestattet eine ständige Kontrolle und Beobachtung des Lappens. Tritt am 4. oder 5. Tage hier oder da eine Nahteiterung auf, so entfernt man den betreffenden Faden und betupft die übrigen mit Jodtinktur (nicht auf den Lappen kommen, da er im allgemeinen gegen Jod empfindlich ist).

Der Lappen, der unmittelbar nach der Operation eine weißliche Verfärbung zeigt, nimmt allmählich eine Rotfärbung an, die am 2. bis 3. Tag in die Normalfarbe der Haut überzugehen pflegt. Meine Erfahrungen mit der Wärmeapplikation über Transplantaten habe ich auf S. 18 niedergelegt.

Im allgemeinen kann man nach Joseph damit rechnen, daß die Ernährung des Nasenersatzlappens täglich um 2 bis 3 mm vom Rande der gesunden Haut her übernommen wird, so daß man sich ungefähr ausrechnen kann, wann das Transplantat frühestens von seinem Ernährungsstiel abzusetzen ist. Mit diesem Akt lasse man sich Zeit. Je länger der Lappen mit seinem Ernährungsstiel zusammenbleibt, um so geringer ist die Gefahr einer Nekrose durch zu frühzeitige Lösung der Verbindung, auch wird immer wieder darauf hingewiesen, daß der Lappen um so weniger der Schrumpfung und Atrophie unterliegt, je länger er durch seinen Stiel ernährt wird.

Komplikationen: Nekrose. Je frühzeitiger nach dem Eingriff eine bläuliche Verfärbung des Lappens auftritt, um so mehr ist seine Vitalität in seiner ganzen Ausdehnung gefährdet. Der Blaufärbung voraus geht gewöhnlich ein längeres Anhalten der unmittelbar nach dem Eingriff vorhandenen Blässe des Lappens, an der nicht selten eine zu starke Spannung des Transplantates oder ein zu fester Stirnverband, der den Ernährungsstiel abdrückt, schuld ist: sofortige Lockerung des Stirnverbandes und Entfernung einiger Nähte am Stiel können den Lappen retten.

Bei ungenügender Durchblutung des Lappens entstehen Randnekrosen, die sich nach ihrer Demarkierung abstoßen. Diesen Vorgang soll man der Natur überlassen und ihm nicht aktiv durch Abtragung der verfärbten Partien zuvorkommen, häufig erholen sich noch Teile, die man als verloren aufgab. Die durch die Randnekrosen entstehenden Dehiszenzen schließen sich per granulationem. Um ein übermäßiges Zurückziehen des Transplantates, welches ja nun an den Wundrändern keinen Halt

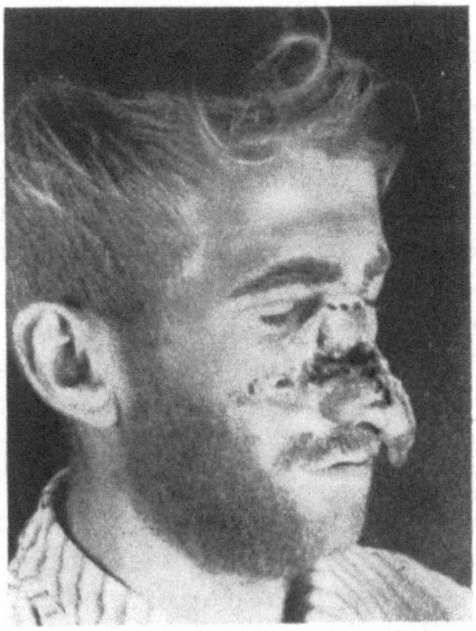

Abb. 124 a

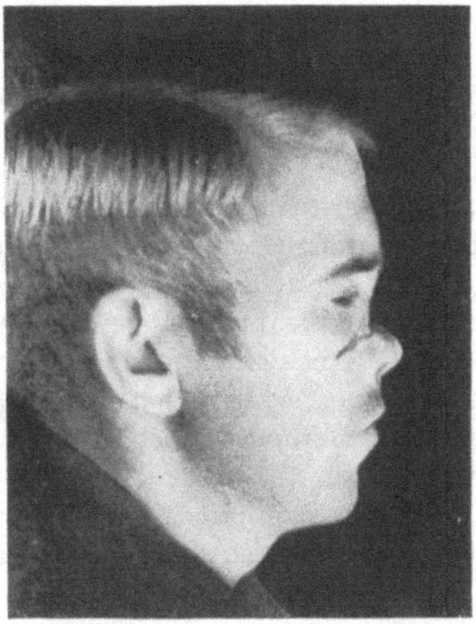

Abb. 124 b

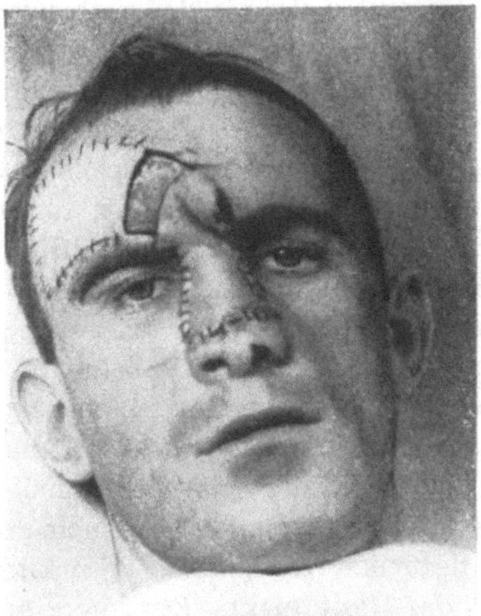

Abb. 124 c

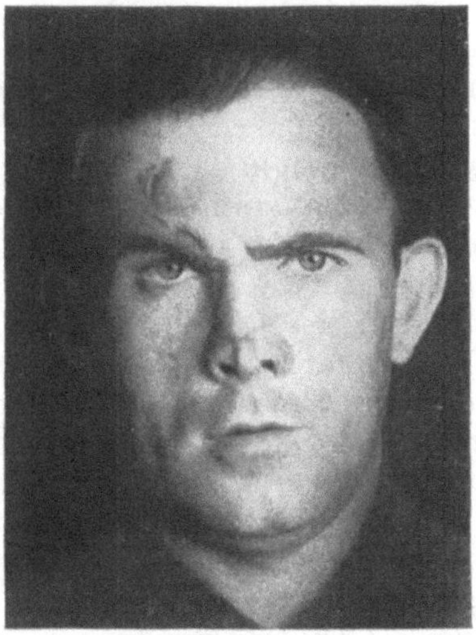

Abb. 124 d

Abb 124 a Verletzung des mittleren Teils der Nase unter Erhaltung von Teilen des Naseneingangs. — Abb 124 b Zustand nach der Vernarbung — Abb 124 c Der Defekt ist durch einen frontalen Stiellappen gedeckt (Aufnahme unmittelbar nach Beendigung des Eingriffs). Abb. 124 d. Endzustand.

mehr hat, zu verhindern, hat JOSEPH die Verbindung durch einen Kollodium-Gazestreifen aufrecht erhalten.

Infektionen. Auch hierbei sind die Infektionen, je frühzeitiger sie auftreten, um so bedrohlicher für den Bestand des Lappens. Eiteransammlung erfordert, um wenigstens Teile des Lappens zu retten, die Öffnung einer Nahtseite, um dem Eiter

Abfluß zu schaffen. In wieweit hierbei eine Sulfonamidtherapie (Penicillin) die Infektion aufzuhalten vermag, entzieht sich meiner Beurteilung. Ein Versuch sollte auf jeden Fall unternommen werden.

l) Totalersatz der Nase. Von der großen Anzahl der Operationsmethoden zum Totalersatz einer Nase durch gestielte Lappen: bukkale (SERRE), bukkallaterale (JOSEPH), fronto-bukkale, labiale (MAISONNEUVE), pektorale (HOLLÄNDER), brachio-pektorale (STEINTHAL), mento-pektorale (ROSENSTEIN), klavikulare (MANDRY), haben sich zwei als besonders geeignet erwiesen, um deren Vervollkommnung sich JOSEPH und LEXER große Verdienste erworben haben. Wenn es auch scheinen will, als wenn diese beiden Methoden (s. u.) in jüngster Zeit verdrängt werden durch den Rundstiellappen, so halte ich es doch für angebracht, sie ausführlich zu beschreiben, zumal diese Methoden auch bei teilweisem Ersatz von Nasendefekten erfolgreich anzuwenden sind.

α) JOSEPHS bizipitale Methode: Schnittführung am Nasenstumpf. „Ich mache zunächst einen oberen Querschnitt an der Nasenwurzel resp. in der Verbindungslinie beider Augen in einer Ausdehnung von etwa 3½ cm. Beabsichtige ich, den Hautlappen dem linken Arm zu entnehmen, so führe ich an der linken Seite der Nase den Schnitt etwa bis zur Mitte der imaginären Grenzlinie zwischen Nase und Wange, um an dieser Seite eine möglichst breite Ernährungsbrücke für die nach unten zu schlagende Nasenhaut zu haben. An der rechten Nasenseite führe ich dagegen den Schnitt vom Endpunkt des oben beschriebenen Querschnitts der Nasenwurzel (von der Gegend des linken Augenwinkels) bis in die Gegend der Ansatzstelle des linken Nasenflügels, weil in dieser Linie der entsprechende Rand des Armlappens in voller Länge angenäht werden soll. Der so umschnittene Lappen wird nach unten abpräpariert und nach abwärts geschlagen. Auf diese Weise wird die Wundfläche des Nasenlappens nach außen gerichtet und seine äußere Haut nach innen, so daß er einen Ersatz der fehlenden Nasenschleimhaut darstellt.

Transplantation aus der Beugeseite des Oberarms. Ich mache die Schnitte, wenn ich am rechten Arm operiere in Form einer eckigen 6 — bei gesenktem Arm betrachtet — und in Gestalt einer eckigen 9 oder des linken Ohres, wenn man die Schnittfigur bei erhobenem Arm ansieht (Abb. 126). Um die Schnittfigur möglichst genau zu treffen, punktiere ich sie mir kurz vor dem Einschneiden mit einem spitzen dolchschneidigen Messer. Die Schnittfigur ist natürlich verschieden groß und verschieden geformt, je nach der Größe und Form des Hautdefekts. Der quere Schnitt ist etwa 2½ cm lang und bei totalem Nasenhautdefekt, bei gestrecktem Oberarm etwa 5 bis 6 cm — bei gebeugtem Arm 2½ bis 3 cm — von der Kubitalfurche entfernt. Die größte Entfernung der beiden Schenkel ist etwa 6 cm, entsprechend der doppelten Profilbreite der Nase in der Höhe der Nasenspitze. Es ist dies der Hautbezirk, aus dem die Nasenspitze und beide Flügel gebildet werden sollen. Das Ende des kurzen Schenkels ist etwa 1 cm von einer Linie entfernt, die man sich vom Condylus internus parallel zur Längsrichtung des Oberarms nach oben gezogen denkt. Handelt es sich um den linken Arm, so muß die Schnittführung natürlich das Spiegelbild der auf dem rechten Arm geübten sein. Es empfiehlt sich, den linken Arm für die Operation zu wählen, damit die Patienten frei die rechte Hand benutzen können.

Die Schnitte werden bis auf das Perimysium geführt, das sorgfältig geschont wird. Etwa im Operationsfeld erscheinende Venen werden möglichst geschont und,

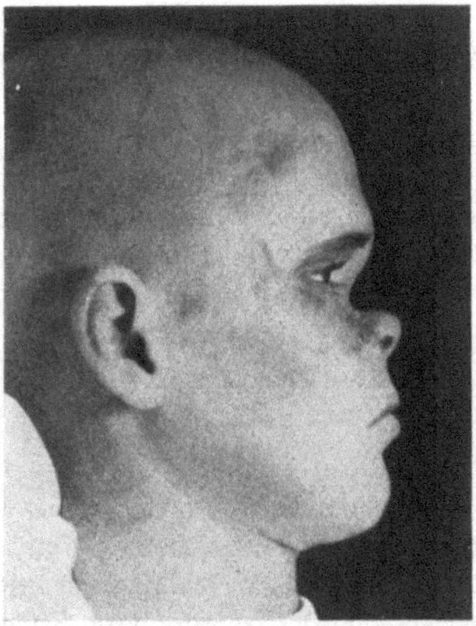

Abb. 125 a

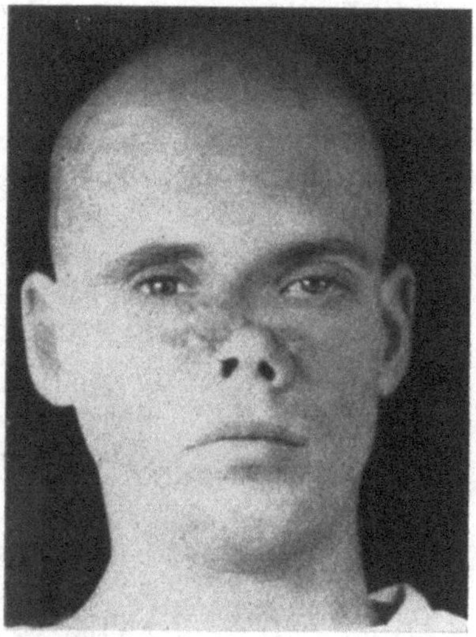

Abb. 125 b

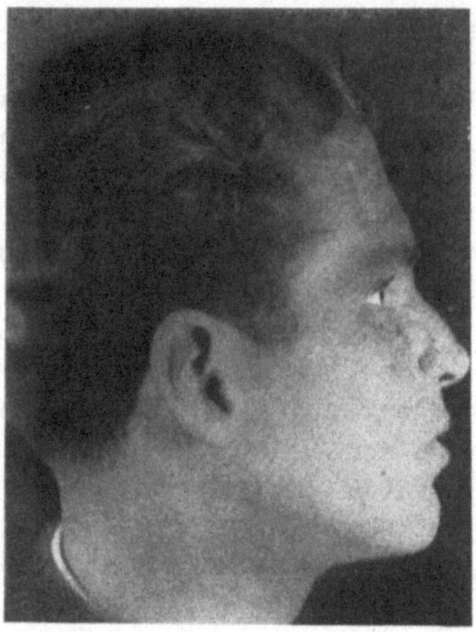

Abb. 125 c

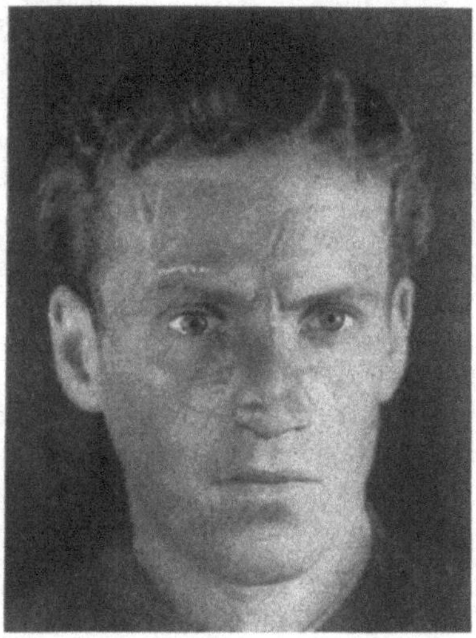

Abb. 125 d

Abb. 125 a—b. (v. Qu.). Defekt des mittleren und oberen Nasenteils, narbige Verziehung der Nasenspitze nach oben. Ein Tibiaspan ist unter die Stirnhaut verpflanzt 28. 1. 43.

Abb. 125 c—d. Zustand nach Ausführung der frontonasalen Mesorhinoplastik nach JOSEPH 28. 7 43.

wenn dies nicht gut möglich ist, in der ganzen Länge der Wundfläche nach Unterbindung beider Enden exzidiert. Die Ernährungsbrücke lege ich grundsätzlich zentral an, damit die Blutzufuhr zum Lappen, die dem Verlauf der Arterien entspricht, auf diese Weise erleichtert wird und so Nekrosen und Gangränen der Haut möglichst vermieden werden. Ist der Hautlappen vom Perimysium größtenteils abgelöst, so wird die Armhautwunde nach Möglichkeit durch Zusammenziehen verkleinert und es erfolgt die Transplantation des Lappens auf den angefrischten Nasenstumpf mittels sorgfältig angelegter Knopfnaht.

Nach Anlegung eines Kontentivverbandes wird der Lappen resp. die Wunde mit einem kleinen Wundverband bedeckt und mit Heftpflaster befestigt" (JOSEPH).

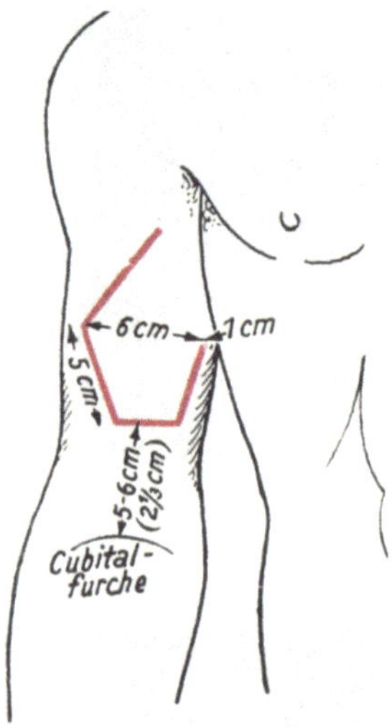

Abb. 126. Schnittfuhrung am Oberarm nach JOSEPH.

Ist das Transplantat an seinem Implantationsort angewachsen, so wird der Stiel durchtrennt und die Rohbaunase durch weitere Eingriffe zu der gewünschten Nasenform modelliert.

Die Hautentnahme kann natürlich auch aus der Streckseite des Oberarms (trizipitale Methode) oder aus dem Unterarm erfolgen.

β) Der totale Nasenersatz nach LEXER: ,,Die dachförmige Aufstellung einer Knochenplatte nach SCHIMMELBUSCH ist die Grundlage der Plastik. Dabei ist es gleichgültig, ob man die Knochenplatte aus dem Stirnbein gleichzeitig mit einem an der Glabella gestielten Stirnhautlappen heranschafft oder eine Knochenplatte der Tibia unter die Stirn- oder Armhaut verpflanzt, die dann später nach zuverlässiger Einheilung gestielt in den Defekt verpflanzt wird. Bevor die notwendige Modellierung der zunächst sehr plumpen Nase vorgenommen wird, muß die Schrumpfung und Atrophie abgewartet werden, was $\frac{1}{4}$ Jahr in Anspruch nimmt. Bei Armnasen kann mit der Modellierung früher begonnen werden, weil hier ja die Überpflanzung erst 3 Monate nach Einheilung der Platte in die Armhaut vorgenommen wird, um die Regeneration des Knochens nicht zugefährden. Die Knochenplatten müssen groß genug gewählt werden (besonders dann, wenn auch Teile der Apertura piriformis fehlen), so daß eine feste Konsolidierung der Knochenplatte mit dem Gesichtsschädel eintritt. Ist die Konsolidierung dauerhaft vorhanden, kann mit der feineren Modellierung begonnen werden, indem man zunächst die Kutis der einen Nasenseite ablöst, überschüssige Unterhautnarben herausschneidet und eventuell von der Knochenplatte etwas abmeißelt und nach einiger Zeit die andere Seite vornimmt" (LEXER).

Um die Schrumpfung der Nasenlöcher zu verhindern und damit die freie Nasenatmung nicht zu gefährden, deckt LEXER die Innenfläche der Nase mit Epidermislappen als Schleimhautersatz ab: ,,Hat man die Narbenmassen entfernt und die Nasenhöhle damit in normaler Weise wiederhergestellt, gelegentlich auch nach dem Ausmeißeln verlagerter Knochensplitter, so schneidet man 1 oder 2 durch Auskochen sterilisierte Korkstücke derart zu, daß sie genau in die beiden Nasenöffnungen passen. Das Korkstück wird sodann mit einer doppelten Lage von Jodoformgaze versehen und über dieser wird ein breiter Epidermislappen mit der Wundseite nach außen durch einige Katgutumschlingungen festgehalten. Die derart mit dem Transplantat versehenen Stöpsel werden sodann nach guter Blutstillung in die Nasenhöhle eingeführt und erst nach 1 Woche entfernt. Die Anheilung der Epidermis geschieht außerordentlich häufig, so daß eine völlige Auskleidung des angefrischten Naseninneren erreicht wird" (LEXER).

Die Stirnnase mit dem Glabellastiel setzt einen genügend großen Teil unbehaarter Stirnhaut, die keine Narben aufweisen darf, voraus: Ist nicht ausreichend Stirnhaut vorhanden, so kann versucht werden, diesen Mangel durch Anlegung einer Stirnnase in querer Richtung auszugleichen, wobei dann der Stiel oberhalb der einen Augenbraue die Verzweigung der Orbitalgefäße in sich schließt.

„Wichtig ist sowohl für die Stirn- wie für die Armnase eine lange und breite Knochenplatte, damit die Dachseiten ein genügendes Vorstehen der Nasenspitze bedingen und das ganze Gebilde nicht zu kurz wird. Die Knochenplatte am Hautlappen überlasse ich nicht (wie SCHIMMELBUSCH) der Granulation, sondern umschlage den Stirnlappen mit seinem Hautanteil, um eine feste Vereinigung der Platte zwischen zwei Hautschichten zu erreichen."

Der Ort der Knocheneinpflanzung im Arm kann nach LEXER ganz verschieden gewählt werden: „Bei der Umkleidung mit Haut muß natürlich auf der Knochenwundseite eine Hautnarbe entstehen. Daß diese, die Narbe tragende Hautseite an der künftigen Nase nach innen kommen muß, ist selbstverständlich. Es legt sich aber manchmal die vorgebildete Nase besser gegen den Defekt zum Einnähen, wenn sie umgeklappt wird, so daß also die Hautinnenseite des Lappens nach außen kommen muß. Sieht man das voraus, so kann man die Bekleidung der Knochenplatte derart vornehmen, daß die Naht an ihren Seitenrand fällt. Man braucht bloß bei der Umschneidung der Haut den Schnitt derart zu führen, daß er an dem einen Rand der Platte genügend Hautmaterial gewinnt. Gelegentlich habe ich die Armnase schon am Arm dachförmig aufgestellt, doch hat diese Operation keine weiteren Vorteile."

Statt des Knochens hat LEXER auch Rippenknorpel verwandt, der zwar keine so solide und kräftige Grundlage abgibt, dafür aber leichter zu bearbeiten ist und weniger der Atrophie anheimfällt.

„Ist die eine Seite der Stirn- oder Armnase im Defekt eingeheilt, und darauf der Stiel durchschnitten, so erfolgt die dachförmige Aufstellung der Knochenplatte. Es wird an der Innenseite der neuen Nase ein an der Spitze gestielter, etwa 1 cm breiter Hautlappen umschnitten und nach unten geklappt. Man kann ihn später zur Septumbildung oder aber durch Verschiebung nach oben zur Abrundung der Nasenspitze verwenden. Die Durchtrennung der Knochenplatte erfolgt nicht mit der Säge, um nicht ihren Zusammenhang zu lösen, sondern mit einer eckig geformten LUERschen Zange, mit der zunächst eine schmale Rinne geschaffen wird. Ist dann die Platte eingebrochen, so ergibt sich, daß die oberen Teile der Dachflügel verschmälert werden müssen, dadurch, daß man innerhalb der Rinne vom Knochen soviel fortnimmt, bis der neue Nasenrücken nicht mehr bucklig vorsteht. Beim Einnähen der zweiten Nasenseite in den Defekt wird ähnlich wie schon auf der anderen Seite der Hautdefektrand samt dem Periost vom Knochen abgehoben. Hat man das Material reichlich genug gebildet, so kann auch vom Hautrand des Ersatzlappens so viel fortgenommen werden, daß der Fußpunkt des Nasendachs vorsteht, um in der Tiefe unter die Periosttasche geschoben werden zu können. Darauf wird noch die Haut hinter den oberen Rändern der Knochenplatte gespalten, der vordere Teil bis zum Nasenrücken abgelöst und über der Nasenwurzel ausgebreitet vernäht.

Das Festhalten des aufgestellten Daches geschieht entweder nach SCHIMMELBUSCH an Stelle der späteren Einsenkung oberhalb der Nasenflügel durch eine Plattennaht oder durch das Befestigen verschiedener Stecknadeln, die man dicht am Fußende des Knochendaches ähnlich wie Nägel eintreibt."

Die Modellierung des Nasenersatzes nimmt LEXER nun nach der üblichen Methode vor, indem die Oberflächenhaut abgelöst wird, überflüssiges Gewebe entfernt und Defekte durch Unterpflanzungen von Knorpel korrigiert werden.

Die besonders schwierige Bildung des Septums darf erst vorgenommen werden, wenn keine Schrumpfung der Ersatznase mehr zu erwarten ist: „Das bei der dachförmigen Aufstellung angelegte Nasenseptum (s. o.) wird auf der Rückenseite angefrischt, aus der Mitte der Oberlippe ein kurzes, oben gestieltes Hautläppchen nach oben geschlagen und breit mit der Rückseite des unteren verbunden". Ist der vorgesehene Septumlappen durch Schrumpfung usw. nicht zu verwenden, so bildet LEXER das Septum aus der Schleimhaut der Oberlippe. „Ausschneiden eines oben gestielten Schleimhautlappens, senkrecht aus der Mitte der Lippenschleimhaut und Durchführen des Lappens durch einen kleinen Querschnitt am Fußpunkt des künftigen Lappens".

Liegt neben der Zerstörung der Nase noch ein knöcherner Defekt der Wange vor, so benutzt LEXER eine größere Platte, die, mit der Nasenplatte in Zusammenhang stehend, durch Einsägen eingeknickt, den Defekt des Oberkiefers deckt.

Vergleichen wir die Erfolge beider Operationsmethoden, so ergibt sich, daß die kosmetisch besseren Resultate durch die JOSEPHsche Methode zu erzielen sind. Bei dem LEXERschen Nasenersatz wirkt die Nase immer plump.

Durch den kurzen Ernährungsstiel zwischen Arm und Implantationsort muß der Arm dicht am Kopf und fast unbeweglich durch Gipsbinden befestigt werden. Diese für 2 bis 3 Wochen notwendige Armhaltung ist für den Patienten unangenehm und mitunter so unerträglich, daß sie trotz Morphiumgaben nicht durchzuhalten ist. Nach Durchtrennung des Ernährungslappens kann durch die lange Fixierung des Armes in dieser ungewohnten Stellung eine Versteifung eingetreten sein, so daß zur Beweglichmachung des Gelenks orthopädische Übungen unter starken Morphiumdosen notwendig sind.

γ) Diese Nachteile schwinden bei der Verwendung eines Rundstiellappens, wie ihn SCHUCHARDT verwandt hat (Abb. 127 a bis d), weil hier dem Arm in seinen Gelenken eine viel größere Bewegungsfreiheit zugestanden wird, so daß nach Durchtrennung des Ernährungsstiels eine volle und schmerzlose Beweglichkeit besteht. Aus diesen und noch anderen Gründen glaube ich, daß der totale Nasenersatz durch Rundstiellappen die beiden eben erwähnten Methoden ersetzen wird.

m) Die Erweiterung des verlegten oder verengten Naseneingangs. Die behinderte oder gar verlegte Nasenatmung ist für die Schleimhäute der tieferen Luftwege auf die Dauer äußerst schädlich (PERWITZSCHKY s. o.), weil durch die Mundatmung den Schleimhäuten vom Rachen abwärts mehr Feuchtigkeit entzogen wird, als sie normalerweise zu produzieren veranlagt sind. Chronische Katarrhe und Austrocknungserscheinungen (BRÜNINGS) sind die Folge. Es sollte deshalb in jedem Falle angestrebt werden, das Hindernis, welches die physiologisch normale Nasenatmung stört, zu beseitigen. Ursachen für eine gestörte Nasenatmung sind: narbige Stenosen oder Atresien, plumpe Gewebeteile nach einem plastischen

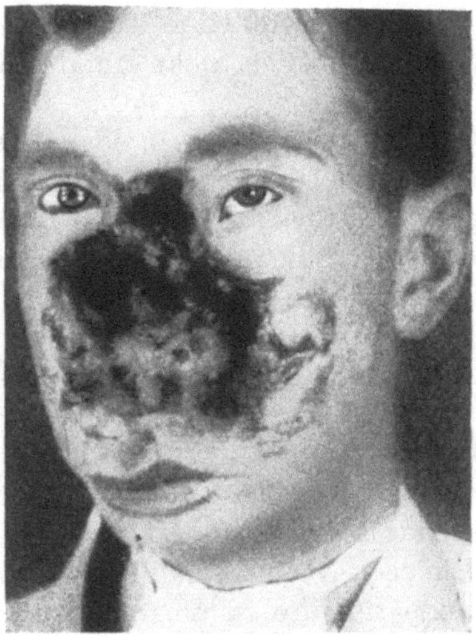

Abb. 127 a

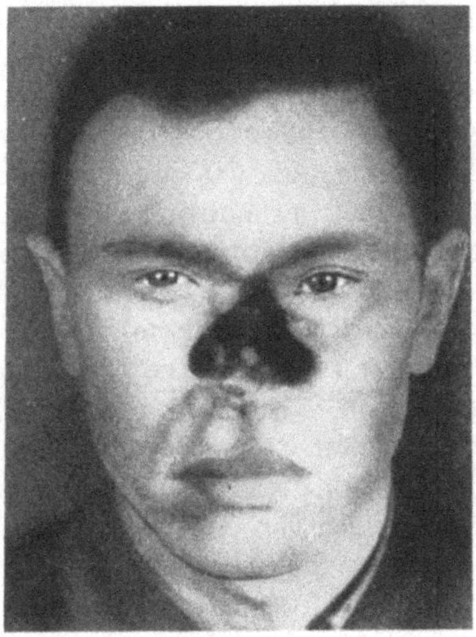

Abb. 127 b

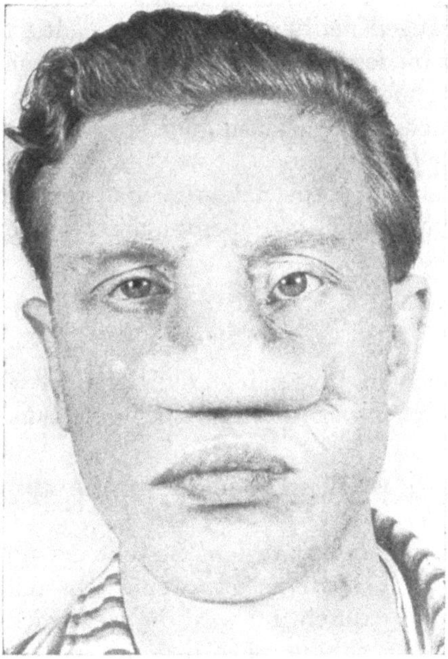

Abb. 127 c

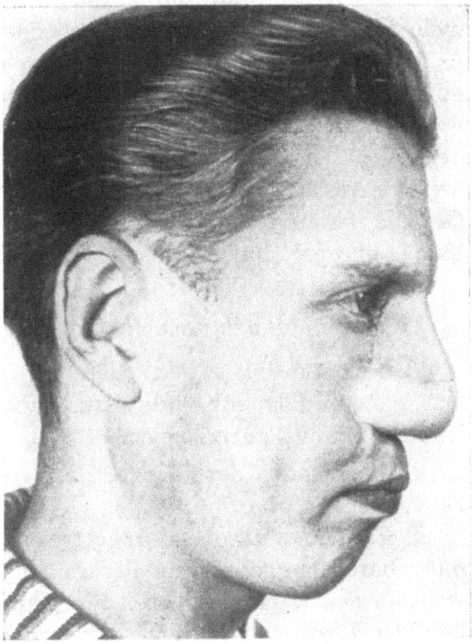

Abb. 127 d

Abb. 127a Schwere Verletzung beider Wangen mit Totalverlust der Nase, Absprengung des knochernen Oberkiefers, Eröffnung beider Kieferhöhlen.

Abb 127b. Zustand nach Konsolidierung der reponierten Oberkieferfragmente.

Abb 127c. Deckung des Defekts durch SCHUCHARDT mittels Rundstiellappen, Vorderansicht.

Abb. 127d. Seitenansicht.

Aufbau des Naseneingangs oder verlagerte Knochensplitter der Apertura piriformis. Schlaffe Nasenflügel halten dem Sog der Inspiration nicht stand und erschweren die Einatmung.

Am undankbarsten in der Behandlung sind die häutigen Stenosen oder Atresien des Naseneingangs, wie sie am häufigsten nach Erkrankungen desselben vorkommen. Trotz gründlicher subepithelialer Entfernung des Narbengewebes und Deckung durch die vorher abpräparierten Epidermislappen bildet sich während der Heilung meist wieder eine zirkuläre Narbe, die auch durch Einlage von Pelotten nicht vermieden werden kann. Erfolgreicher scheint die Exzision des Narbengewebes mit der Epidermis zu sein. Die Wundfläche muß dann durch Thierschsche Lappen gedeckt werden, die Joseph über ein Gummiröhrchen, Lexer über einen Korkstöpsel (s. o.) vernäht. Aber selbst dann, wenn die freien Transplantate anwachsen, ist damit noch keine Garantie für einen Dauererfolg gegeben. Meist finden sich die Patienten nach vergeblichen operativen Eingriffen mit der Behinderung der Nasenatmung ab, weil ihnen der letzte Weg, das Einlegen von Nasenöffnern während der Nacht nach vorheriger Dehnung durch Laminariastifte zu umständlich ist.

Beruht die behinderte Nasenatmung auf Raumeinengung durch zu dickes Gewebe nach plastischem Nasenspitzen oder -flügelersatz, so läßt sich dieses mit gutem Erfolg auf das gewünschte Maß subkutan herausschneiden. Zu berücksichtigen ist dabei, daß durch die Verschmälerung der Nasenflügel ihre Festigkeit nicht leiden darf, woraus sonst wieder ein Ansaugen bei der Einatmung resultiert.

Die knöchernen Verengerungen der Apertura piriformis müssen vor jedem Nasenaufbau durch Abmeißelung beseitigt werden. Eine besondere Operationsmethode läßt sich hierfür nicht angeben, da die verschiedenen Variationen auch ein verschiedenes Vorgehen erfordern.

Das Ansaugen der Nasenflügel läßt sich durch Knorpeleinlage in das schlaffe Gewebe beseitigen. Aus der Rückseite der Ohrmuschel (s. o.) entnommener oder Rippenknorpel sind in gleicher Weise als Implantat geeignet.

2. Lippen- und Munddefekte

a) Vorbemerkungen. Bei der Korrektur von Lippendefekten empfiehlt es sich, generell folgende Punkte zu beachten, um neben kosmetischen auch gute funktionelle Erfolge zu erzielen:

1. Jeder, auch der kleinste Rest von Lippenrot ist zu erhalten und zum Aufbau zu verwenden.

2. Es muß weitgehend angestrebt werden, den Defekt aus dem Gewebe der unmittelbaren Umgebung zu decken und den Musc. orbicularis oris wenigstens teilweise in den Deckungslappen hineinzubeziehen. Nur durch ihn wird die Beweglichkeit der Lippen garantiert; dabei muß durch viele subkutane Nähte die innigste Verbindung der Muskelzüge des Orbicularis oris erreicht werden.

Alle anderen Lappen decken den Defekt als bewegungslose Hautpartie, die zwar den Mundschluß ermöglicht, beim Sprechen und allen mimischen Bewegungen aber versagt und infolgedessen immer auffällig bleibt.

3. Auch größere Defekte aus der unmittelbaren Umgebung lassen sich decken. Die Nähte stehen jedoch unter Spannung, die bei Bewegungen (Nahrungsaufnahme,

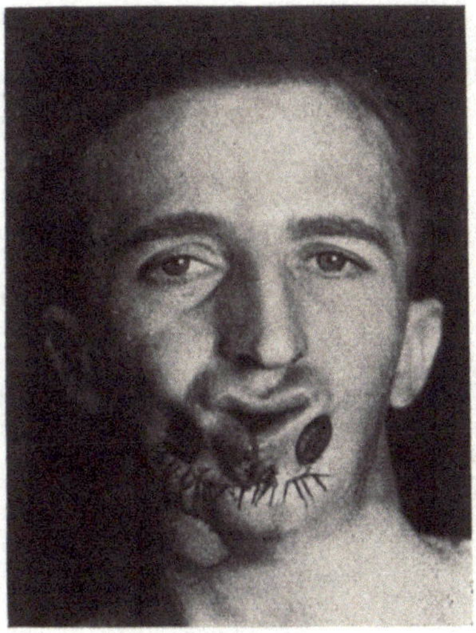

Abb. 128 a

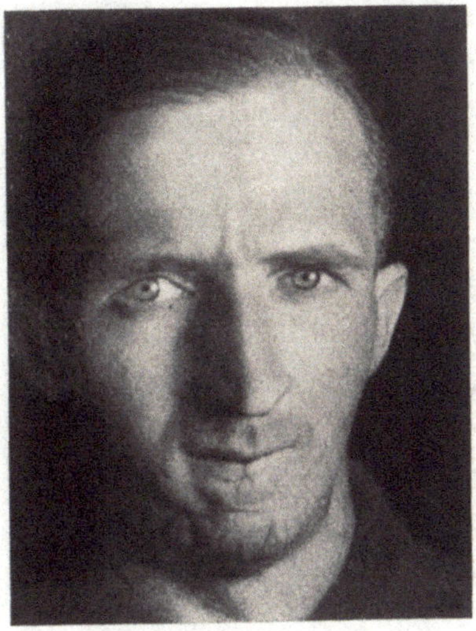

Abb. 128 b

Abb. 128a. (P.H.). (s. die früheren Stadien: Abb. 20a und b.) Die Unterlippe ist durch „Türflügellappen" gebildet, die Naht durch Plattendrahtentlastungsnähte gesichert 23. 3. 42.

Abb. 128b. Zustand am 18. 4. 42.

Sprechen, Mimik) noch erhöht wird. Es ist deshalb die primäre Naht der Wunde stets durch eine Plattendrahtnaht zu entlasten. Diese wird mit geraden Nadeln quer durch die Wangen, durch die Mundhöhle hindurch geführt und so stark zusammengezogen, daß die Wundflächen zusammengedrängt werden (Abb. 128 a, b). Die Entlastungsnaht ist vor der Wundnaht anzulegen.

4. Bei Verlust der Zähne muß der Lippenaufbau stets über einer Pelotte erfolgen.

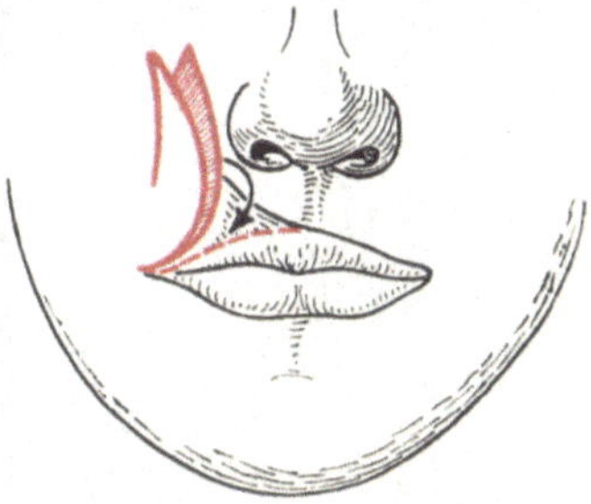

Abb. 129. Korrektur des partiellen Oberlippenektropiums nach JOSEPH.

b) Verziehungen und Ersatz des Lippenrots. Wunden des Mundes oder der Lippen rufen meist, wenn keine exakte primäre Naht angelegt werden konnte, Verziehungen oder Verlust eines Teils des Lippenrots hervor. Dabei können schon kleine Unregelmäßigkeiten in der so schön geschwungenen Lippenform kosmetisch sehr störend wirken. Bei

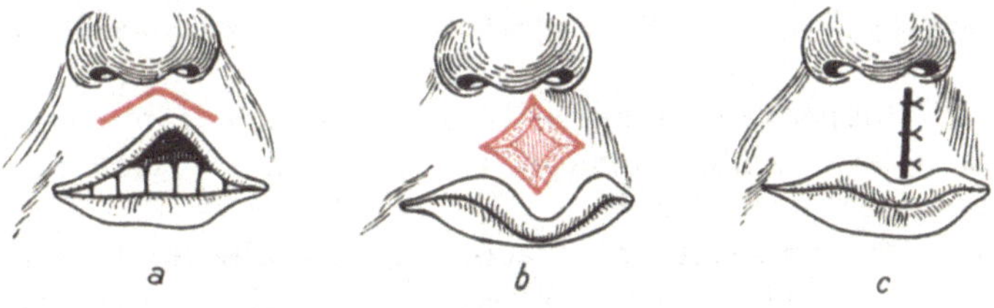

a b c

Abb. 130 a—c. Verfahren nach NÉLATON.

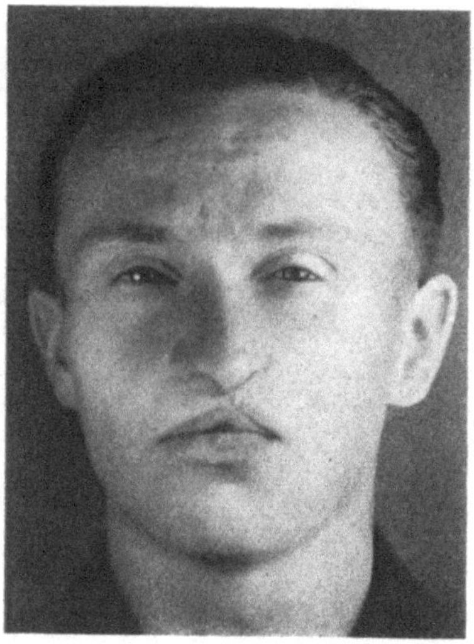

Abb. 131 a

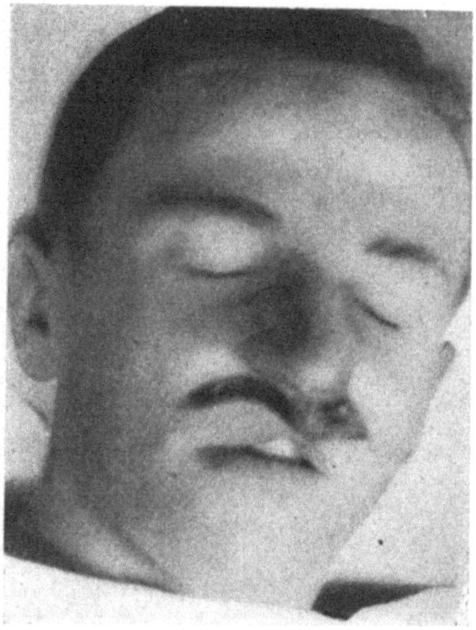

Abb. 131 b

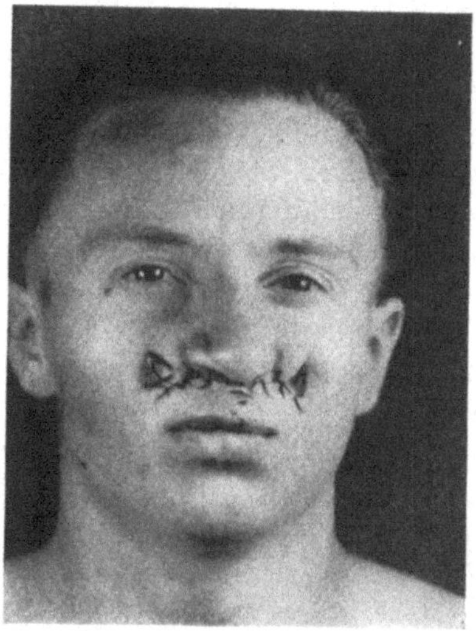

Abb. 131 c

Abb. 131 a (H. H.). Verziehung und narbiger Defekt der Oberlippe. — Abb. 131 b Schnittführung. — Abb. 131 c Naht, gesichert durch Plattendrahtentlastungsnaht.

durchgehenden Lippenverwundungen bleibt meist eine Lippenspalte zurück, die den völligen Mundverschluß unmöglich macht und so beim Sprechen und der Nahrungsaufnahme hinderlich ist.

Die einfachste Form stellt die Verziehung des Lippenrots dar, ohne daß die Lippenform als solche gestört ist. Der verzogene Teil des Lippenrots wird in solchen Fällen exzidiert, der Sekundärdefekt durch einen Drehlappen gedeckt (Abb. 129).

Bei einer nach einer Verletzung der Lippen zurückbleibenden Spaltbildung ist zunächst zu entscheiden, ob der Gewebsverlust das Lippenrot mitbetrifft oder ob dieses nur durch den in der Lippe gelegenen Defekt bei der Heilung durch die Narbe verzogen wurde. Es empfiehlt sich nicht, beide Situationen generell durch Wundrandanfrischungen korrigieren zu wollen. Die exakte Adaption des Lippenrandes ist recht schwierig und nicht immer ohne kleine Niveauunterschiede zu erreichen. Deshalb soll in den Fällen, wo das Lippenrot und damit auch der Lippenrand erhalten ist, die Korrektur nach der Methode von NELATON erfolgen: parallel zu dem Spalt wird oberhalb desselben ein Schnitt geführt, der mobilisierte Lippenteil

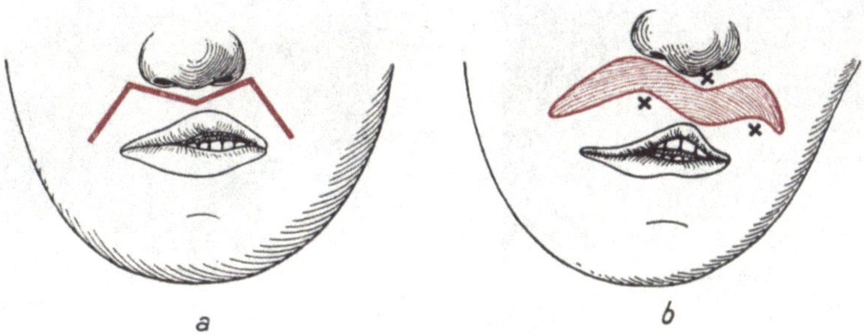

Abb. 132 a. Die in Abb. 131 angewandte Schnittfuhrung.
Abb. 132 b. Die drei mit x bezeichneten Punkte werden miteinander vernaht, wonach sich die ubrige Naht zwangsläufig ergibt.

heruntergezogen und die Wundränder durch senkrechte Nähte miteinander vereinigt (eine Überstellung ist immer anzustreben, sie gleicht sich später bei der Heilung aus) (Abb. 130 a bis c).

Reicht der Spalt weit in die Lippen hinein, so empfiehlt sich eine Schnittführung, wie ich sie im Falle H. (Abb. 131 a bis c) angewandt habe, um an dem Defektausgleich eine möglichst große Gewebspartie teilnehmen zu lassen und die auf der Naht liegende Spannung auf eine große Strecke zu verteilen. Die Schnittführung ist aus Abb. 132 a, b zu ersehen. Die unterhalb des Schnittes liegende Oberlippenpartie wurde bis dicht unter das Lippenrot mobilisiert und die mit x bezeichneten Punkte zunächst vernäht. Nach Vereinigung dieser drei Punkte ergab sich die Naht der Wunde zwangsläufig.

Sehr hohe Spaltbildungen, die wie in dem Fall A. G. (Abb. 133 a bis c), fast durch die ganze Lippe gehen und bei denen die Lippe über die Hälfte verlustig gegangen ist, machen entsprechend größere Umschneidungen der Lippe notwendig, die fast der „Türflügellappenbildung" (s. u.) gleichkommt, nur daß hierbei der Schnitt bis auf die Mundschleimhaut, nicht aber durch dieselbe hindurch geführt wird. Die Lappen werden auf der ganzen Ausdehnung bis unter das Lippenrot mobilisiert und zunächst die mit x bezeichneten Punkte miteinander vernäht (Abb. 134).

Lippenrotersatz. Bei Defekten des Lippenrots, die sich bis zur Hälfte einer Lippe ausdehnen, läßt sich das Gewebe zur Deckung aus den angrenzenden Lippenrotpartien entnehmen. Man umschneidet den Lappen auf der Kuppe der gesunden Lippenseite, führt den Schnitt bis in die Schleimhaut des Mundvorhofs und ver-

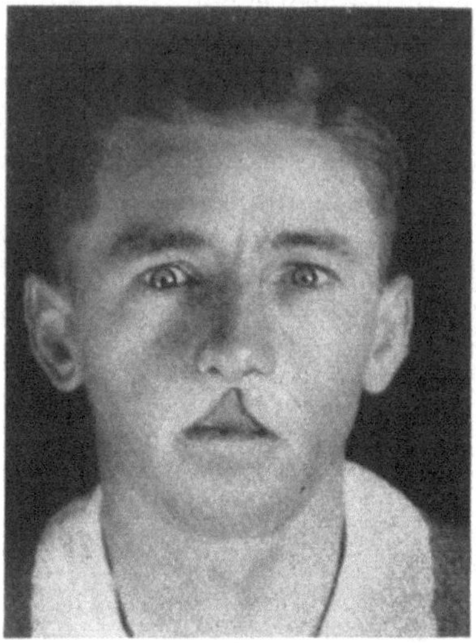

Abb. 133 a

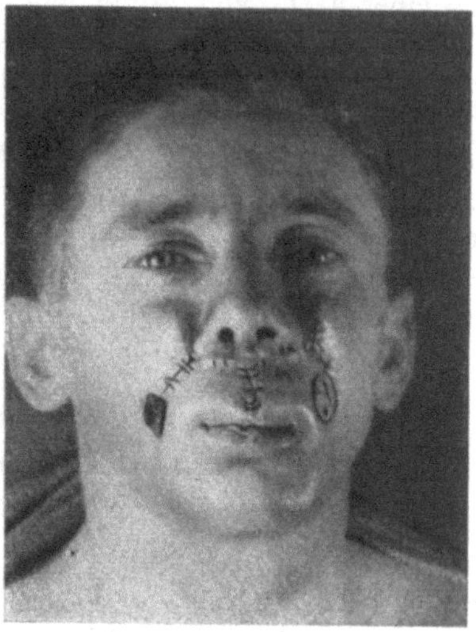

Abb. 133 b

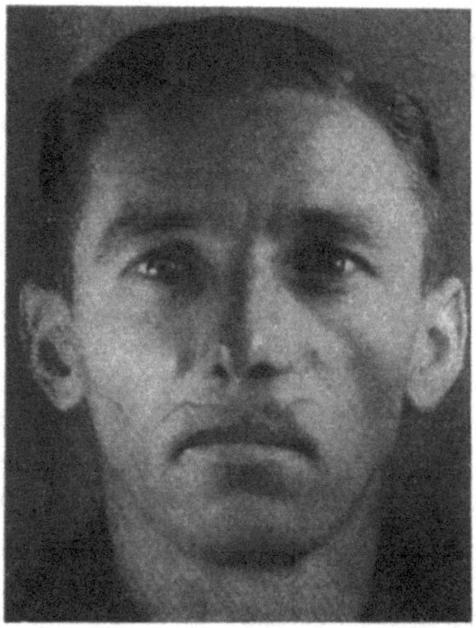

Abb. 133 c

Abb. 133a. (A.G.). Defekt der Oberlippe mit Verlust der oberen Schneidezähne. Aufbau über einer Pelotte 6. 5 43

Abb. 133b. Schnittfuhrung (s. Abb. 134). Zustand nach der Operation.

Abb. 133c. Zustand am 15. 6. 44.

näht den gestielten Drehlappen über dem Defekt. Voraussetzung hierfür ist natürlich, daß die Lippe als solche erhalten ist und nur das Lippenrot fehlt.

Bei gleichzeitig vorhandenen Lippenwulstdefekten ist zur Ausfüllung derselben aus der gesunden Lippenpartie dementsprechend mehr Unterhautzellgewebe zu entnehmen. Hierzu sind die sogenannten dicken Lippen (wulstförmige Lippen) besonders geeignet, bei denen durch die teilweise Entnahme des Lippenwulstgewebes gleichzeitig eine Verschmälerung erreicht werden kann.

Es ist nicht notwendig, das fehlende Lippenrot grundsätzlich derselben Lippe zu entnehmen. Man kann — besonders gut bei den Lippenrotdefekten des Mundwinkels — auch das Lippenrot mit Schleimhaut der anderen Lippe entnehmen. (Abb. 136). Hierdurch gelingt meist eine gute Formgestaltung des Mundwinkels selbst, der auch bei Mundöffnungen ein gutes kosmetisches Resultat zeigt (Abb. 135a bis c).

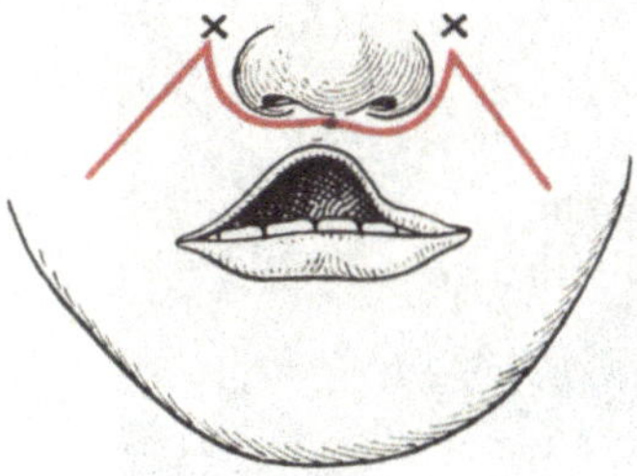

Abb. 134. Schnittführung von Abb. 133. Die mit x bezeichneten Punkte werden miteinander vernäht.

Steht nicht genügend Lippenrot zum Ersatz zur Verfügung, so umschneidet Lexer einen gestielten Schleimhautlappen aus der Wange und näht ihn über den Defekt.

Sehr viel schwieriger gestaltet sich der Ersatz des Lippenrots einer ganzen Lippe, wie es meist nach dem Lippenersatz durch Stiellappen notwendig ist. Die Umschneidung des Lippenrots der gesunden Lippe — bis auf eine Ernährungsbrücke — und Vernähung der mobilisierten Lappen über den Defekt nach einer operativen Verengerung der Mundspalte durch einen Kinnverschiebelappen, wie ihn Lexer und Dieffenbach angegeben hat (Abb. 137) erfordert eine nachträgliche Verbreiterung der Mundspalte.

Nach der von Abbe angegebenen Methode wird die Schleimhaut der gesunden Lippe vom Mundwinkel bis zur Mitte aus dem Vorhof (Abb. 138, punktierte Linie) umschnitten, abpräpariert und gestielt auf den Defekt der gegenüberliegenden Lippe umgeschlagen und vernäht. Ist der Lappen angewachsen, so erfolgt die Stieldurchtrennung. Die Mundspalte ist bei dieser Operation vorübergehend in zwei Abschnitte geteilt, die durch den Ernährungsstiel voneinander getrennt sind. Eine Ernährung durch Schnabeltasse oder Saugröhrchen ist möglich.

Joseph hat diese Methode des Lippenrotersatzes einer Lippenhälfte auch für den Totalersatz des Lippenrots einer ganzen Lippe erweitert, indem er nach Deckung der einen Lippenhälfte die Schleimhaut des Mundvorhofs der gesunden Seite umschnitt und diese über den restlichen Defekt transplantierte.

Der von Schultén angegebene Ersatz des Lippenrots durch einen gestielten Schleimhautbrückenlappen des Vorhofs der anderen Lippe hat meines Wissens keine Nachahmer gefunden.

c) Der plastische Ersatz der Unterlippe. Kleinere Lippendefekte lassen sich durch Anfrischen der Wundränder und Vernähen derselben schließen (Abb. 139a bis c). Die Hauptschwierigkeit liegt darin, in der Mundlinie und im Lippenrot einen gleichmäßigen, unmerklichen Zusammenschluß der getrennten Partien zu erreichen, weshalb die Muskelnähte besonders sorgfältig zu legen sind; auch auf die Bedeutung der Plattendrahtentlastungsnaht kann ich nicht eindringlich genug hinweisen.

Sind die Defekte etwas größer, so genügt diese Anfrischung nicht, selbst dann, wenn zunächst genügend Material vorhanden zu sein scheint. Im Fall N. (Abb.

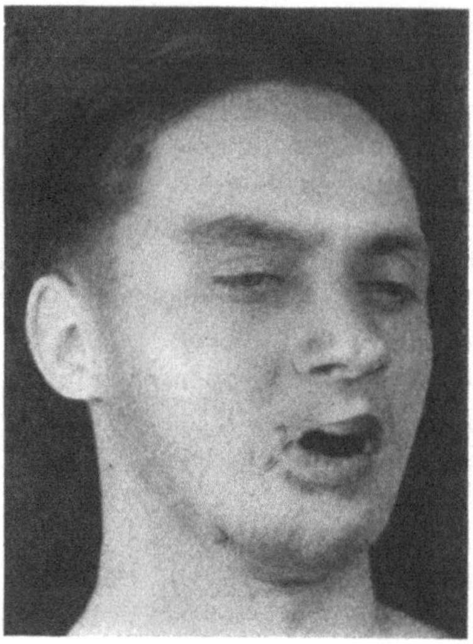

Abb. 135 a

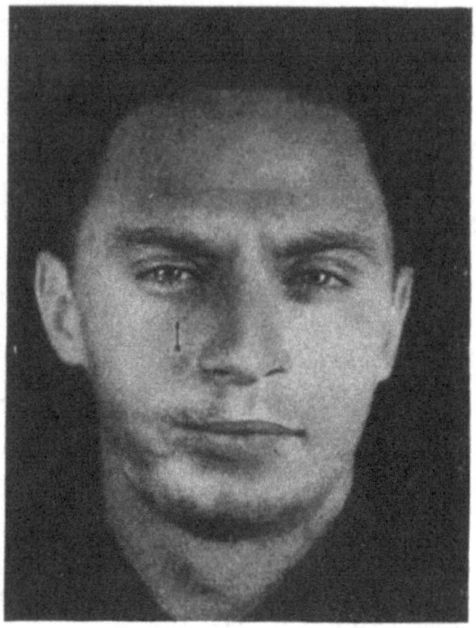

Abb. 135 b

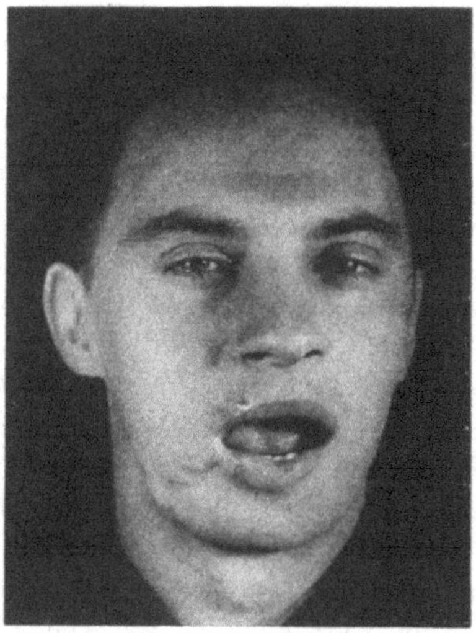

Abb. 135 c

Abb. 135 a. (K) Defekt des Oberlippenwulstes und Lippenrots im rechten Mundwinkel. Abb. 135 b. Ersatz aus der angrenzenden Unterlippenpartie durch Drehlappen (Schnittfuhrung Abb. 136). — Abb. 135 c. Mundoffnung.

140 a bis c) sieht man deutlich die unschöne Einkerbung der Unterlippe nach dem Eingriff, die eine weitere Operation notwendig macht. Sie wäre vermieden worden durch die von v. Bruns angegebene Methode: nach Exzision der Narbe werden die beiden Lippenflügel durch einen zum Lippenrand parallel verlaufenden Schnitt, der in leichteren Fällen nicht durch die Schleimhaut des Mundes

zu gehen braucht, ausgelöst und die Wundflächen vernäht. Dadurch kommen die Fasern des Musc. orbicularis oris in ihrer ursprünglichen Richtung zusammen und sorgen für eine richtige Formgestaltung und Beweglichkeit der Lippe (Abb. 141a bis c).

Größere Defekte der Unterlippe, die bis zur Schleimhautumschlagsfalte des Mundvorhofs herabreichen, erfordern zu ihrer Korrektur eine Türflügellappenbil-

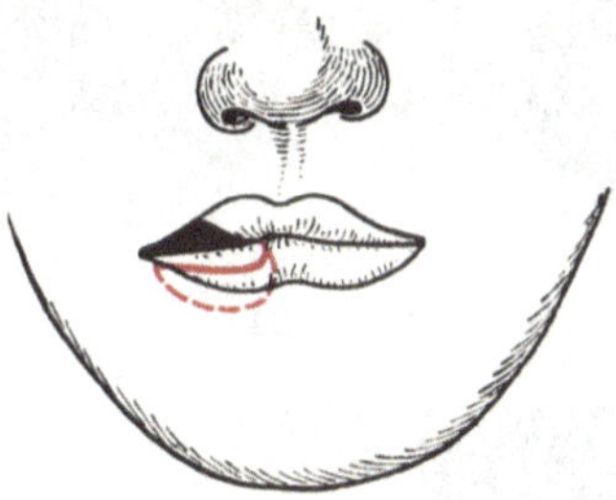

Abb. 136

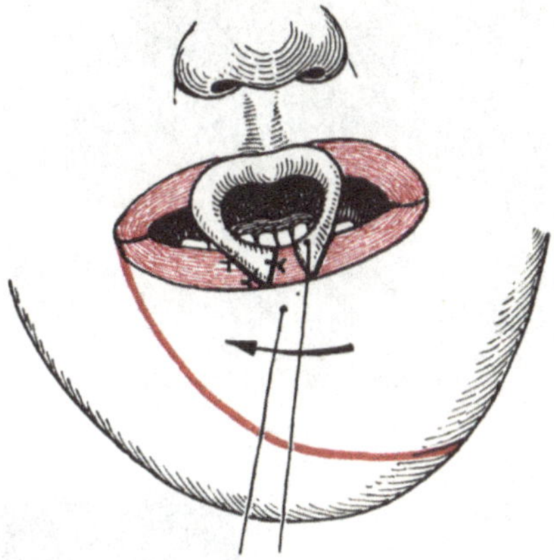

Abb. 137

Abb. 136 Entnahme des Gewebes aus der Unterlippe zur Deckung des Oberlippendefekte (punktierte Linie = Schleimhautschnitt im Mundvorhof, durchgezogene Linie = Lippenrot schnitt).

Abb. 137. Ersatz des fehlenden Lippenrots der Unterlippe durch teilweise Umschneidung des Lippenrots der Oberlippe mit Verengerung der Mundspalte nach LANGENBECK - DIEFENBACH.

dung (von BRUNS, JOSEPH), die durch die Mundschleimhaut durchgreift. Die auf diese Weise mobilisierten Flügel werden miteinander vernäht. Bei gleichzeitigem Verlust der Vorderzähne oder einem Defekt des Unterkiefers verwächst die Kinnhaut leicht mit diesen Wundflächen und bildet unter Ausgleichung der Mundvorhoftasche einen glatten Übergang zur Schleimhaut des Mundbodens. Diese Verwachsungen müssen auf jeden Fall vor der Kinn-Lippenplastik gelöst werden, damit die Schleimhautumschlagsfalte des Vorhofs in ihrer früheren Tiefe wiederhergestellt und durch einen tiefen Schild der Aufbauprothese (Abb. 142) erhalten wird; es gestaltet sich sonst später der Sitz des Zahnersatzstücks sehr schwierig, wenn nicht gar unmöglich und verlangt einen weiteren Eingriff.

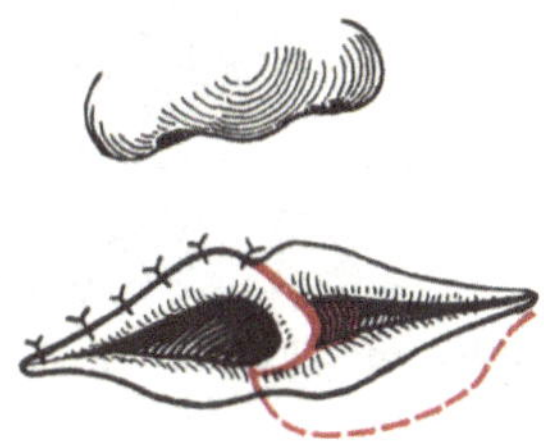

Abb. 138. Lippenrotübertragung nach ABBE.

Fehlt mehr als die Hälfte der Lippe, so ist die Schnittführung der Türflügellappen an beiden Mundwinkeln aufwärts bis in die Oberlippe oder Nasolabialfalte (Abb. 8a bis c) zu führen, um reichlich Material genügend beweglich zu machen. Die Verkleinerung der Mundspalte ist bei der großen Dehnbarkeit des Gewebes minimal und erfordert nur in seltenen Fällen eine Mundspaltenerweiterung (s. d.).

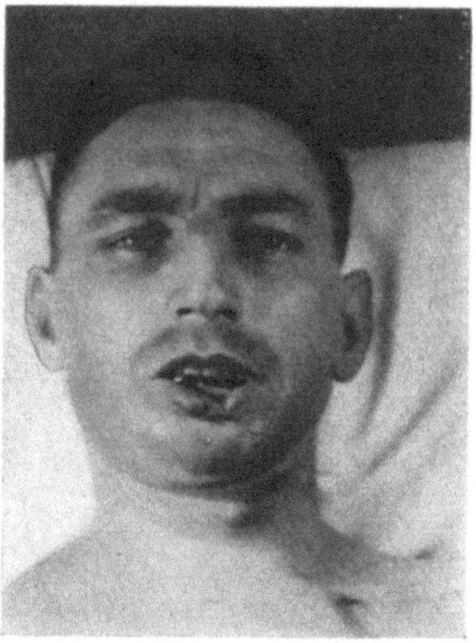

Abb. 139a

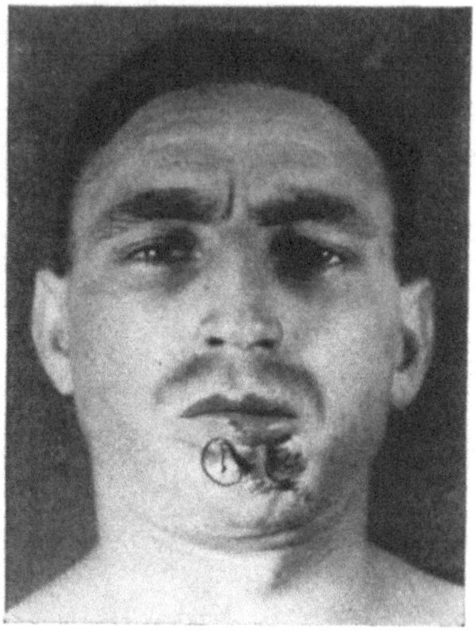

Abb. 139b

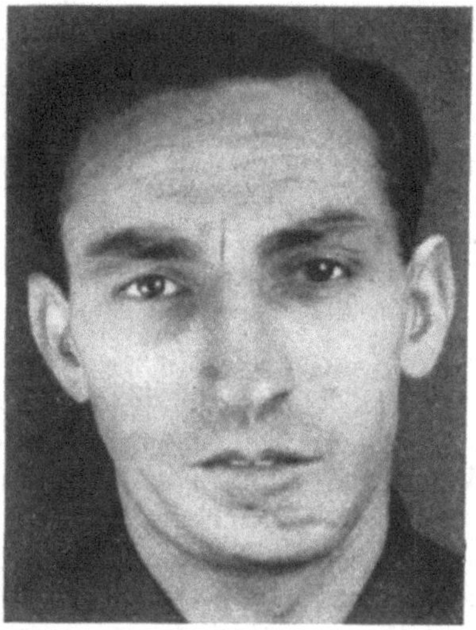

Abb. 139c

Abb. 139a. (O. W.) Defekt der Unterlippe mit geringem Verlust des Lippenrots.
Abb. 139b. Exzision der Narbe u sorgfaltige Muskel- u Hautnaht. Plattendrahtentlastungsnaht.
Abb. 139c. Endzustand.

Bei Defekten, die auf die Kinngegend übergreifen und bei denen sich noch Lippenreste befinden, sind diese ebenfalls durch Türflügellappen zur Vereinigung zu bringen. Der restierende Kinndefekt ist durch Verschiebelappen aus den Halspartien zu decken (Abb. 146 a bis e)

Der völlige Verlust einer Lippe erfordert eine Deckung durch Lappen, zu deren Bildung verschiedene Methoden angegeben worden sind, die sich aber nur

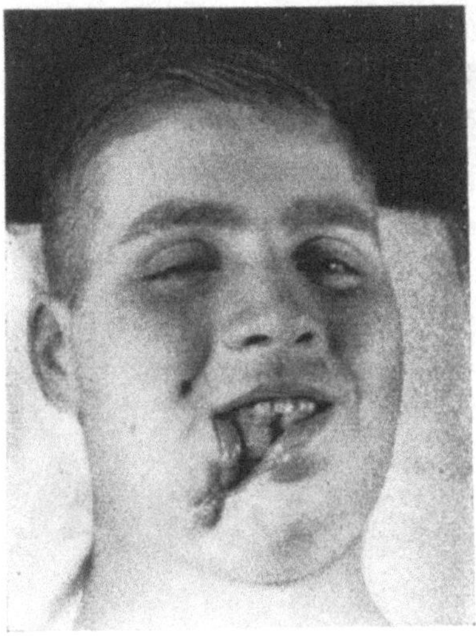

Abb. 140 a

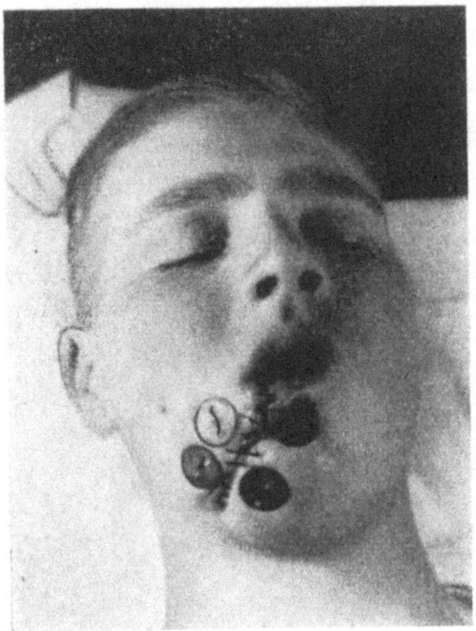

Abb. 140 b

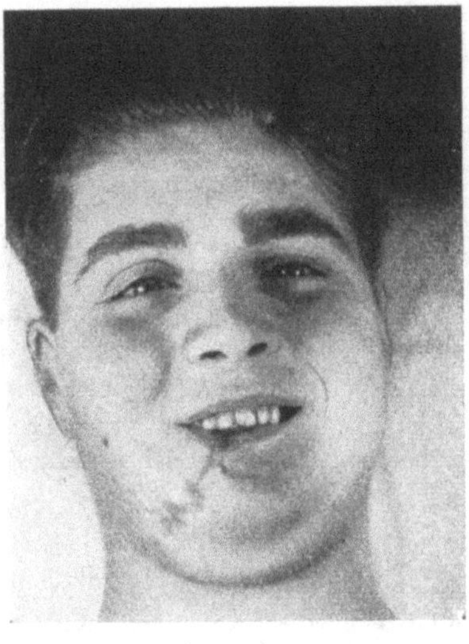

Abb. 140 c

Abb. 140 a Defekt der Unterlippe; Verlust der Zahne des Unterkiefers.

Abb. 140 b Verschluß des Defekts uber einer Pelotte durch Exzision der Wundränder und Naht.

Abb. 140 c. Der kosmetische Erfolg ist durch diesen Eingriff unbefriedigend und macht eine nochmalige Korrektur notwendig.

auf die Fälle beschränken sollen, wo von der Unterlippe sonst nichts mehr erhalten ist oder die vorhandenen narbigen Reste sich nur noch als Schwenklappen zur Innenauskleidung (Schleimhautersatz) verwenden lassen. Selbst dann, wenn die Lappen Muskelgewebe enthalten, ist die Beweglichkeit nur sehr unvollständig. 1. Methode nach v. Langenbeck: Aus der Kinn- oder Halshaut wird ein an den seit-

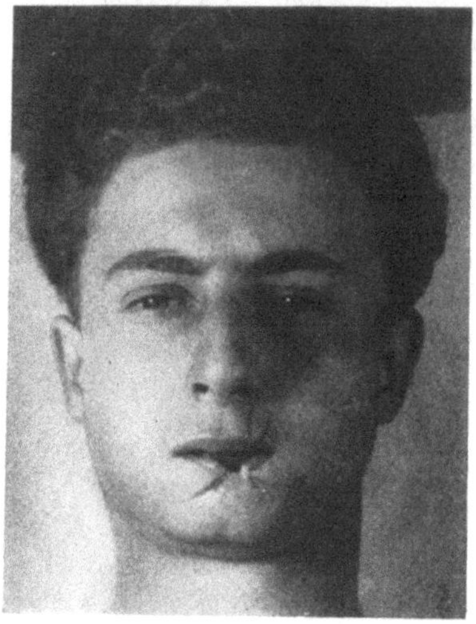

Abb. 141 a

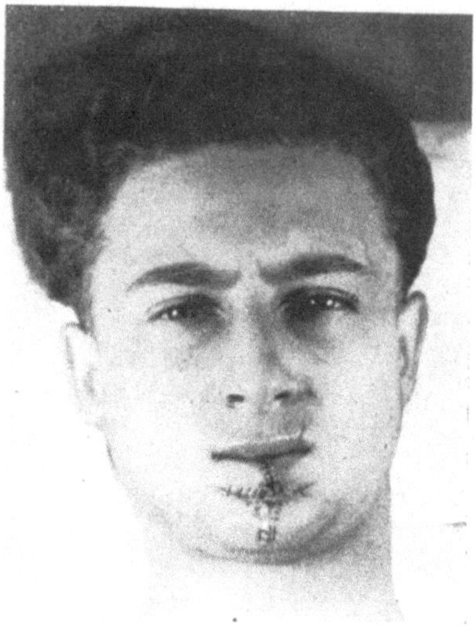

Abb. 141 b

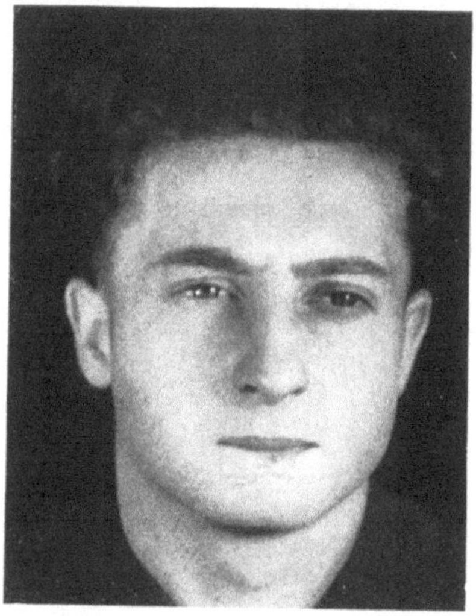

Abb. 141 c

Abb. 141 a. (H.). Defekt der Unterlippe.
Abb. 141 b. Turflugellappenbildung und sorgfältige Naht der Muskulatur und Haut.
Abb. 141 c. Endzustand.

lichen Kinnpartien gestielter Lappen herausgeschnitten, abpräpariert, über den Defekt gedreht und vernäht. 2. Methode nach LEXER: Er umschneidet aus Kinn- und Halshaut einen Verschiebelappen, mobilisiert ihn weitgehend und deckt damit den Defekt. 3. MORGAN-SANDELIN verwenden einen Halsbrückenlappen zur Deckung des Defekts. Der Sekundärdefekt wird nach weitgehender Mobilisierung der umgebenden Haut durch primäre Naht verschlossen. 4. Schnurrbartplastik nach Lexer: Deckung des Defekts durch einen pistolengriffförmigen Lappen, wie er auf S. 104 beschrieben worden ist, oder durch Visierlappen (Abb. 70a bis h). Diese Methode, bei der es sich um Transplantation behaarter Lappen handelt, kommt nur für Männer in Frage. Der über dem Defekt angewachsene Lappen kann 10 Tage nach der Operation von seinem Stiel abgetrennt werden, der in seine ursprüngliche Lage replaziert wird. „Ist das Ödem des Ersatzstückes nach einigen Wochen zurückgegangen, so kann mit der Modellierung begonnen werden.“ 5. Methode nach Joseph durch gestielten Armlappen (s. Nasenersatz S. 160).

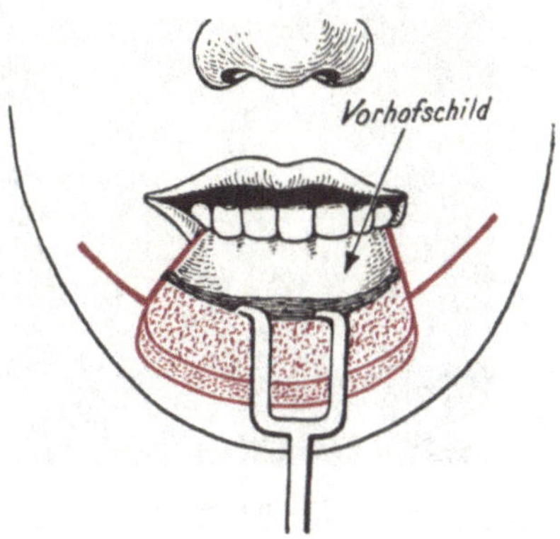

Abb. 142. Bei Verwachsungen der Kinnhaut mit dem Mundboden (s. Abb. 143) muß zur späteren Aufnahme eines Zahnersatzstuckes der Vorhof gebildet werden und der Aufbau der Kinn-Lippenplastik über einer Pelotte erfolgen, deren Schild tief in den Vorhof hineinreicht

d) Der Ersatz der Oberlippe. Für den Ersatz von Oberlippendefekten kommen dieselben Operationsmethoden in Anwendung wie bei den Unterlippendefekten (s. d.). Fall G. wurde nach der v. Brunsschen Türflügellappenplastik operiert (Abb. 133a bis c): der narbige Rand des Defekts wird ausgeschnitten. Von dem tiefsten Punkt des Defekts löst ein zu dem Lippenrand paralleler und bis in die Höhe des Mundwinkels führender, bis in die Mundhöhle reichender Schnitt einen beiderseitigen Türflügellappen aus, deren Schmalseiten durch Schleimhaut — Muskel — (Musc. orbicularis oris!) und Hautnähte vereinigt werden. Eine Plattendrahtentlastungsnaht nimmt den Zug von diesen Nähten und sorgt für eine Ruhigstellung des Operationsgebietes, so daß die Heilung ungestört verlaufen kann. Die unteren Wundränder des Türflügellappens werden mit dem Wundrand der Kinnhaut vernäht.

Bei Fall K. (Abb. 147a bis d) wandte ich das Langenbecksche Verfahren an: der rechtsseitige, bis über die Mittellinie greifende Defekt der Oberlippe wurde zunächst durch einen Schwenklappen aus der rechten Wange zur Innenauskleidung abgedeckt. Ein der Länge des Oberlippendefekts entsprechender Lappen, umschnitten und entnommen aus der Wangen-Kinnpartie, bildet die Außenabdeckung des Defekts.

Methode nach Abbe s. Lippenrotersatz.

Nach Deckung von Oberlippendefekten durch behaarte Stiellappen wird zur Erzielung eines besseren kosmetischen Erfolges von Lexer die Bildung der Rhaphe empfohlen: „Ein etwa 0,7 cm breiter Streifen der behaarten transplantierten Haut wird in der Mitte des Schnurrbarts als Lappen, der dicht unter dem Septumansatz gestielt ist, tief ausgeschnitten. An der Spitze gefaßt und gespannt, kann leicht von seiner Unterfläche eine, die Haarwurzeln enthaltende Gewebsscheibe abgetrennt werden, worauf der Lappen zurückversetzt und mit einigen Nähten befestigt wird.“

e) Der totale Mundersatz. Der Ersatz geschieht beim Mann durch Visierlappen (Lexer, Abb. 70a bis h), sonst durch Armlappen (Joseph) oder durch Rund-

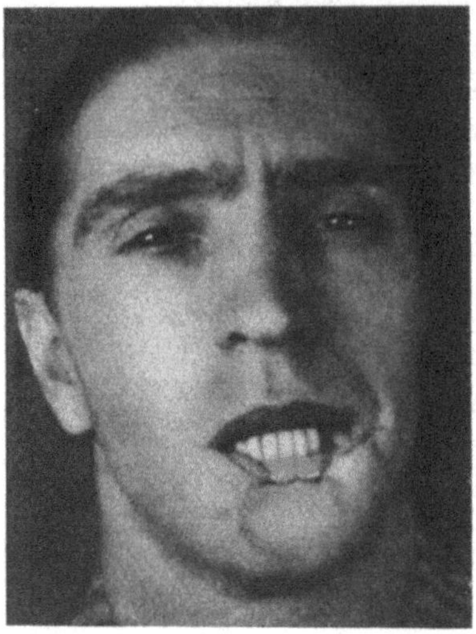

Abb. 143 a

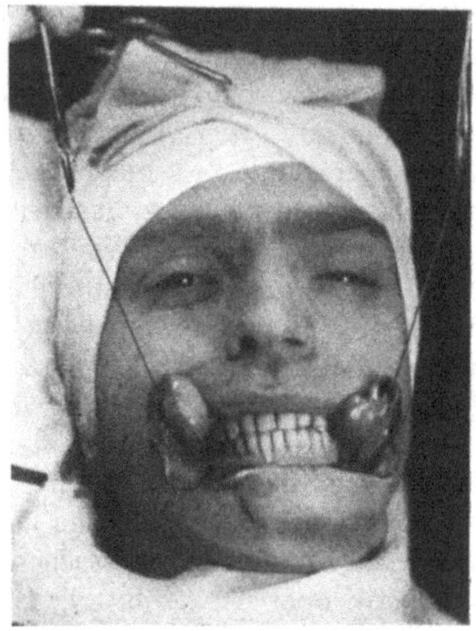

Abb. 143 b

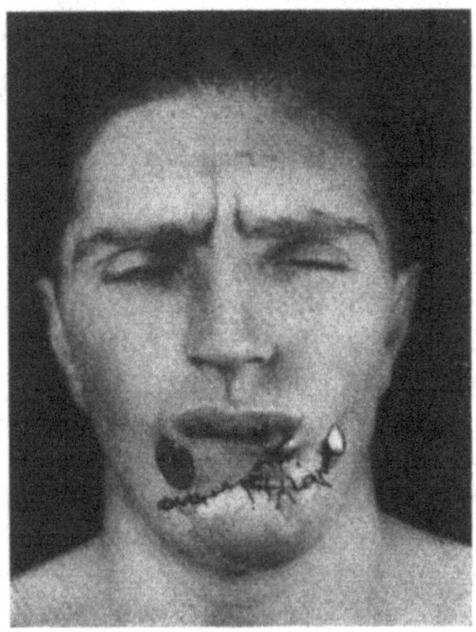

Abb. 143 c

Abb. 143a. Kinn-Lippendefekt mit Unterkieferdefektfraktur und Verlust der Zähne. Zum Aufbau der Plastik ist eine Unterkieferprothese mit tiefem Schild nach vorheriger Lösung der Verwachsungen zur Schaffung des Vorhofs eingesetzt.

Abb. 143b. Türflügellappenumschneidung der Unterlippenreste (Schnittführung s. Abb. 142).

Abb. 143c. Vernähung der Wundränder, Plattendrahtentlastungsnaht.

stiellappen. Zur Innenauskleidung können entweder gedoppelte Lappen, die an beiden Flächen mit Epithel versehen sind (s. S. 86) oder, wie ich es in einem Falle tat, Lappen der Umgebung, die nach innen eingeschwenkt wurden, gebildet werden. Nachdem das Transplantat bei der Operation an Ort und Stelle mit einigen

Situationsnähten fixiert ist, schneidet man die Mundöffnung hinein und vernäht die freien Wundränder des Außen- und Innenepithels. Der Ersatz des Lippenrots erfolgt in einer späteren Sitzung durch gestielte Mund-Schleimhautlappen.

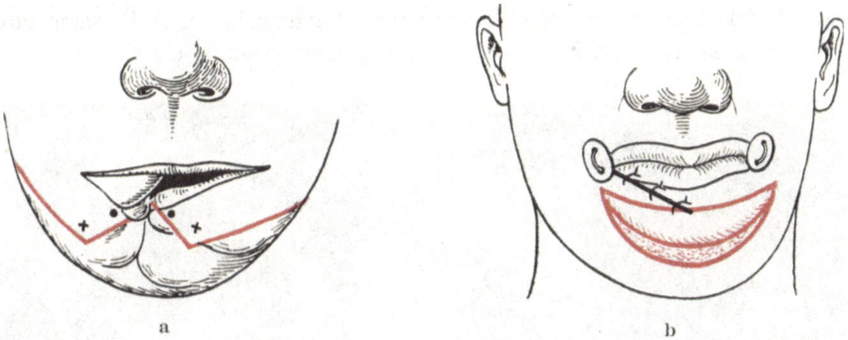

Abb. 144a. (Operationsskizze zu Abb. 146a und b) Türflügellappenumschneidung der Unterlippenreste. Die mit . — . und x—x bezeichneten Punkte werden miteinander vernäht.

Abb. 144b. Naht der Unterlippenwundrander. Plattendrahtentlastungsnaht.

Visierlappen nach LEXER (s. S. 104). Die erste Phase der Operation stellt die Innenauskleidung des Mundhofs dar. Zu diesem Zweck wird der Munddefekt soweit symmetrisch (!) umschnitten, daß damit der Defekt nach innen hin abgedeckt werden kann. In der zweiten Phase wird der Visierlappen gebildet. Der vordere Schnitt

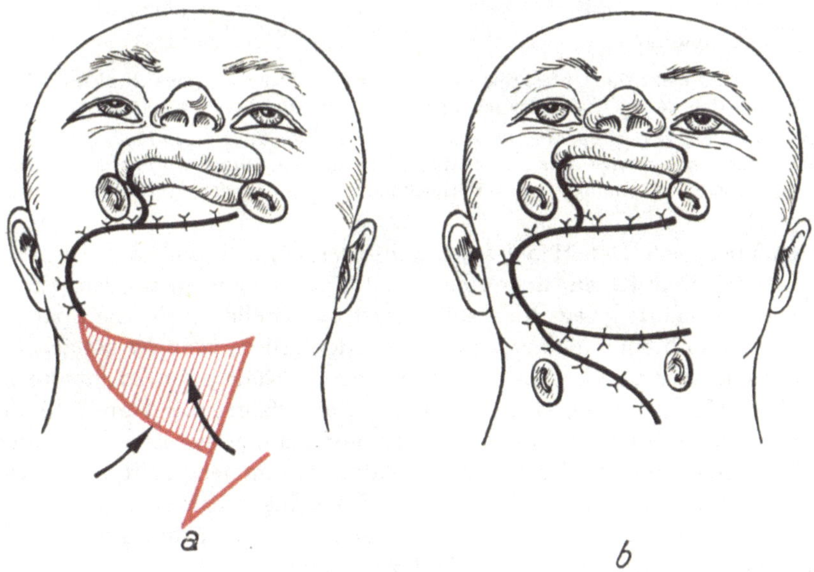

Abb. 145a. (Operationsskizze zu Abb. 146c und d). Der aus der Mundbodenhalspartie umschnittene Drehlappen ist uber den Kinndefekt gelegt und dort vernäht.

Abb. 145b. Der Sekundärdefekt der Mundbodenkinnwunde wird durch einen Halslappen und durch Mobilisierung der Halshaut gedeckt. Die Nähte sind durch eine Plattendrahtentlastung gesichert.

beginnt 2 Querfinger breit vor und in Höhe des Ohrmuschelansatzes (Abb. 70 b) und führt in der Haargrenze über die Scheitelhöhe zur entsprechenden Stelle der anderen Ohrmuschel. Der zweite Schnitt läuft diesem zunächst parallel, entfernt sich dann von dem ersten auf der Scheitelhöhe um die Ausdehnung, die die Lappengröße zur Defektdeckung am Munde verlangt. Der umschnittene Lappen wird von seiner Unterfläche abpräpariert, über das Gesicht gezogen und mit einigen Situa-

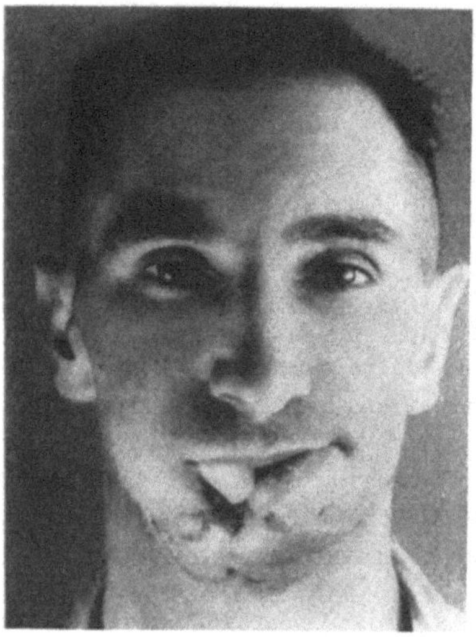

Abb. 146 a

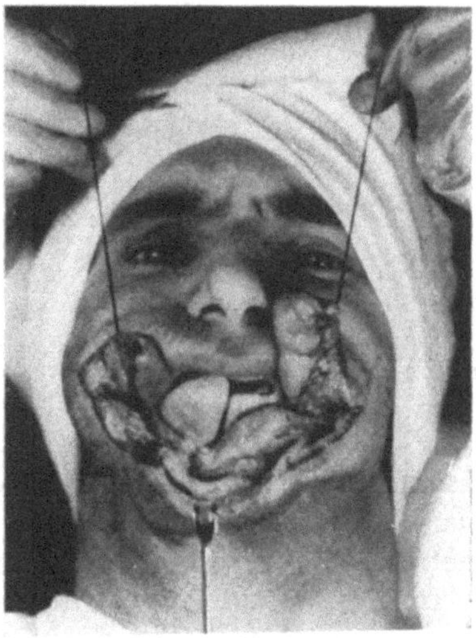

Abb. 146 b

Abb. 146a. (K. B.) Defekt der Unterlippe und des Kinns, Unterkieferdefektfraktur mit Verlust der Zahne und Verwachsungen des Mundvorhofs 27. 4. 44.

Abb. 146b. Aus den Unterlippenresten sind zwei Turflugellappen gebildet (Schnittfuhrung s. Abb. 144a), das Kinnarbengewebe ist exzidiert. Bildung des Mundvorhofs durch Inzision des Narbengewebes und Einlage eines tiefreichenden Schildes der Unterkieferpelotte.

tionsnähten über dem Defekt befestigt. Selbstverständlich muß der Aufbau dann, wenn die Vorderzähne fehlen, über einer Pelotte vorgenommen werden. Erst nachdem die Situationsnähte gelegt sind, soll an Ort und Stelle durch eine Spaltung des Lappens die Mundöffnung hineingeschnitten werden. Diese braucht zunächst nur in ihrer Lage, nicht aber in ihrer Länge den wahren Verhältnissen zu entsprechen, da eine endgültige Mundspaltengestaltung einer späteren Korrektur vorbehalten bleibt. Die korrespondierenden Wundränder werden miteinander vernäht. Die Stiele des Lappens habe ich, der Rundstielbildung analog, zusammengerollt und, soweit es die Spannung des Gewebes zuließ, vernäht. Ein völliger Rundstiel ließ sich nicht ausbilden, da hierfür zu wenig Gewebe zur Verfügung stand, um die Wundflächen auf ihrer ganzen Ausdehnung durch Naht zu verschließen.

Über Versorgung der Kopfwunde und Verband s. S. 104.

Nach etwa 2 Wochen ist das Transplantat im allgemeinen so weit mit seinem Implantationsort verwachsen, daß eine Durchtrennung der Stiele erfolgen kann. Die zusammengerollten Stiele werden ausgerollt und an ihren Ursprungsort replan-

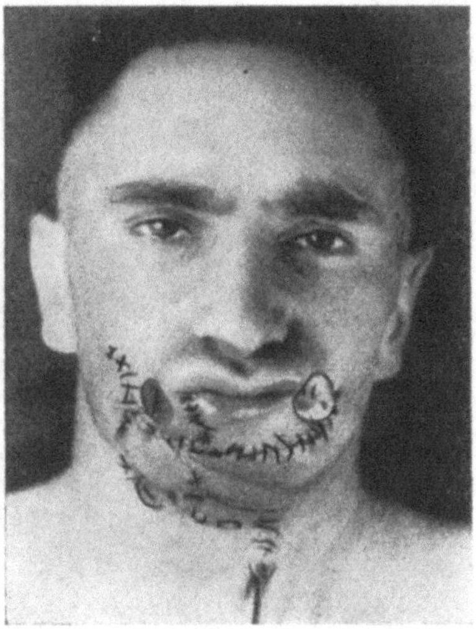

Abb. 146c

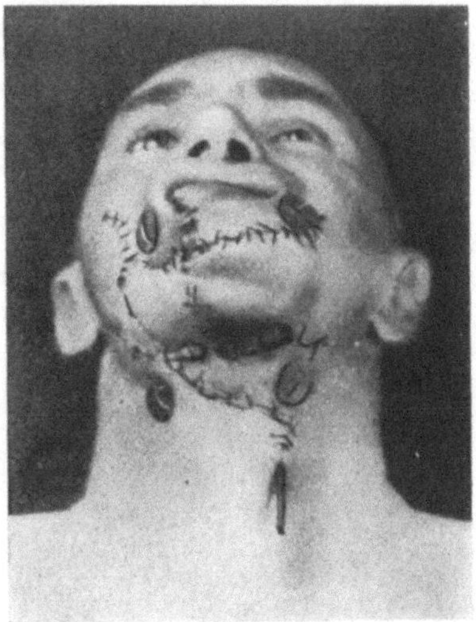

Abb. 146d

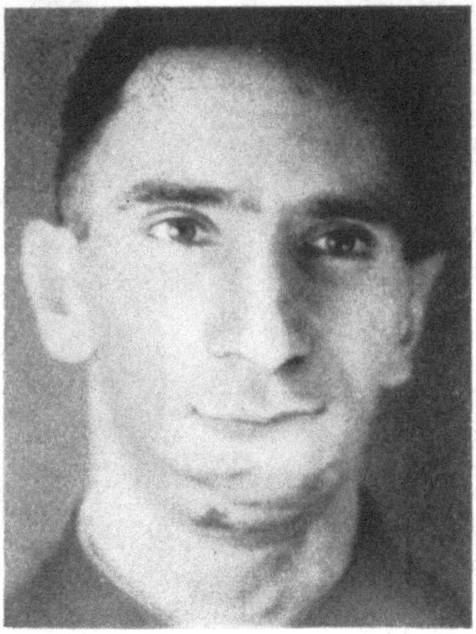

Abb. 146e

Abb. 146c. Die Unterlippenstumpfe sind vereinigt, der Kinndefekt durch einen Mundbodenhalsdrehlappen verschlossen. Deckung des Sekundardefekts aus dem umgebenden Gewebe (s. Operationsskizze Abb. 145a und b).

Abb. 146d. Ansicht von unten.

Abb 146e. Zustand am 2. 12. 44.

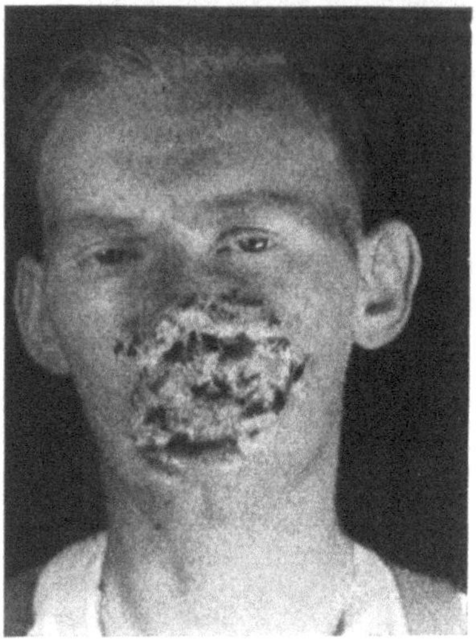

Abb. 147 a

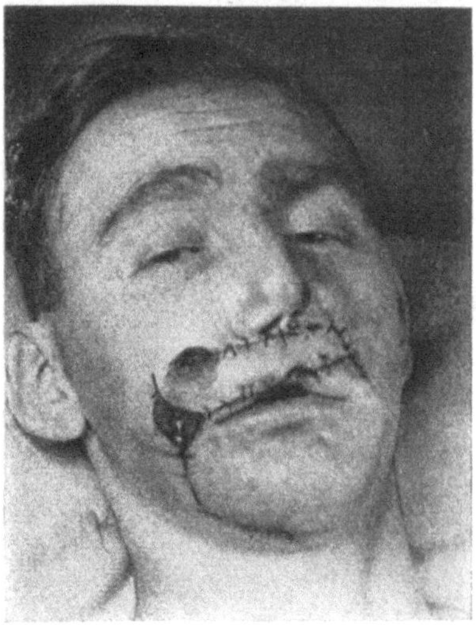

Abb. 147 b

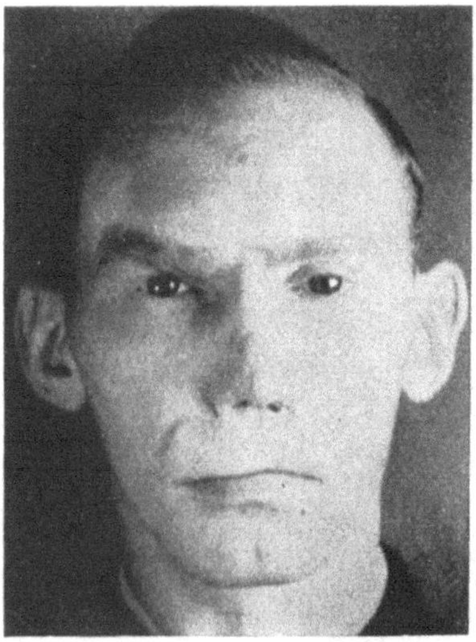

Abb. 147 c

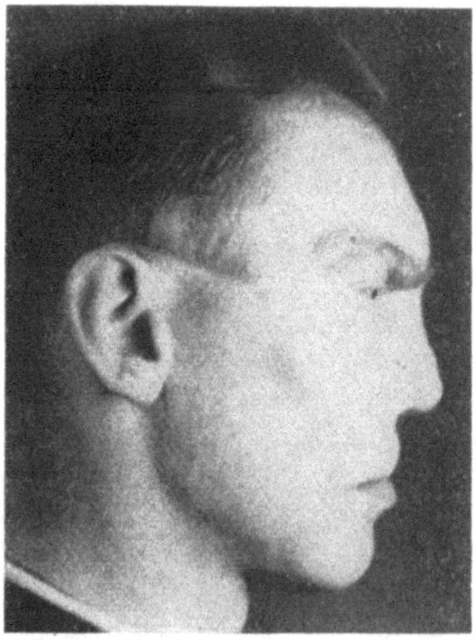

Abb. 147 d

Abb. 147a. (S K.). Verwundung der Oberlippe, des Naseneingangs und der angrenzenden Wangenpartie, Oberkieferfraktur. Zahnverluste. 8. 9 41.

Abb. 147b. Nach Abheilung der Verwundung wird der Oberlippendefekt durch einen Kinn-Mundboden-Drehlappen. Gedeckt 8 1. 42.

Abb. 147c. Ansicht von vorne am 3. 9 43.

Abb. 147d. Seitenansicht (der Nasenspitzendefekt ist inzwischen durch einen Stirnstiellappen korrigiert worden).

tiert, so daß die durch ihre Entnahme entstandenen Defekte, wenn man, wie auf S. 102 beschrieben, das Auseinanderweichen der Wunde durch Plattendrahtnähte vermeidet, völlig gedeckt werden bis auf denjenigen Bezirk, der dem Mundersatzlappen entspricht. Diesen Defekt kann man der Granulation überlassen oder durch WOLFE-KRAUSElappen verschließen (Abb. 70c und d).

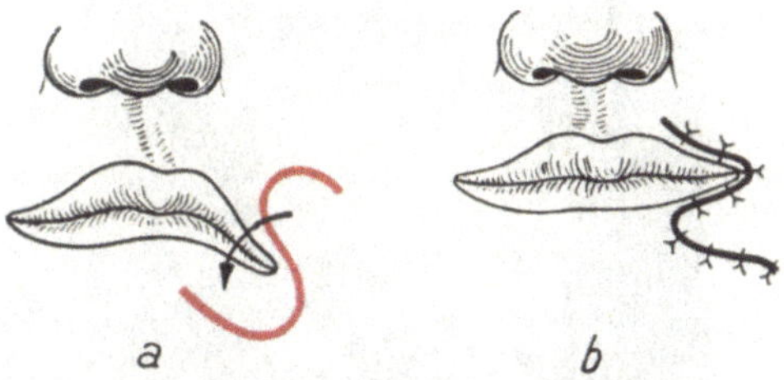

Abb. 148 a—b. Korrektur der Mundwinkelverziehung durch den S-Schnitt.

GANZER empfiehlt bei dem totalen Mundersatz, wenn irgend möglich, Muskellappen aus der Umgebung zu benutzen, um auf diese Weise Muskelzüge (Musc. triangularis, quadratus oder platysma) in den sonst bewegungslosen Lappen hineinzubeziehen und sie „zu einem neuen Ringmuskel zu vereinen. Durch den ständigen Gebrauch und die fortwährende Übung beim Essen und Sprechen entwickeln sie sich bald und zeigen eine unerwartete Kraftzunahme."

f) Die Korrektur der Mundwinkelverziehung. 1. durch Narben (zikatrizieller Schiefmund). Die Narbe wird exzidiert und die Mundwinkel durch Lappenverschiebung mittels Z- oder S-Schnitt (s. S. 91) in die normale Stellung gebracht (Abb. 148). Sehr gute Erfolge konnte ich erzielen durch den Zuglappen (Abb. 149 und 150 a bis c). Nach Exzision der Narbe wird ein durch zwei parallele Schnitte gebildeter Lappen soweit mobilisiert, daß er „unter Zug" den Defekt deckt und dabei gleichzeitig den herabhängenden Mundwinkel hebt.

2. Durch Lähmung des Nerv. facialis (paralytischer Schiefmund). Operationen s. S. 208.

g) Mundspaltenerweiterung. Die durch Verletzung (gewöhnlich rüsselförmig) verkleinerte Mundspalte wird nach LEXER durch Einschnitte in den Mundwinkeln auf die gewünschte Größe gebracht (Abb. 151), noch vorhandenes Lippenrot teilweise abpräpariert und über den Wundrändern vernäht. Das meist fehlende Lippenrot der Mundwinkel ersetzt man durch Schleimhautlappen des Mundvorhofs. Der Eingriff kann sowohl einseitig als auch doppelseitig notwendig werden. In vielen Fällen ist während der Nachbehandlungszeit das Tragen eines Dehnungsapparates notwendig, um die Mundspalte in der gewünschten Größe zu erhalten, vor allen Dingen dann, wenn die Exzision, wie GANZER es tut, ohne Durchtrennung des Lippenrots und der Schleimhaut erfolgte.

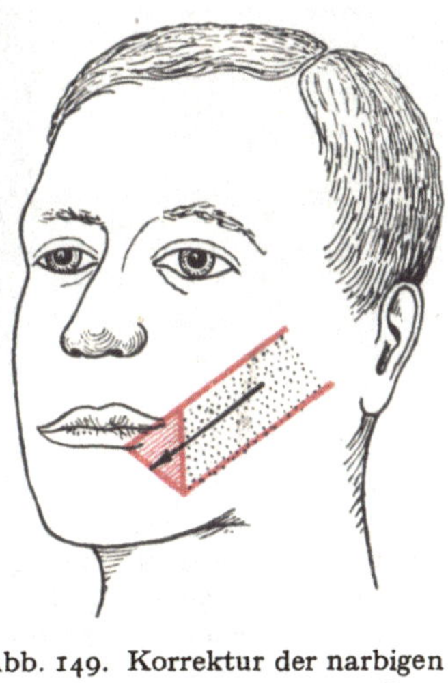
Abb. 149. Korrektur der narbigen Mundwinkelverziehung durch Zuglappen.

Bei dem Mundersatz durch den LEXERschen Visierlappen hat man gewöhnlich zunächst in den Lappen nur eine provisorische Mundöffnung geschnitten, die erst nach vollendeter Lappenschrumpfung zu einer endgültigen Mundspalte

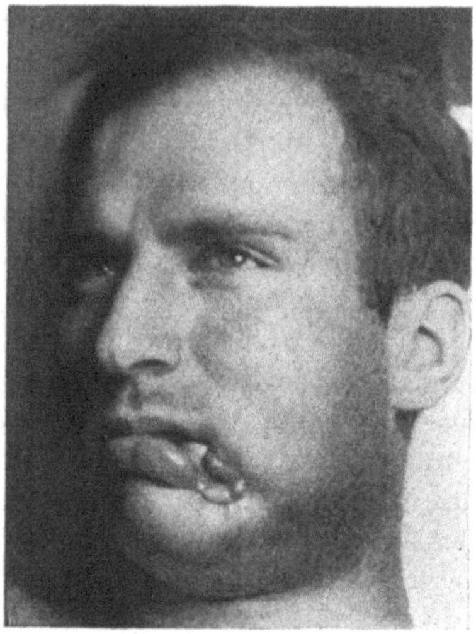

Abb. 150 a

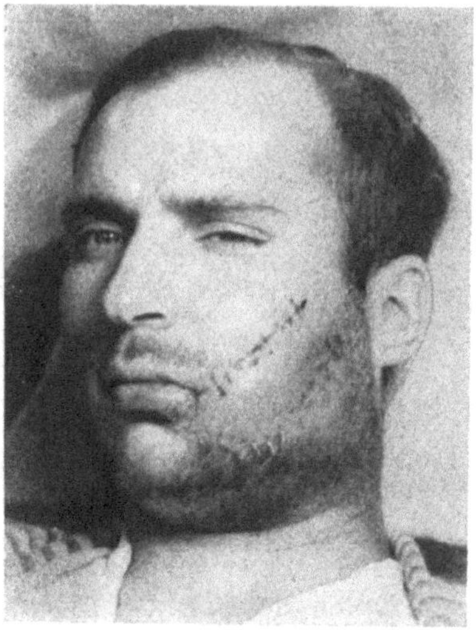

Abb. 150 b

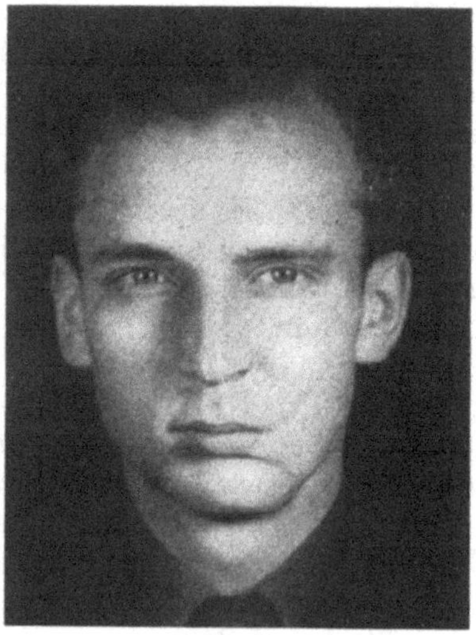

Abb. 150 c

Abb. 150a. (F. B.) Narbige Verziehung des linken Mundwinkels.

Abb. 150b. Nach Umschneidung des Lippenrots wird die Narbe exzidiert, von dort aus durch zwei parallele Schnitte über die Wange ein Zuglappen abgelöst und — über den Defekt unter Spannung gezogen — mit den Wundrändern vernäht, wodurch der herabgezogene Mundwinkel in seine richtige Stellung kommt (Aufnahme vor der Nahtentfernung).

Abb. 150c. Endzustand.

erweitert wird: nach beiden Seiten hin wird die Mundöffnung auf die gewünschte Länge (die Mundspalte reicht seitlich um 1½ bis 2 cm über den Nasenflügelansatz hinaus!) durch einen Schnitt gebracht. Außen- und Innenrand der Wunde mit einander vernähen. Es ist besser, den Lippenrotersatz erst in einer weiteren Sitzung vorzunehmen (s. d.).

h) Mundspaltenverkleinerung. Der ein- oder doppelseitig zu weite Mundspalt wird auf eine Strecke in den Mundwinkeln durch Schnitt angefrischt und ver-

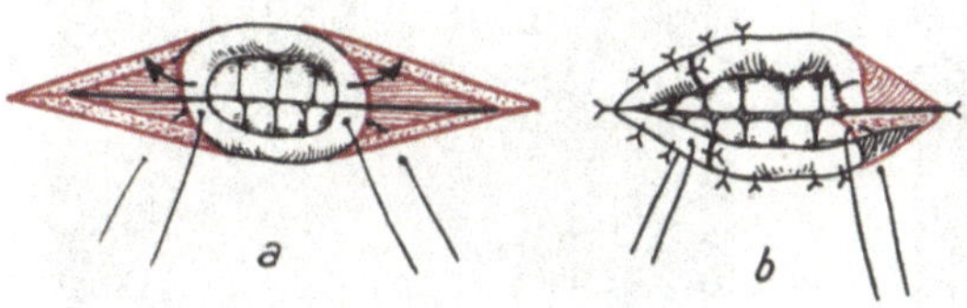

Abb. 151

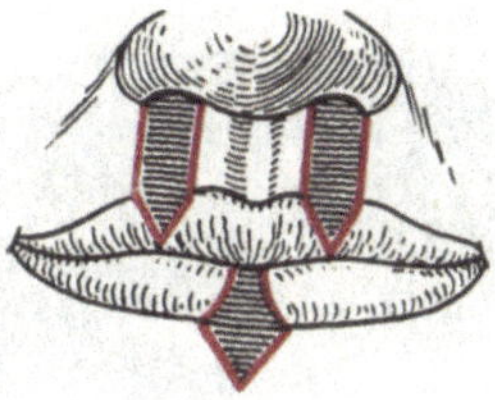

Abb. 152

Abb. 151 a—b. Erweiterung der Mundspalte nach Lexer.
Abb. 152. Mundspaltenverkleinerung nach Joseph.

näht, wobei die Faserzüge des Musc. orbicularis exakt in Verbindung zu bringen sind.

Joseph hat die Verkleinerung der Mundspalte bei Männern durch keilförmige Exzision aus den Lippen durchgeführt. Diese Methode wird jedoch bei den auf eine Verletzung zurückzuführenden Mundspaltenvergrößerungen selten Anwendung finden können (Abb. 152).

3. Stirnhautdefekte

Transplantierte Thierschsche Lappen auf der Stirn ergeben neben Niveaudifferenzen auch immer einen Unterschied in Farbe und Aussehen zur umgebenden Haut und sind infolgedessen zur Deckung größerer Defekte ungeeignet. Empfehlenswert ist die Deckung durch Krause-Wolfelappen. Die dem Oberschenkel entnommene Haut sticht zwar in ihrer Farbe zunächst auch gegen die Umgebung ab, jedoch gleicht sich dies im Laufe der Jahre weitgehend aus.

4. Kinnhautdefekte

Die Deckung von Kinnhautdefekten läßt sich am zweckmäßigsten durch Mundboden- oder Halslappen vornehmen. Die Halshaut ist so beweglich, daß der entstehende Sekundärdefekt nach Mobilisierung der umgebenden Haut zusammengezogen werden kann und eine strichförmige Narbe hinterläßt, die umso weniger auffallend ist, je besser sie sich an den Unterrand des Unterkiefers verlegen läßt. Der Lappen kann je nach der Größe des Defektes als einfacher Stiellappen (Abb. 146c und d) oder als doppelt gestielter Brückenlappen (Abb. 71a bis f) gewählt werden. Die Innenauskleidung geschieht durch Schwenklappen aus der Defektumgebung.

Sehr tiefe Defekte verlangen zur Ausfüllung einen verhältnismäßig dicken Lappen, der sich aus der Halshaut nicht immer gewinnen läßt. In solchen Fällen wird man gezwungen sein, auf Fernlappen (Rundstiellappen) zurückzugreifen (Abb. 82a, b).

5. Deckung von Wangendefekten

Wenn irgend möglich, ist anzustreben, Defekte der Wange durch Gewebe aus der Umgebung zu decken, da hierbei Muskulatur mittransplantiert wird, die die Beweglichkeit der gedeckten Partie garantiert (Abb. 153a, b). Am besten eignet

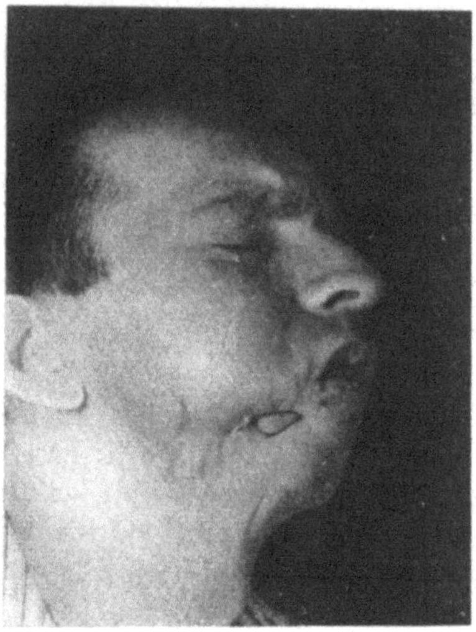

Abb. 153 a

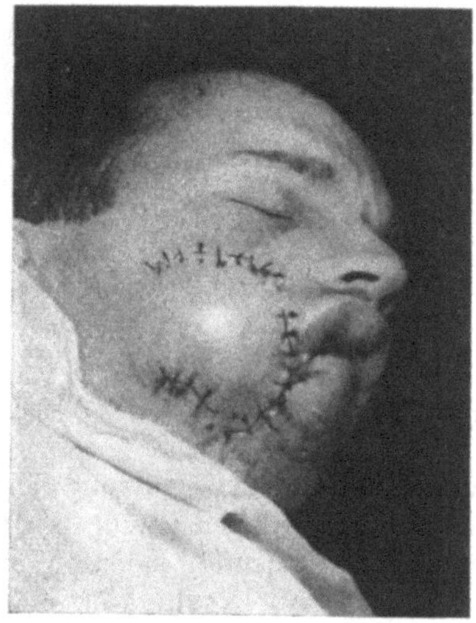

Abb. 153 b

Abb. 153a. (H.) (s Abb. 23a bis c) Durchgehender daumenendgliedgroßer Defekt der rechten Wangenseite.

Abb. 153b. Umschneidung des Defekts und Innenauskleidung der Hohle durch die mobilisierten Umschneidungslappen. Verschluß des äußeren Defekts durch einen Verschiebelappen.

sich hierzu der Rotationslappen nach Esser (s. S. 92), jedoch ist beim Mann darauf zu achten, daß die Bartgrenze nicht störend in die unbehaarten Wangenpartien hineinreicht.

Jeder Fernlappen liegt als bewegungsloser Teil über dem Defekt und stört infolgedessen die Mimik. Auf seine Verwendung wird man demnach nur dann zurückgreifen, wenn der Ersatz aus der unmittelbaren Umgebung nicht möglich ist. Zu welcher Art von Fernlappen man sich entschließt, hängt von verschiedensten Umständen ab. Der Ersatz behaarter Gesichtspartien wird zweckmäßigerweise der Kopfhaut entnommen.

Durchgehende, d. h. bis in die Mundhöhle hineinreichende Defekte erfordern zur Deckung einen gedoppelten Lappen, wobei der Innenlappen die Schleimhaut zu ersetzen hat. Es ist am zweckmäßigsten, den Innenlappen aus der unmittelbaren Umgebung des Defekts als Schwenklappen zu gestalten, während der Außenlappen gleichzeitig den Defekt und den Sekundärdefekt der Entnahmestelle des Innenlappens zu decken hat. Am bekanntesten und wohl am häufigsten ausgeführt worden ist die Deckung nach der Methode von KRASKE-GERSUNY oder die Verwendung des ISRAELschen Lappens, wie ihn GANZER anwendet (Abb. 154a bis c): ein aus der Halspartie gelöster Schwenklappen wird zur Innenauskleidung der Mundhöhle in den Defekt genäht und der Außendefekt in gleicher Sitzung durch einen Drehlappen (Abb. 154a, b) verkleinert. Sind die Lappen eingeheilt, so trennt GANZER in der zweiten Operation den Stiel des Halslappens ab und schwenkt ihn wiederum über die granulierende Fläche. Nach seiner Einheilung ist die Umschlagsfalte durchzutrennen, die Wundränder zu vernähen (Abb. 154c).

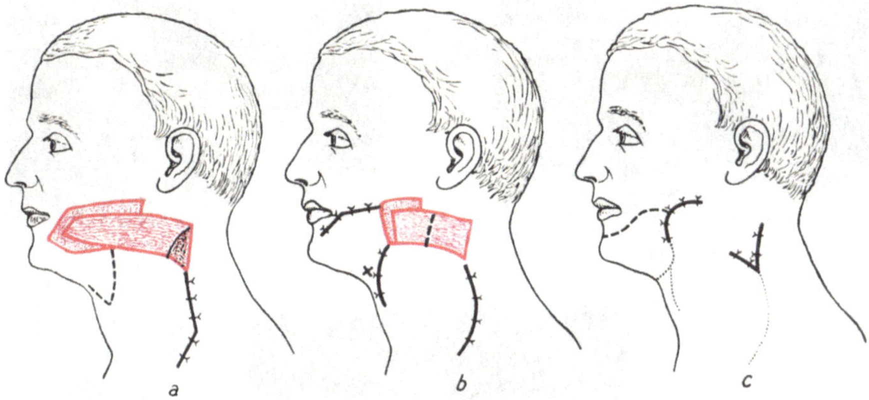

Abb. 154a. Verschluß eines durchgehenden Wangendefekts nach der Methode von Israel (nach Ganzer): Umschneidung des Defekts, Bildung eines Schwenklappens aus den seitlichen Halspartien. Der vordere Teil der Außenwunde wird durch einen Verschiebelappen verschlossen.

Abb. 154b. Nach Einheilung des Schwenklappens wird dieser an seinem Stiel abgetrennt, über die Fläche geschwenkt, so daß mit ihm der letzte Teil des Außendefekts seinen Abschluß findet.

Abb. 154c. Naht.

6. Nasennebenhöhlendefekte

a) Kieferhöhlendefekte. Selbst bei ausgedehnten Zertrümmerungen und völligem Verlust der fazialen knöchernen Kieferhöhlenwand entsteht keinerlei kosmetische Entstellung, so daß eine Plastik der in Verlust geratenen Knochenwand nicht in Frage kommt.

Kleine, nur für Sonden durchgängige Fisteln werden von der Wange aus umschnitten, der Gang bis in die Höhle hinein mit einer an eine Sonde angeschmolzenen Argentumperle geätzt und die Haut nach Mobilisierung zusammengenäht.

Ist nach einer Verletzung eine größere Wangen-Kieferhöhlenfistel zurückgeblieben, so läßt sich diese durch einen Wangendreh- oder -verschiebelappen nach Umschneiden des Fistelrandes decken. Die Verwendung eines doppelt epithelisierten Lappens ist nicht notwendig, wenn dieser genügend Fettgewebe enthält (Abb. 155a bis c).

Sehr große Verletzungen der Kieferhöhle greifen gewöhnlich auch auf die Nachbarschaft über, so daß die Wange zur Deckung des Defektes nicht genügend Material liefert. Als Decklappen eignet sich besonders gut der frontale Lappenersatz, der, wie im Fall R. (Abb. 156a bis d) gleichzeitig den Nasenwangendefekt und die Korrektur des ektropionierten Unterlides gestattet (s. auch Abb. 172a und b).

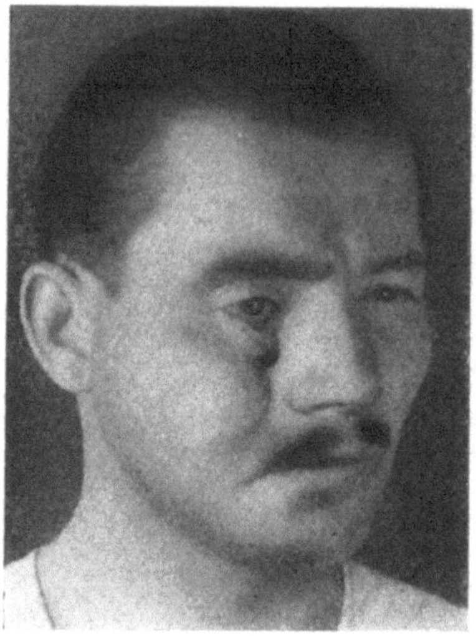

Abb. 155 a

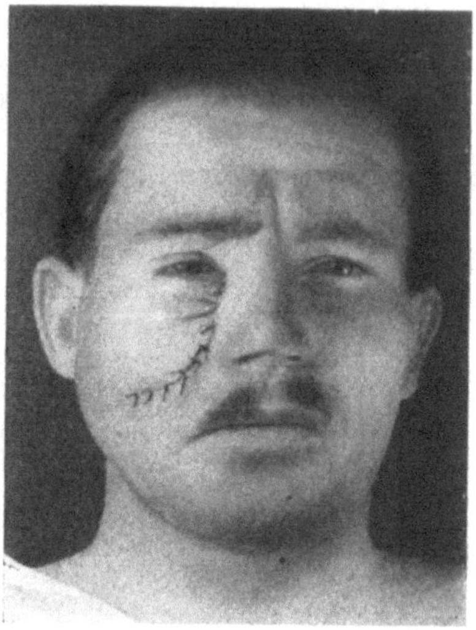

Abb. 155 b

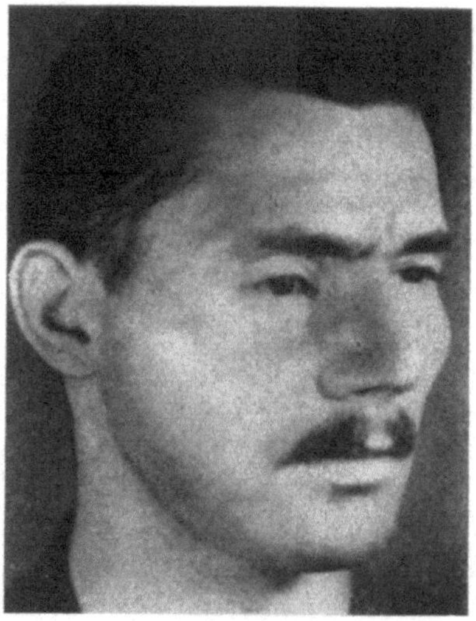

Abb. 155 c

Abb. 155a. (S. H.) Fingernagelgroße Fistel bis in die Kieferhöhle reichend. Ektropium des Unterlides.
Abb. 155b. Ein Verschiebelappen ist uber den Defekt gebracht und vernaht.
Abb. 155c. Endzustand.

b) Siebbeindefekte. Nach Verletzungen und offener Nachbehandlung der Siebbeinzellen kann ein durchgehender Defekt übrig bleiben und einen Verschluß notwendig machen. Dieser ist nur bei geringer Ausdehnung des Defektes nach Exzision der Narbe durch Mobilisierung der Haut und Naht möglich, da sonst Verziehungen des Augenwinkels oder des Lides auftreten können. Bei größeren De-

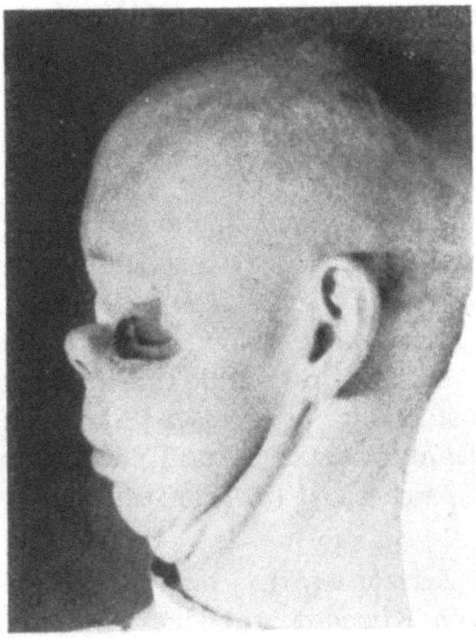

Abb. 156 a

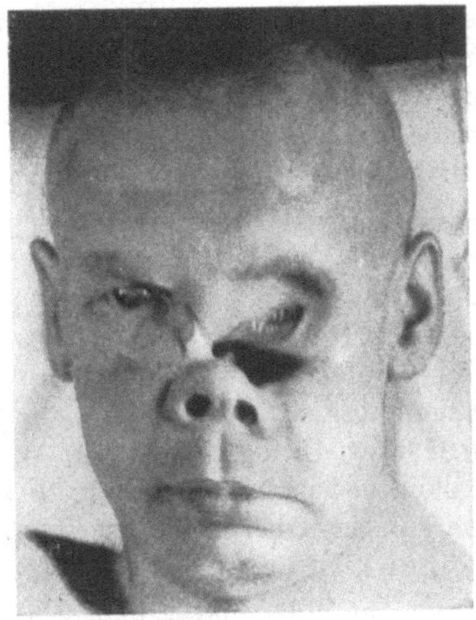

Abb. 156 b

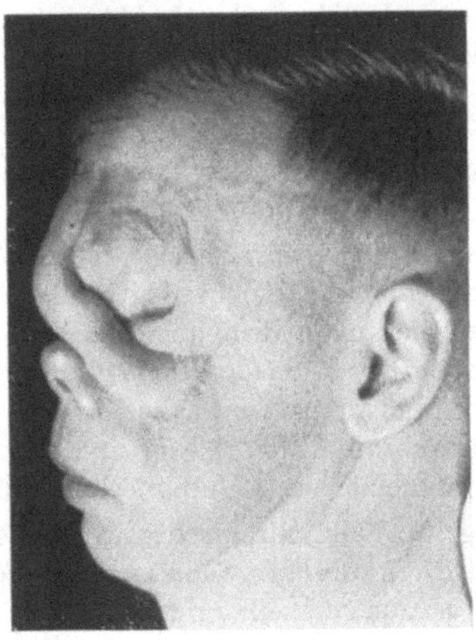

Abb. 156 c

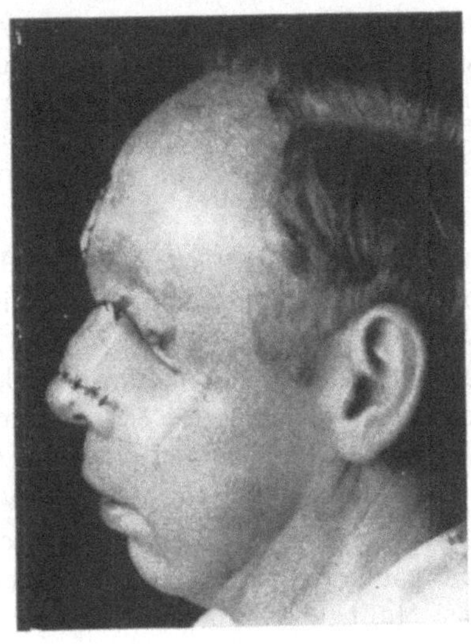

Abb. 156 d

Abb 156 a—b. (H. R.) Schwere Verletzung des mittleren Teils des Gesichtsschädels mit Eröffnung der Kiefer- und Nasenhohle, Verlust des knochernen Nasenstutzgerustes, Ektropium des Unterlides und Verlust des linken Augapfels, Corneaverletzung des rechten Auges.

Abb 156c. Aus der Stirnhaut ist ein Stiellappen gebildet, der nach Exzision der Wangennarbe und Nachinnenklappung der mobilisierten Umgebung uber dem Defekt vernaht ist

Abb. 156d. Nach Einheilung des Lappens ist der Lappenstiel abgesetzt und zum Ersatz der Nase und des Unterlides verwandt worden.

fekten habe ich die Narbe zirkulär umschnitten, das Gewebe mobilisiert und nach innen geklappt, so daß dadurch ein Epithelverschluß zum Naseninneren erreicht wurde. Die Deckung des äußeren Defektes geschah durch einen Stiellappen aus der Stirn, dessen Stiel nach Anheilung des Transplantats zurückverlagert wurde. Eine Knochenimplantation erübrigt sich.

c) Stirnhöhlendefekte. Defekte der äußeren Stirnhöhlenwand nach Verletzungen oder nach der KILLIANschen Stirnhöhlenoperation (wobei die vordere Stirnhöhlenwand abgetragen wird), rufen je nach Größe des Defektes recht häßliche Entstellungen des Gesichts hervor. Diese Eindellungen habe ich alle mit ausgezeichnetem Resultat durch Einspritzen von Paraffin (s. S. 128) in mehreren Sitzungen ausgleichen können. Vorbedingung ist, daß mindestens 1 Jahr nach dem Eingriff bezw. Unfall verstrichen sein muß (Empyemrezidive) und daß die Supraorbitalknochenspange erhalten geblieben ist, da sich sonst das Paraffin durch seine Schwere in das Oberlid senken kann.

In allen Fällen, wo das Trauma auch eine Zerstörung der inneren Stirnhöhlenwandung zur Folge hatte und das Gehirn von Knochen unbedeckt ist, muß die Deckung durch Knochen oder anderes Material (s. S. 125) vorgenommen werden. Die Ausführung dieses Eingriffs erfordert eine lange Wartezeit, da immer die Gefahr besteht, daß durch den Eingriff Verwachsungen zum Schädelinneren gelöst werden können und hiermit erneut die Gefahr einer eitrigen Meningitis hervorgerufen wird (SCHNEIDER, WEILAND). Aus diesem Grunde lege ich den Hautschnitt (Abb. 157a bis c), durch den das Transplantat eingeführt wird, möglichst weit (etwa 2 cm) von dem Defektrand an, untertunnele die Haut scharf mit dem Messer, um Zerrungen, durch die die Narben oder Verwachsungen zum Schädelinneren gelöst werden könnten, wie sie besonders leicht bei der Verwendung des Raspatoriums auftreten, zu vermeiden.

Operationen bei chronischen Nebenhöhleneiterungen. Chronische Nebenhöhleneiterungen verlangen vor jeder plastischen Operation der Weichteile eine Sanierung. Da wohl immer Gelegenheit besteht, diese zeitlich nicht dringlichen Eingriffe von einem Fachrhinologen ausführen zu lassen, sollte dieser die Operation durchführen; sie setzt eine besondere Technik und Übung voraus. Auch wird die Wahl der verschiedenen Operationsmethoden nur von dem Fachrhinologen richtig zu treffen sein. Ich beschränke mich deshalb darauf, die gebräuchlichsten Methoden anzuführen.

Die Ausführung eines chirurgischen Eingriffes bei chronischen Nebenhöhleneiterungen vor jeder plastischen Operation wird erforderlich, wenn es durch konservative Maßnahmen nicht gelingt, das Empyem zur Ausheilung zu bringen.

1. Radikaloperation der Kieferhöhle nach CALDWELL-LUC: Infiltrantionsanästhesie der Wange von der Fossa canina aus, Leitungsanästhesie des Nerv. infraorbitalis, Oberflächenanästhesie der Schleimhaut des unteren Nasenganges und der unteren Muschel. Schnitt durch die Schleimhaut in der Umschlagfalte der Fossa canina, Abschieben der Weichteile mit Periost nach oben bis in die Nähe der Austrittstelle des Nerv. infraorbitalis. Die gesamte faziale Kieferhöhlenwand liegt jetzt frei. Eröffnung der Kieferhöhle mit dem Meißel und Abtragung der fazialen Kieferhöhlenwand mit der CLAUSschen Stanze bis die gesamte Höhle einsichtig ist. Mit einem Kieferhöhlenraspatorium und einem abgebogenen scharfen Löffel wird die

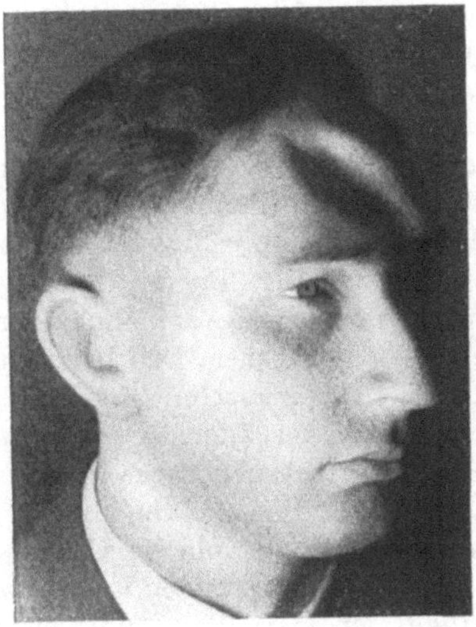

Abb. 157 a

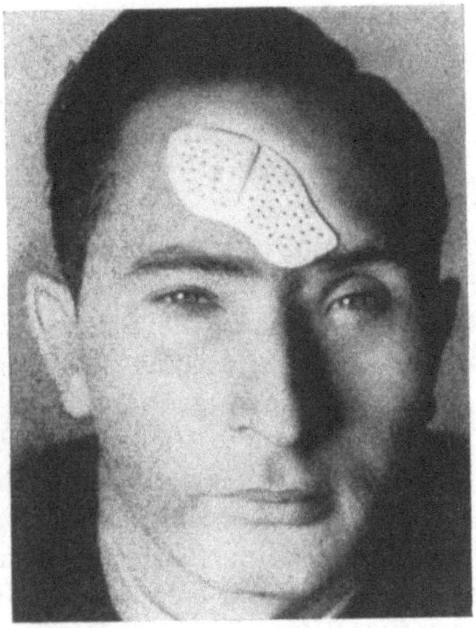

Abb. 157 b

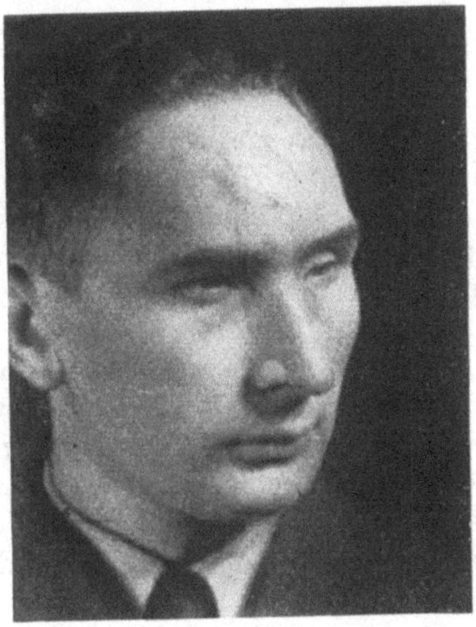

Abb. 157 c

Abb. 157a. Defekt der äußeren knöchernen Stirnhöhlenwand beiderseits und des Stirnbeinknochens.

Abb. 157b. Die zur Ausfullung des Defekts angefertigte Elfenbeinplatte ist auf den Defekt gelegt.

Abb. 157c. Nach Implantation der Elfenbeinunterlage.

erkrankte Schleimhaut abgelöst und entfernt. Möglichst weit nach vorne und der Höhe des Nasenbodens entsprechend, Anlegung eines Fensters in die nasale Kieferhöhlenwand von Daumennagelgröße evtl. mit Resektion des vorderen Teils der unteren Muschel. Schleimhautnaht. Eine Tamponade der Kieferhöhle ist nicht notwendig.

Die Radikaloperation nach DENKER wird unter den gleichen Vorbereitungen wie die eben geschilderte Operation begonnen. Lediglich die Fortnahme der fazialen Wand erstreckt sich bis zur Apertura nasalis. Der Eingriff gleicht sonst völlig — auch in seiner weiteren Durchführung — der CALDWELL-LUCschen Operation.

2. Stirnhöhlenoperation nach KILLIAN. Es empfiehlt sich, den Eingriff in KUHNscher Tubage (siehe S. 10) vorzunehmen, da bei der Ausräumung der hinteren Siebbeinzellen und der Keilbeinhöhle in Lokalanästhesie eine völlige Schmerzlosigkeit in dem entzündlichen Gebiet nicht immer zu erreichen ist. Bei der Inhalationsnarkose ist es ratsam, die Stirnhaut zusätzlich mit Novocain-Adrenalinlösung zu umspritzen, um eine Anämie des Operationsgebietes zu erreichen. Den Hautschnitt legt KILLIAN in die Augenbraue und führt ihn als „Klemmerschnitt" seitlich am Nasenrücken entlang in Richtung auf die Nasolabialfalte auslaufend. Diese Schnittführung kann mitunter durch unregelmäßige Stellung der Augenbrauen im Narbengebiet ein kosmetisch schlechtes Resultat zeitigen. Aus diesem Grunde führe ich den von BRÜNINGS modifizierten Schnitt unmittelbar an der oberen Grenze der Augenbraue aus. Es ist nicht notwendig, die schlecht nachwachsenden Augenbrauen vor dem Eingriff zu rasieren. Der Schnitt oberhalb der Augenbraue führt bis aufs Periost. Mit stumpfen Haken wird die Wunde nach oben gezogen und ein zweiter Schnitt, der durch das Periost etwa $\frac{1}{2}$ bis $\frac{3}{4}$ cm höher und parallel zum oberen Orbitalrand führt, gelegt. Von diesem Schnitt aus wird nun das Periost nach oben, d. h. zur Haargrenze hin vom Knochen abgeschoben, während es auf der Orbitalspange zur Erhaltung des Knochens unberührt bleibt. Nach der Röntgenaufnahme, die grundsätzlich vor jeder Stirnhöhlenoperation anzufertigen ist, hat man sich ein Bild über Größe und Ausdehnung der Höhle gemacht, und richtet sich auch beim Abschieben des Periostes nach diesem Befund. Nur bei abnorm großen Stirnhöhlen, die mitunter bis an die Stirnhaargrenze heranreichen können, kommt man mit dem eben beschriebenen Schnitt nicht aus und muß dann am medialen Augenbrauenansatz einen senkrechten Schnitt zu dem eben beschriebenen legen. Mit dem Meißel wird unter sorgfältiger Schonung der Orbitalperiostknochenspange die gesamte äußere Wand und der Boden der Stirnhöhle entfernt und zwar so ausgiebig, daß der Übergang des Stirnbeinknochens von allen Seiten her unmerklich auf die innere Wand der Stirnhöhle übergeht. Ablösung der Schleimhaut mit einem Raspatorium. Mit dem Flachmeißel wird nun der Zugang zu den Siebbeinzellen durch Anlegen eines dreieckigen Fensters im Os nasale geschaffen. Durch dieses hindurch werden die Siebbeinzellen mit einem Löffel (und eventuell mit Stanzen) entfernt und die Keilbeinhöhle eröffnet. Verschluß der Wunde durch lückenlose Naht. Anlegen eines mäßig strammen Verbandes, wodurch die Haut an die knöcherne Unterlage der operierten Höhle angepreßt wird, um eine primäre Verwachsung auf der gesamten Fläche zu erreichen.

Bei dieser Operation entsteht durch Fortnahme der äußeren Stirnhöhlenwand eine kosmetische Entstellung (plastische Korrektur siehe S. 190).

Aus diesem Grunde wird bei nicht allzu groß angelegten Stirnhöhlen von einigen Operateuren die RITTER-JANSENsche Operation bevorzugt, bei der die Stirnhöhle nach Fortnahme des Orbitaldaches von hier aus ausgeräumt wird. Bei diesem Eingriff pflegen Rezidive häufiger zu sein als bei der KILLIANschen Operation. Ihr Erfolg hängt davon ab, ob der zur Nase führende, operativ so groß wie möglich angelegte Ausführungsgang in der Folgezeit offen bleibt oder sich durch zirkuläre Narbenbildung verschließt. Um diesem Verschluß vorzubeugen, legt GRAHE u. a. einen Schleimhautlappen zur Auskleidung des Ganges an, andere Autoren versuchen ihn durch Bougierung offenzuhalten, während BRÜNINGS eine silberne Drahtspirale einlegt, die erst nach völliger Epithelisierung des Ganges (eventuell nach Monaten) durch die Nase entfernt wird.

Neben den „extranasalen", eben beschriebenen Operationen sind auch „intranasale" Verfahren angegeben worden (HALLE u. a.), durch die zwar kosmetische Entstellungen vermieden werden, die in ihren Dauererfolgen aber wesentlich unsicherer sind.

7. Äußeres Ohr

a) Das gespaltene Ohrläppchen. Die meist durch ein Durchreißen von Ohrringen entstandenen Spaltungen des Ohrläppchens sollen selbstverständlich im frischen Zustand sofort durch exakte Naht wieder vernäht werden.

Sind die Wundflächen bereits vernarbt, so ergibt die einfache Anfrischung der Ränder (JOSEPH) keinen kosmetisch zufriedenstellenden Erfolg, weil sich die äußeren Ränder zwar genau adaptieren lassen, bei der Heilung und Vernarbung sich jedoch am Rande einkerben. Wesentlich bessere Resultate liefert das Verfahren von KNAPP, dessen Schnittführung aus Abb. 158 zu ersehen ist.

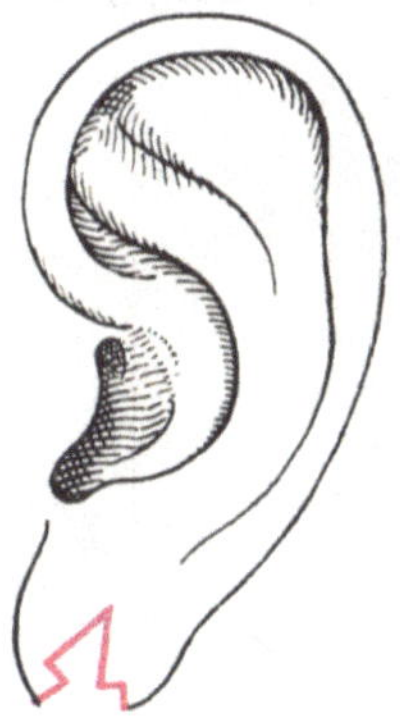

Abb. 158. Schnittführung nach KNAPP.

b) Ohrläppchendefekte. Der Ersatz des Ohrläppchens aus der umgebenden Haut kann entweder nach der alten, aber brauchbaren Methode von DIEFFENBACH vorgenommen werden, der zunächst einen Hautlappen unterhalb des Ohres freipräpariert und diesen mit dem angefrischten Rande des unteren Ohrmuschelteils vernäht, wobei dann in einer zweiten Sitzung der Hautlappen umschnitten und hochgeklappt wird, so daß er die Rückfläche des Ohrläppchens bildet (LEXER entnimmt das Material der Wangenhaut), oder man pflanzt zunächst den angefrischten unteren Teil der Ohrmuschel in einen Hautschnitt und umschneidet nach Anheilung einen so großen Hautlappen, daß sich damit gleichzeitig die Rückfläche decken läßt.

c) Teildefekte der Ohrmuschel. Es erübrigt sich, auf die einzelnen Verfahren einzugehen, bei denen der Ersatz von Ohrmuschelteilen hinter oder oberhalb der Ohrmuschel entnommen wird, da alle diese Lappen zu einem großen Teil der behaarten Kopfhaut entstammend, auch an ihrem Transplantationsort Behaarungen aufweisen und infolgedessen immer auffallend bleiben.

In der unteren Partie der Ohrmuschel gelegene Defekte lassen sich durch einen gestielten Halslappen decken, wobei entweder der Lappen direkt in den Defekt eingenäht (Abb. 159a bis c) und in einer zweiten Sitzung von seinem Stiel gelöst wird oder man näht den angefrischten Defektrand in die darunter gelegene Halspartie und umschneidet ihn in einer späteren Sitzung (Abb. 160a bis c).

Bei allen größeren Defekten ist die Methode der Wahl wohl unbestritten die der Lappenbildung mittels Rundstiels aus der Halspartie. Hierbei läßt sich der Rundstiel als solcher ausgezeichnet verwenden zur Bildung des Helixrandes (Abb. 161) als auch, aufgeschnitten und verflacht, zum Ersatz von Ohrmuschelflächen. Ist eine

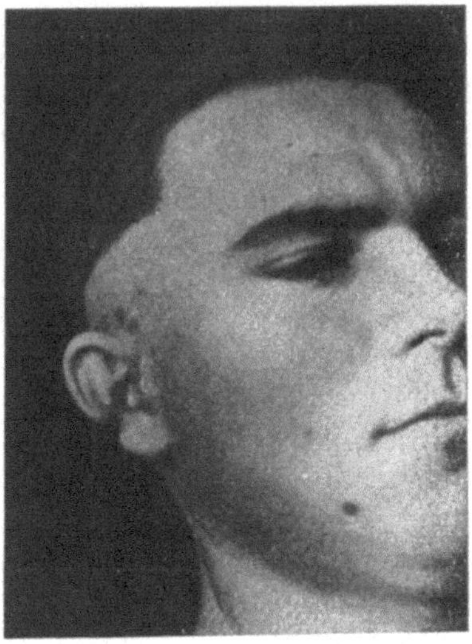

Abb. 159 a

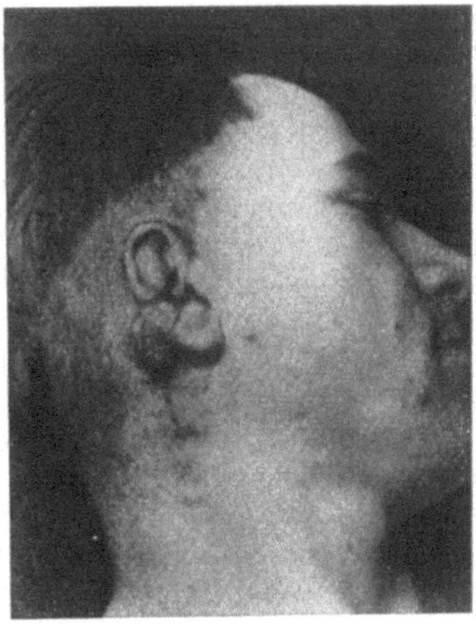

Abb. 159 b

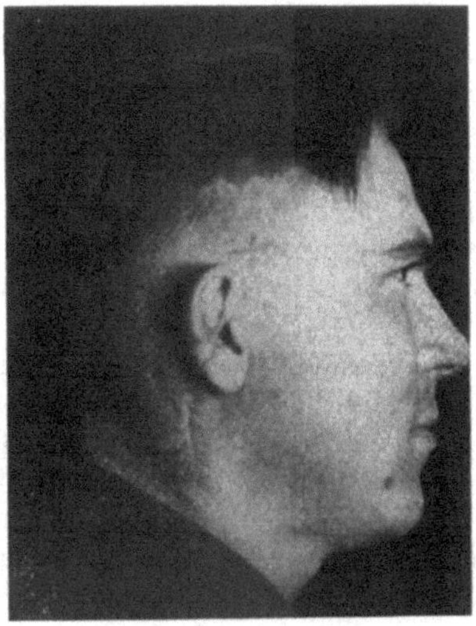

Abb. 159 c

Abb. 159a. (F.R.). Kleiner Defekt im mittleren Teil der Ohrmuschel.
Abb. 159b. In den Defekt ist ein gestielter Lappen eingenäht. Der später abzutrennende Ernährungsstiel ersetzt die Ruckfläche des Defekts. — Abb. 159c. Endzustand.

Stützung des Transplantats notwendig oder eine Konturierung der Fläche erwünscht oder erforderlich, so läßt sich dies durch Einfügen von Knorpelstückchen erreichen

Der Rundstiellappen inseriert möglichst hoch am Planum mastoideum und zieht sich über den großen Kopfnicker entlang in der erforderlichen Länge. Bei der großen

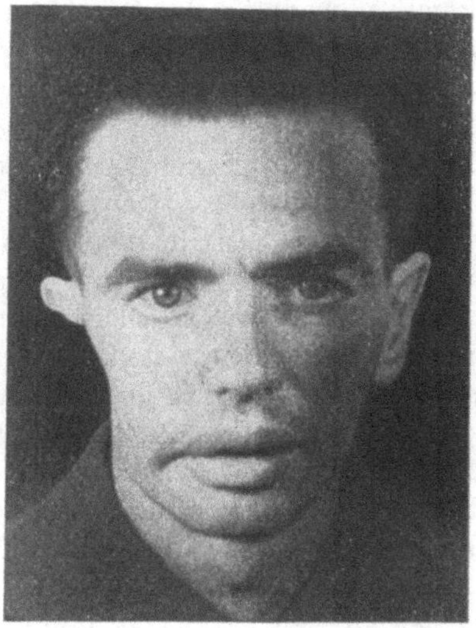

Abb. 160 a

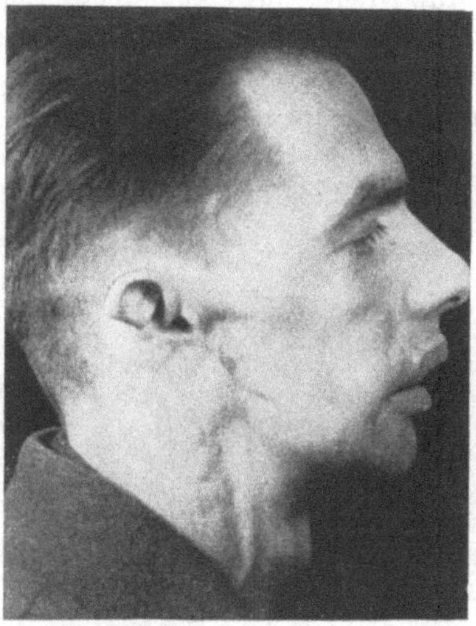

Abb. 160 b

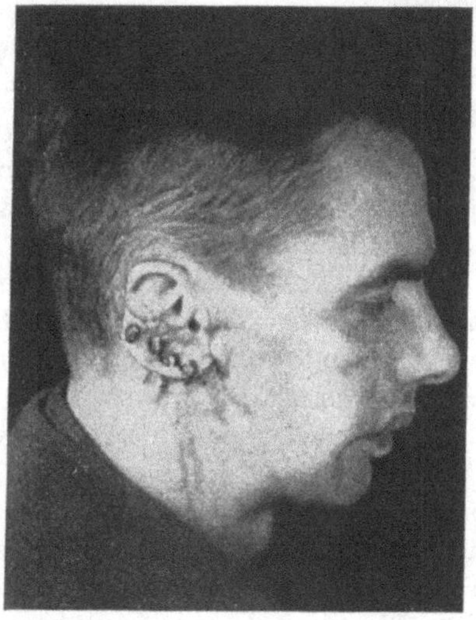

Abb. 160 c

Abb. 160a. (Schw). Defekt der unteren $^2/_3$ der rechten Ohrmuschel. — Abb. 160b. Der untere Rand der Ohrmuschel ist nach Anfrischung in einen Schnitt der Kopfhaut eingenäht.

Abb. 160c. Ein Hautlappen ist umschnitten und damit der Ohrmuscheldefekt ersetzt. Die Hautnahte sind entfernt, es liegen nur noch die durchgehenden Plombendrahtnahte zur Erhaltung der Flächenform des Transplantats.

Verschieblichkeit der Halshaut läßt sich der durch Bildung des Rundstiels entstandene Defekt leicht zusammenziehen und gibt eine strichförmige, kaum sichtbare Narbe. Der Halsfuß des Lappens wird abgetrennt und an seinem Implantationsort vernäht. An der Umbiegungsstelle zwischen dem ab- und aufsteigenden Schenkel des Rundstiels pflegt sich dieser leicht abzuknicken, wodurch die Durchblutung gefährdet ist. Es empfiehlt sich, an dieser Stelle eine Gazerolle zwischen beide Schenkel zu legen (Abb. 89). Nach Einheilung des Transplantats wird der Ernährungsstiel abgetragen und das Transplantat modelliert.

d) Der totale Ohrmuschelersatz. Da ein Verlust der gesamten Ohrmuschel durch einen Unglücksfall auch bereits bei Kindern vorkommen kann, wird der Chirurg vor die Frage gestellt, von welchem Lebensalter an man einen Ersatz vornehmen soll. Die Angehörigen werden meist darauf drängen, diesen entstellenden Defekt sobald wie möglich beseitigen zu lassen. Ein im Kindesalter der Größe des anderen Ohres entsprechend hergestellter plastischer Ersatz einer verloren gegangenen Ohrmuschel behält seine, ihm einmal gegebene Größe bei, während die übrigen Teile des Kopfes weiterwachsen. Die ersetzte Ohrmuschel ist deshalb nach wenigen Jahren zu klein, so daß aus diesem Grunde ihr Ersatz zweckmäßigerweise erst nach den Pubertätsjahren vorgenommen werden soll und die Zwischenzeit durch Verwendung einer Ohrmuschelprothese überbrückt werden muß.

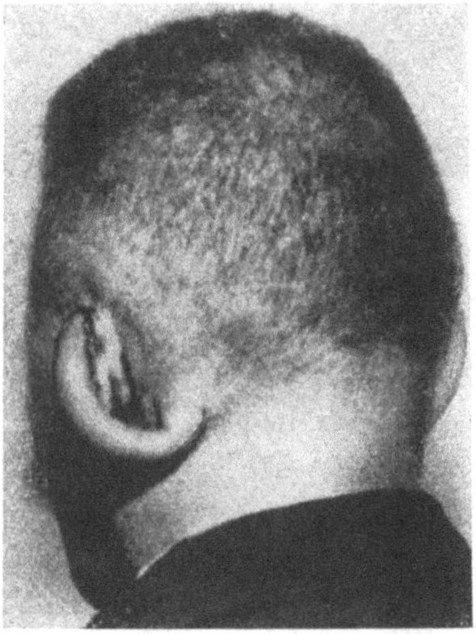

Abb. 161. Ersatz des oberen Teils der Ohrmuschel und des größten Teils des Helix durch Hals-Rundstiellappen

Von den zahlreichen Versuchen des operativen Ohrmuschelersatzes haben sich nur wenige Verfahren herausgeschält, die ein einigermaßen brauchbares Resultat ergeben. Auch mit der besten Ersatzmethode sind die Ergebnisse unserer Bemühungen immer noch nicht völlig zufriedenstellend.

Die von Körte angegebene und von Lexer modifizierte Methode des Ohrmuschelersatzes verwendet ein dreieckiges Gewebestück, das der gesunden Ohrmuschel entnommen wird. Es wird an seiner Hinterfläche von der Epidermis befreit und in eine gleich große Wundfläche der verstümmelten Ohrseite eingenäht. Nach Einheilung wird das Transplantat mit einem Lappen der Kopfhaut umschnitten, so daß dieser die Rückfläche bildet. An den so gebildeten mittleren Ohrteil fügt Lexer dann die restlichen Teile mit dem Ohrläppchen aus Wangenlappen an. Es ist selbstverständlich, daß diese Plastik nur bei einem über die Norm großen Ohr der gesunden Seite, welches einen derartigen Ausschnitt zuläßt, angewandt werden kann.

Die von Esser und Gulecke angegebenen Verfahren eignen sich nur zum Ersatz von angeborenen Ohrmuscheldefekten unter Verwendung der gesunden Haut des Ohrmuschelorts. Kleinschmidt hat dieses Verfahren auch in einem Falle von traumatischem Ohrmuschelverlust angewandt und einen guten Erfolg erzielt. Zur Formung und Gestaltung wird freitransplantierter Knorpel unter die Kopfhaut gepflanzt, das Ganze umschnitten und auf der Rückseite mit Epithel bedeckt. Den Helix formte Kleinschmidt aus einem Halsrundstiellappen.

Joseph fertigt ein Ohrmuschelgerüst aus Elfenbein an, pflanzt dieses unter die Halshaut und läßt es dort einheilen Mit der umgebenden Halshaut wird es an den Implantationsort gebracht bis dann in einer letzten Sitzung das Ohrläppchen in der üblichen Weise aus der Halshaut gebildet werden kann. Trotz des recht guten Erfolges, den JOSEPH hatte, scheint sein Verfahren nicht weiter verwandt worden zu sein, da ich in der Literatur keine Angaben fand. Ich selbst habe in einem Falle diese Plastik versucht. Obgleich die Prothese dicht unter die Halshaut geschoben war, nahm die Haut doch nicht die Konturen der Unterlage an und versprach schon deshalb kein brauchbares Ergebnis. Bei der Überpflanzung zerstörte eine Infektion das Transplantat.

Den totalen Ohrmuschelersatz durch Rundstielplastik hat SCHUCHARDT bei einem Patienten durchgeführt, dessen linke Ohrmuschel durch eine Verbrennung zugrundegegangen war: „Das zur Plastik benötigte Stützgewebe wurde zu Beginn der Behandlung in Form eines bogenförmigen aus dem rechten Rippenbogen entnommenen Knorpelspans unter die Brusthaut eingelagert. Danach wurde ein vom Prozessus mastoideus bis zu dem eingeheilten Knorpelspan herabreichender Rundstiel in einem Operationsakt gebildet. Nach schrittweiser Ablösung wurde das mit dem Knorpeltransplantat versehene Rundstielende zwischen Tragus und Antitragus eingenäht. Dicht neben dem hier eingeheilten Lappenfuß wurde später der Rundstiel entfernt, so daß nur ein kurzer Teil davon in der Gegend des Tragus verblieb. Dieser Lappenstumpf diente zum Ersatz des Ohrläppchens, seine Form wurde schließlich durch Umsäumen mit einem Hautstreifen verbessert, der aus dem, vom oberen Rande der neugebildeten Ohrmuschel herabhängenden, restlichen Teil des Rundstiels entnommen war." Wenn auch in diesem Fall, wie SCHUCHARDT meint, „kein voller Erfolg erzielt werden konnte, so läßt ihn doch das Streben, ein brauchbares Verfahren der totalen Ohrplastik mit Rundstiellappen zu finden, nicht aussichtslos erscheinen".

8. Augenlider und Augenhöhle

a) Narbenektropium. Zur Korrektur eines Narbenektropiums des Unterlides hat ELSCHNIG ein Verfahren angegeben, dessen Schnittführung und Naht aus der Abb. 162a bis b zu ersehen ist: „Dem Lidrand parallel wird in einer Entfernung von 3 mm ein Hautschnitt gelegt, der der Länge des ausgestülpten Lidrandteils entspricht. Vom äußeren Rande des ersten Schnitts ziehen wir einen zweiten Schnitt nach unten und nasalwärts, sodaß ein Dreieck umschrieben wird, dessen Basis etwa 8 bis 10 mm beträgt. Durch einen dritten Schnitt umschneiden wir ein zweites ähnlich breites Hautdreieck. Das erste Dreieck wird nicht abgelöst, sondern nur der untere Lappen. Nach gründlicher Befreiung des Lides vom ersten Schnitt aus wird der untere Lappen in die entstandene Wundöffnung hineingelegt (IMRE)."

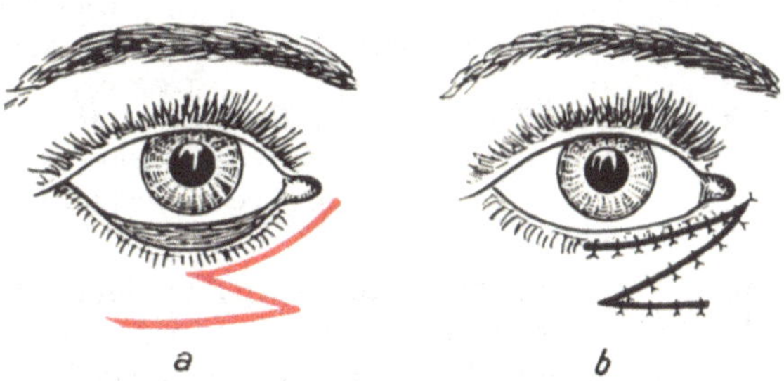

Abb. 162 a—b Schnittführung und Naht bei dem Operationsverfahren nach ELSCHNIG

Da aber hierbei ebenso wie bei Verwendung von gestielten Stirnhautlappen ein nachträgliches Herabsinken und Auswärtsrollen des Lides vor-

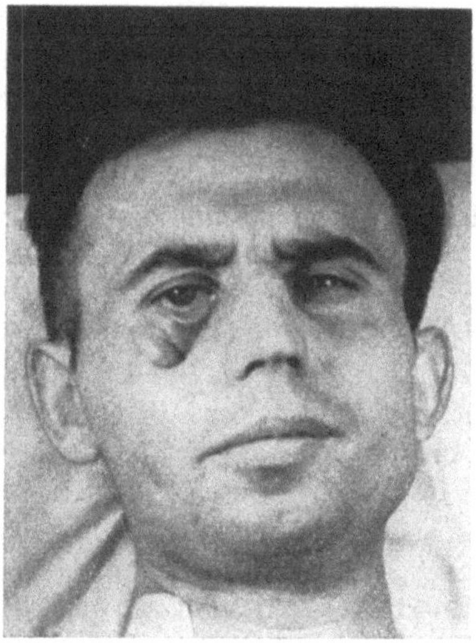

Abb. 163 a

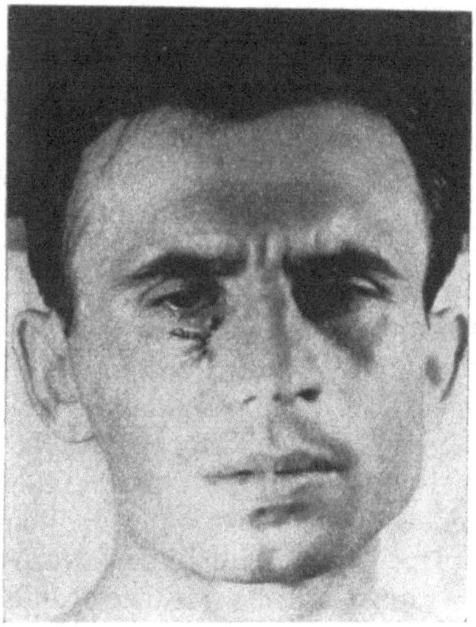

Abb. 163 b

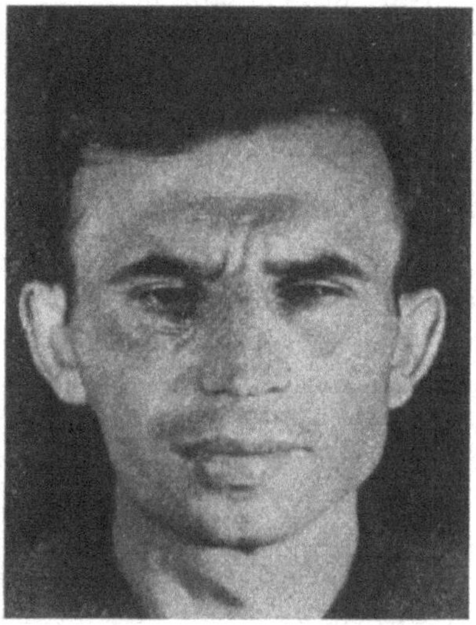

Abb. 163 c

Abb 163a. (E K.) Wangendefekt bis in die Kieferhohle reichend mit Verziehung des Unterlids, 12. 2. 43.

Abb. 163b. Exzision der Narbe, Fettunterpolsterung und Mobilisierung des umgebenden Gewebes. Naht. 20. 7. 43.

Abb. 163c. Zustand am 27. 8. 43.

kommt, lagert LEXER „nach Untertunnelung des Lidrandes und der Umgebung beider Lidwinkel etwa von der einen Augenbrauenspitze bis zur anderen, einen Fazienstreifen ein, den man unter genügendem Zug am Periost des oberen Augenhöhlenrandes oder am Musc. orbicularis festnäht".

Bei geringfügigen Verziehungen des Unterlides und genügend zu mobilisierender Haut der Umgebung läßt sich nach Ausschneiden der Narbe und Unterpolsterung des Defekts mit Fettgewebe aus der Umgebung das Ektropium beseitigen (Abb. 163a bis c).

b) Der Ersatz der Lider. Durch freie Transplantation. Thierschsche Lappen sind selten, Krause-Wolfe-Epidermislappen nur dann zu verwenden, wenn der Lidrand als solcher erhalten ist oder wenn die weiter unten angeführten, besseren Methoden der gestielten Lappenbildung aus der Umgebung nicht in Frage kommen, weil die Hautentnahmestellen nicht geeignet sind.

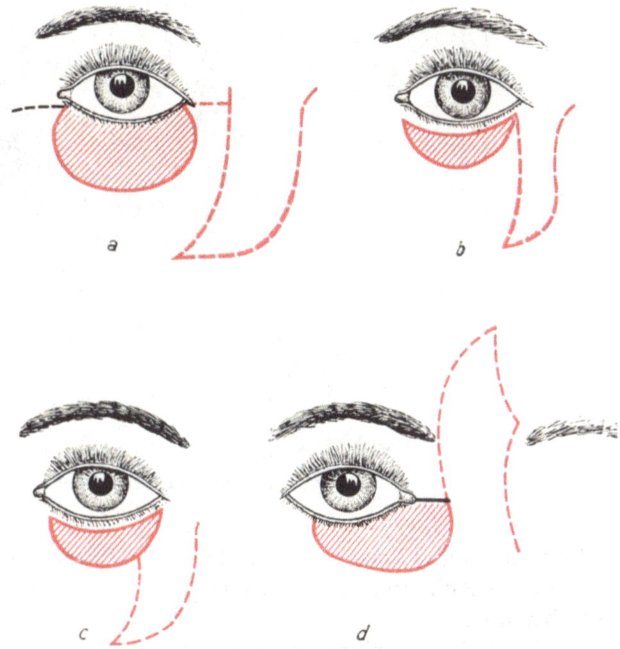

Abb. 164a. Schnittführung nach Kuhnt. — Abb. 164b. Schnittführung nach Langenbeck. — Abb. 164c. Schnittführung nach Letenneur. — Abb. 164d. Schnittführung nach Blasius.

Es ist selbstverständlich, daß jeder Eingriff an den Lidern erst dann vorgenommen werden kann, wenn die Narbe ihren Schrumpfungsendzustand erreicht hat, was nach Imre mindestens 3 bis 4 Monate in Anspruch nimmt. Die Narbe des Lides schneidet man unter Erhaltung des Lidrandes aus bis er frei und gut beweglich ist. Bei Operationen am Oberlid wird dieses über das Unterlid gezogen und mit Nähten an der Wangenhaut befestigt. Bei Defekten des Unterlides vernäht man während der Einheilungszeit des Transplantats entweder die Lidspalte oder spannt das Unterlid durch zwei oder drei Nähte an die Stirnhaut, ohne jedoch das Lid über das Oberlid zu ziehen. Als Entnahmestelle für den Wolfe-Krauselappen eignet sich am besten, wegen der Farbgleichheit, die Haut der inneren Seite des Oberarms oder einer unbehaarten Nackenpartie. (Während Imre eine Jodierung der Entnahmestelle anrät, glaube ich nach meinen Erfahrungen hiervor warnen zu müssen, zumal eine solche nicht notwendig ist und gründliche Reinigung der Haut mit Wasser und Seife dieselben Dienste tut. Das Jodieren schadet dem Transplantat und beeinträchtigt seine Vitalität.) Ein um die Hälfte größerer Lappen als die Größe des Defektes darstellt, wird in der üblichen Weise umschnitten, freipräpariert und in das vorbereitete Wundbett eingenäht. Beide Augen werden durch einen Salbenverband, der 5 bis 6 Tage liegen bleibt, verschlossen. Da die Entspannungsnähte durchzuschneiden pflegen, sollen sie am 8. bis 10. Tag entfernt werden. Bei

Operationen am Unterlid ist es zweckmäßig, nach Entfernung der Nähte durch eine genau angepaßte Schalenpelotte (Stenzmasse oder besser Paladon) das Transplantat anzudrücken, um den weiteren Heilungs- und Schrumpfungsverlauf im gewünschten Sinne zu lenken (Abb. 51).

c) Lidersatz durch gestielte Lappen. Gestielte Lappen, die aus der unmittelbaren Umgebung des Auges entnommen werden können, sind am geeignetsten zum ganzen oder teilweisen Ersatz der Lider. Die Verfahren, die alle auf der

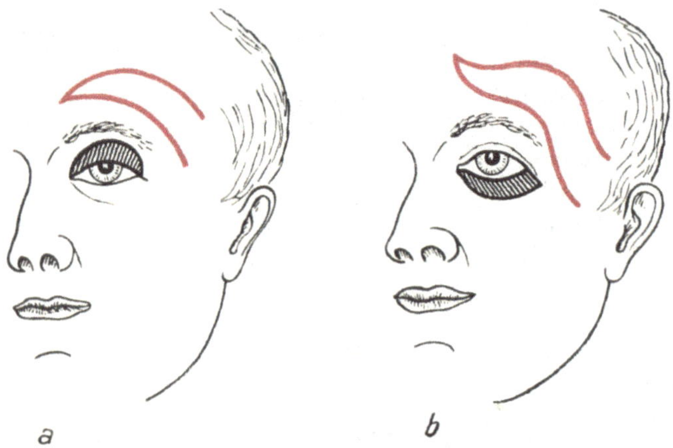

Abb. 165a. Ersatz des Oberlides nach Kreibig.
Abb. 165b. Ersatz des Unterlides nach Kreibig.

Bildung des sog. Fricke-Lappens beruhen, unterscheiden sich nur in der Lappenform, die in Abb. 164a bis d wiedergegeben sind. (Kuhnt, Langenbeck, Letenneur und Blasius).

Ist der Bulbus verlorengegangen, so muß der Aufbau des Lides über einer Prothese erfolgen, die an einer Stirnkappe oder Zahnschiene befestigt ist (Abb. 49). Bei allen Lidersatzplastiken empfiehlt es sich, zunächst eine gewisse „Überstellung“ des operierten Lides anzustreben, die durch die spätere Schrumpfung auf die gewünschten Größe zurückgeht.

Kreibig hat für den Lidersatz folgende Methode angegeben: „Der Hautlappen wird in der Weise angefertigt, daß der untere Rand des Lappens entlang dem oberen Rande des Brauenbogens geschnitten und der Lappen nunmehr $^1/_3$ länger und breiter als benötigt, hergestellt wird. Dabei trachten wir, den Lappen bereits in der gewünschten Form aus der Stirnhaut herauszuschneiden. Der Schnitt des Lappens wird entlang dem Brauenbogen gegen den äußeren Orbitalrand zu geführt, vor diesem aber in geschwungener Form über dem Jochbogen gegen das Ohr zu geschnitten. Vom äußeren Orbitalrand an wird der Stiel des Lappens etwas verbreitert. Bei einem Lappen für das Oberlid verbleibt der Stiel oberhalb des Jochbogens etwa so, daß der untere Lappenschnitt in der Fortsetzung des Lidspaltes gelegen ist (Abb. 165a), während bei einem Lappen für das Unterlid der obere Lappenschnitt in der Fortsetzung der Lidspalte verläuft (Abb. 165b). Durch diese zum Ohr geschwungene Lappenform wird einerseits erreicht, daß der Lappen sich in seine künftige Form und Lage besser und fast gradlinig einfügt. Die Wundfläche des sekundären Defekts kann primär leicht verschlossen werden. Eine Verziehung der Augenbrauen nach oben gleicht sich im Laufe der Monate aus" (Abb. 166 a und b, Abb. 63).

Auch LEXER verwendet zum Ersatz eines Lides den Stiellappen aus der Stirnhaut, wobei der Stiel gewöhnlich in der Schläfengegend inseriert. Nur dann, wenn hier die Haut durch Narbenbildung unbrauchbar ist, kann der Stiel in die Glabella verlegt werden. (Abb. 170a, b.)

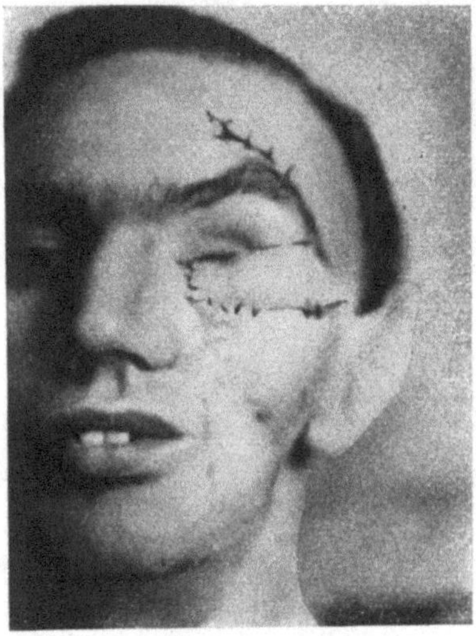

Abb. 166 a

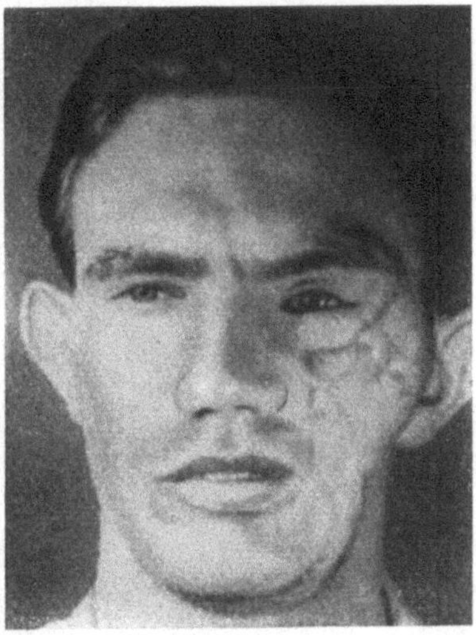

Abb. 166 b

Abb. 166 a—b. (H). Ersatz des Unterlides durch einen temporal gestielten Stirnlappen.

Der Ersatz beider Lider verlangt einen gespaltenen Lappen. Die Innenseite des Stiellappens kleidet LEXER mit den Resten der Konjunktiva aus. Steht diese nicht genügend zur Verfügung, so kommt nur der Ersatz durch Schleimhauttransplantation in Frage: „Der Hautlappen wird umschnitten, ohne daß der vorher zu deckende Defekt des Lidrandes angefrischt wird. Bevor seine Wundfläche mit einem Schleimhautlappen versehen wird, wird er umgeklappt und mit seiner Wundseite nach außen in Spannung an der Stirnhaut befestigt, damit er sich während der Einheilung der Schleimhaut nicht einrollen kann. Sodann erfolgt die Entnahme des Schleimhautlappens, wozu die Unterlippe an jeder Seite nahe den Mundwinkeln gefaßt wird, um sie nach unten umzuschlagen. Der Operateur geht mit dem Zeigefinger seiner linken Hand quer unter die vorgewölbte Unterlippe, wölbt die Schleimhaut stark spannend hervor und schneidet mit einem Rasiermesser — ähnlich wie bei der Epidermisentnahme — einen Schleimhautlappen aus der gesamten Schleimhaut aus. Es lassen sich fingerbreite bis zwei phalangenlange Lappen gewinnen. Der sekundäre Defekt heilt in kurzer Zeit ohne besondere Behandlung. Dieser Schleimhautlappen wird auf der Wundseite des umgedreht angenähten Hautlappens aufgedrückt und heilt am besten unter Blattsilberbedeckung ab. Das Ablösen des Stirnhautlappens und Einnähen in den Defekt nimmt man am besten nicht vor Ablauf der zweiten Woche vor.“

Betreffen die Defekte die Augenwinkel, so sind folgende Operationsmethoden ausgebildet worden: HASSNER und v. BLASKOVICZ (Abb. 167a und b).

Von den bisher erwähnten Lidersatzplastiken unterscheidet sich die von IMRE angegebene dadurch, daß er den Defekt durch „Hautverschiebung in Bogenrich-

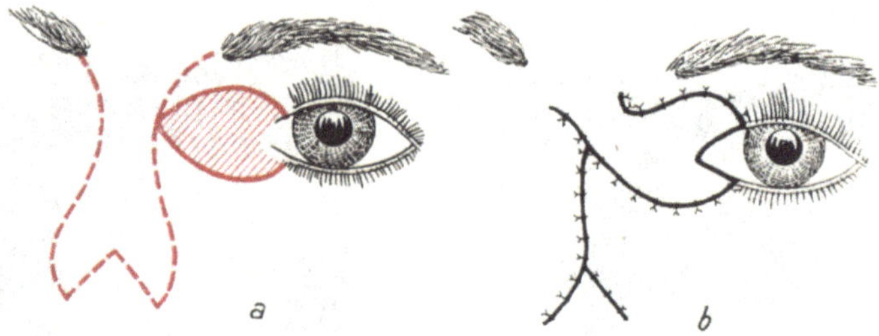

Abb 167 a—b. Lidwinkelersatz nach v. BLASKOWICZ.

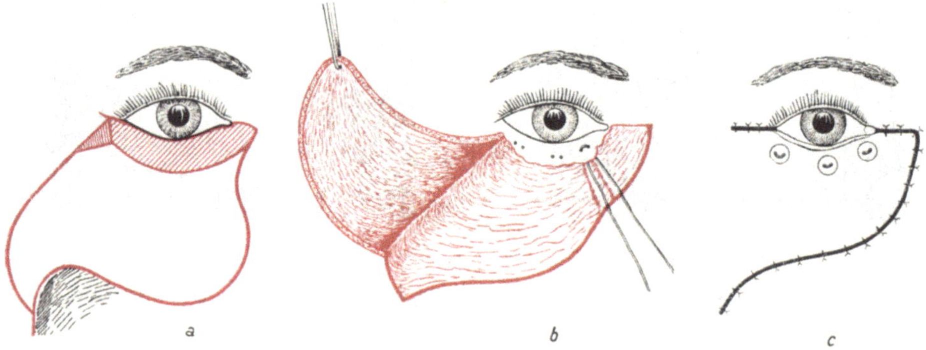

Abb. 168 a—c. Bogenplastik nach IMRE.

tung“ deckt (Bogenplastik nach IMRE) mit der sich sehr gute Erfolge erzielen lassen: Nach Ausschneidung der Narbe wird ein bogenförmiger Schnitt über die Wange geführt und der Lappen bis zu der punktierten Linie der Abb. 168a von seiner Unterfläche abpräpariert. Durch den abgetrennten Bindehautsack werden drei Matratzennähte gelegt (Abb. 168b), durch den freipräparierten Lappen geführt und über Glasperlen geknüpft. Nähte fixieren den Bogenlappen über den Defekt (Abb. 168c). Selbstverständlich lassen sich diese Bogenlappen in jeder Form und aus verschiedenen Richtungen bilden (auch zwei getrennte Bogenlappen sind möglich, falls die Defektform eine solche erfordert) und zur Deckung des Defekts benutzen.

Teilersatz des Lides nach KREIBIG: „Exzision der Narbe des Augenlides. Vom äußeren Lidwinkel aus wird mit einem Bogenschnitt ein je nach Bedarf gewählter Lappen ausgeschnitten. Dabei wird der Schnitt für das Unterlid ein wenig nach aufwärts (Abb. 169a), beim Oberlid entsprechend dem Verlauf dieses Lides zunächst etwas nach abwärts gerichtet (Abb. 169b), um dann geschwungen für das

Unterlid nach unten, für das Oberlid nach oben auszubiegen. Darauf wird der Lappen von der Unterlage abgelöst und stellt die Verlängerung des lateralen Lidrestes dar. Nun folgt die Mobilisierung dieses Lidteils am besten mit einer stumpfen Präparierschere. Es wird unter dem Lappen etwa in der Gegend des äußeren Orbitalrandes eingegangen und das äußere Lidbändchen mit der Orbitalfaszie und schließlich der Lidwinkel selbst durchtrennt bis der laterale Lidteil ohne Schwierigkeiten medial

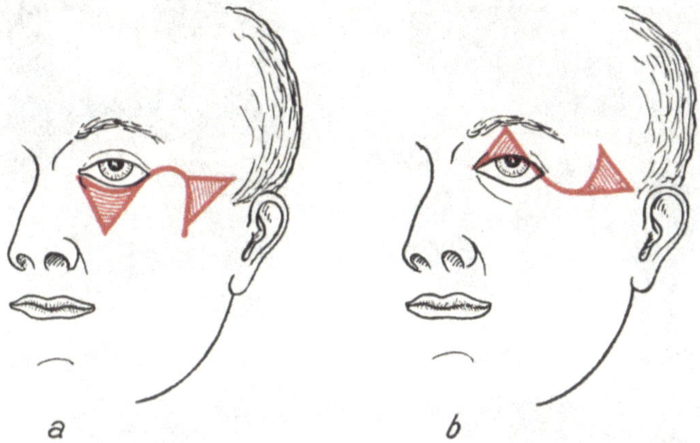

Abb. 169 a—b. Teilersatz der Lider nach KREIBIG.

verschoben werden kann. Ist dies erreicht, so wird die Teilexzision entweder mit durchgehenden Nähten oder schichtweise exakt verschlossen. Im Bereich des äußeren Lidwinkels hat sich der proximale Rand des Lappens in die Lidspalte verschoben. Diese verschieden lange Strecke des freien Lappenrandes wird nun als neuer Lidrand benutzt und dazu die Bindehaut an ihrem, bei der Durchtrennung des Lidwinkels entstandenen freien Rande verzogen und am Lappenrande mit feinen Knopfnähten befestigt. Die Bindehaut muß mit ihrem Epithel geradlinig an dem Epithelrand des Hautlappens anliegen. Nur so ist ein kosmetisch einwandfreier Erfolg zu erreichen. Schließlich wird der übrige Lappenrand unter Ausschneiden eines BURROWschen Dreiecks exakt in seiner neuen Stellung befestigt."

Nicht selten ist bei einem Augenlidverlust gleichzeitig die Nasenwurzel mit zerstört. Je nach der Ausdehnung des gemeinsamen Defekts wird man versuchen, beide durch Verwendung eines einzigen Lappens zu ersetzen. Hierfür kommt dann nur der in Abb. 170 a und b und Abb. 69 a bis f von mir verwandte, an der gegenüberliegenden Seite der Stirn inserierende gestielte Lappen in Frage, der zunächst das Unterlid ersetzt. Ist dieses Lappenende festgewachsen, so wird der Stiel zum Aufbau der Nasenwurzel verwandt.

Liegen ausgedehnte Verletzungen der angrenzenden Gesichtspartien vor, so empfiehlt sich die Verwendung des Fern- und Rundstiellappens, durch den im Falle Sch. (Abb. 171 a bis c) das durch Verbrennung zerstörte Kinn, Unterlid, Wangen- und der Nasenflügel in mehreren Sitzungen durch das Material eines einzigen Lappens ersetzt werden konnte.

d) Ersatz der Konjunktiva. Wenn irgend möglich, wird man versuchen, noch vorhandene Reste des Bindehautsackes zum Lidaufbau zu verwenden, da ein gedoppelter Epithellappen trotz sorgfältigster Pflege leicht mazeriert, ein trockenbreiiges Sekret liefert, stark schmierende Reizzustände hervorruft und eine Gefahr für die Hornhaut darstellt.

Da die frei transplantierten Schleimhautlappen unter dem Lid kaum anwachsen, klappt Lexer das Lid um, näht es in dieser Stellung so lange fest, bis ein Lappen

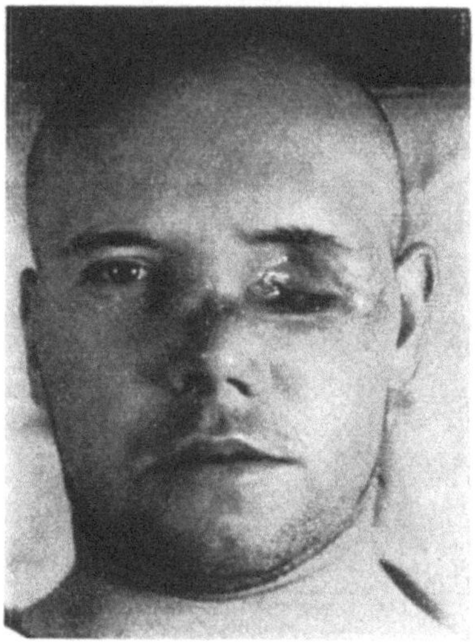

Abb. 170a

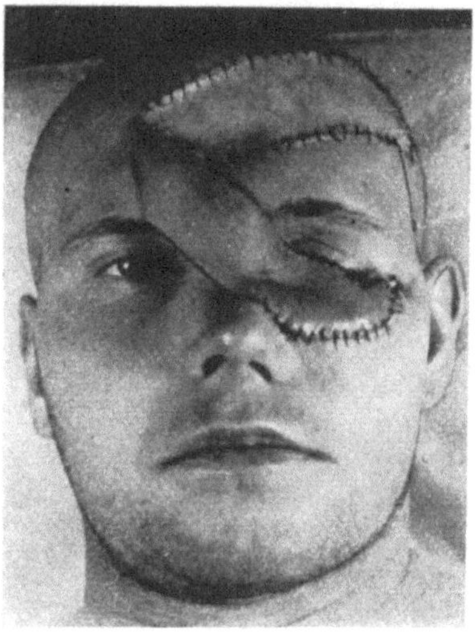

Abb. 170b

Abb 170a (A.E.). Verlust des linken Auges und des Unterlides. Zertrümmerung des mittleren Nasenteils.

Abb. 170b. Ersatz des Unterlides durch einen Stirnlappen: nach Einheilung des Lappens wird der Ernährungsstiel zum Defektausgleich der Nase verwandt Aus diesem Grunde ist der Stirndefekt primär völlig durch einen Wolfe-Krauselappen abgedeckt.

der Mundschleimhaut auf der Wunde angewachsen ist (siehe auch Lidersatz nach Lexer).

Die von Roth empfohlene Eihauttransplantation lehnt Kreibig ab.

e) Tarsusersatz. Büdinger schlägt folgende Methode vor: „Es wird dazu ein kleines Stück Ohrmuschelknorpel verwendet, an dem ein entsprechendes Stück dünner Ohrhaut als Bindehautersatz anhaftet. Wenn das neue Transplantat anheilt, dann ist das neue Lid meist übermäßig dick, auch wenn nach dem Vorschlag von Müller der Knorpel vorher verdünnt wurde."

Müller verwendet ein beiderseits mit Haut überzogenes Stück Ohrknorpel; nach dieser Methode hat Meissner drei Fälle mit Erfolg operiert. Nach v. Blaskovicz jedoch bieten diejenigen Methoden, bei denen der Tarsus des neuen Lides durch Teile oder den ganzen Tarsus des anderen Lides ersetzt werden, bessere Erfolge.

Versuche, den Tarsus durch Faszienstreifen zu ersetzen, sind fehlgeschlagen.

Gerade bei der Schwierigkeit des Tarsusersatz eignet sich die Herstellung des Oberlides durch Lappenbildung am meisten, weil sich hier bei einem derben, nicht zu knapp bemessenen Stirnhautlappen ein Tarsusersatz erübrigt.

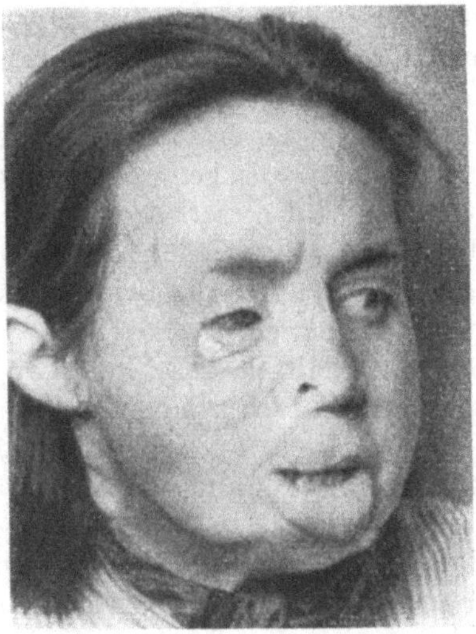

Abb. 171 a

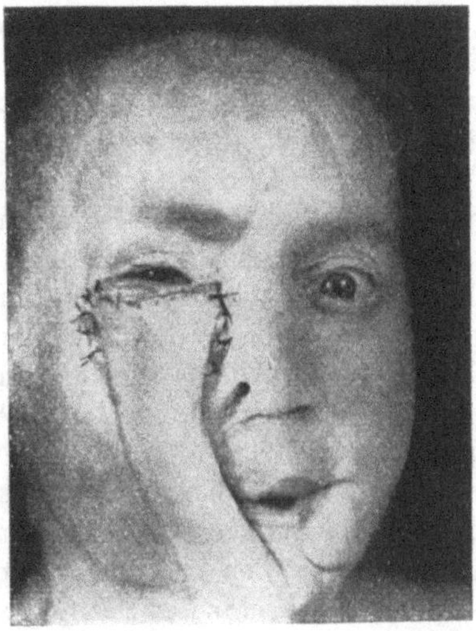

Abb. 171 b

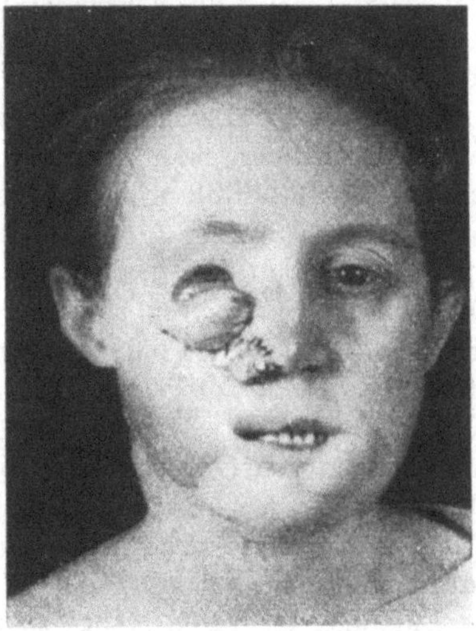

Abb. 171 c

Abb. 171a. (E. Sch.). Schwere, tiefgreifende Verbrennungsnarben der rechten Gesichtshälfte mit Verziehung der Unterlippe und des Unterlides, Nasenflugelverlust, 6. 3 42.

Abb. 171b. Ein Flankenrundstiellappen ist über den Arm an den Kopf gebracht und, am Kinn implantiert, angewachsen, sein freies Ende nach Umschneidung des Lidrandes und Exzision der Narben in den Defekt eingenäht. 16 6 44.

Abb. 171c. Nach Durchtrennung des Kinnstiels, Modellierung der Kinnhaut und Korrektur der Lippenstellung ist aus dem verbleibenden Teil des Rundstiels der rechte Nasenflugel und das Unterlid aufgebaut. Nach Einheilung des Transplantats und Abwarten des Schrumpfungsvorganges werden die Lappen modelliert. 12. 10. 44.

f) Wimpern und Augenbrauen. Zum Ersatz von Wimpern verwendet LEXER schmale Läppchen, die aus der Haargrenze des Nackens entnommen werden: „Beim Ausschneiden des feinen Läppchens muß man berücksichtigen, daß die Haare schräg die Kopfhaut durchsetzen und entsprechend schräg das Messer führen, damit man nicht zu viel Wurzeln amputiert. Hat man mit dieser schrägen Schnittführung einen 1—2 mm breiten Streifen herausgeschnitten, so wird dieser in die mit Hilfe von zwei, durch beide Hautränder hindurchgeführte Seidenfäden auseinandergehaltene Lidrandwunde eingelegt, natürlich so, daß er unter die beiden Seidenfäden zu liegen kommt, die über ihm locker geknüpft werden."

JOSEPH wendet die HIRSCHBERGsche Methode an: „Mittels gestielten Lappens habe ich die Wimpernbildung in der Weise ausgeführt, daß ich aus der Augenbraue einen horizontalen, an der Nasenwurzel gestielten Streifen von etwa der halben Höhe der gleichseitigen Augenbraue schnitt und diesen Lappen in eine am unteren Rande des Oberlids gesetzte frische Schnittwunde implantierte".

ESSER vernäht den Lidrand in eine Augenbraue und löst diese Verwachsungen wieder, sobald ein schmaler Bezirk von Augenbrauen am Lidrand festgewachsen ist.

Auch zum Ersatz der Augenbrauen läßt sich behaarte Kopfhaut als Freitransplantat verwenden, jedoch ist der gestielte Hautlappen vorzuziehen. Er muß, um bei seiner Länge lebensfähig zu bleiben, wesentlich breiter genommen werden als zum Ersatz notwendig ist. Erst nach Einwachsen ist das Transplantat in einer zweiten Sitzung auf die gewünschte Form und Breite zu bringen.

g) Wiederherstellung einer prothesenfähigen Höhle des Auges. Ist durch eine Verletzung der Bulbus verloren gegangen, so soll man, um eine Schrumpfung des Orbitalinhalts möglichst zu vermeiden oder hintenan zu halten, eine Interimsprothese, die zum besseren Sekretabfluß mit einer Öffnung versehen ist, tragen lassen.

Eine stark geschrumpfte Höhle läßt sich nur durch operative Eingriffe „prothesenfähig" machen. Die starke Schrumpfungstendenz des Narbengewebes versucht die ausgeräumte Höhle immer wieder zu verengern, so daß ROHRSCHNEIDER fordert, „die neugeschaffene Oberfläche sofort mit Epithel zu bedecken". Nun ist die Auskleidung mit freitransplantierten Schleimhautläppchen des Mundes, der Vagina oder des Präputiums sehr unsicher. Deshalb greift man auf Epidermislappen zurück. Nach dem Vorschlag von ESSER wird eine mit Epidermislappen umkleidete, der Augenhöhle angepaßte Stenzprothese nach Entfernung des Narbengewebes in die Höhle geschoben, wodurch ein inniger Kontakt der Wundfläche mit dem Transplantat erreicht wird. Die Lidspalte ist durch Nähte zu verschließen.

HERSCHENDÖRFER verwendet den aus der Innenseite des Oberarms gewonnenen Krause-Lappen, den er über eine Glaspelotte in die Höhle drückt und dort vernäht.

v. CSAPODY zieht den Kutislappen über einen „Lappenspreizer", den er in die Augenhöhle versenkt; in den Lappen selbst legt er mehrere Horizontalschnitte zum Zwecke einer „gerichteten Schrumpfung".

Ist durch die Verwundung der knöcherne Orbitalboden zerstört, so muß dieser zur Aufnahme einer Prothese ersetzt werden. Die Defekte pflegen dann meist so groß zu sein, daß eine Deckung allein aus dem umgebenden Gewebe nicht möglich ist. Im Falle L. (Abb. 172a bis b) war neben einem großen Wangen- und mittleren Nasendefekt der knöcherne Abschluß der Orbitalhöhle zur Kieferhöhle und zur

Nasenhöhle verloren gegangen. Zur Deckung wurde ein Rundstiellappen mit seinem einen Fuß am Nasendefekt, mit dem anderen an der Wange implantiert. Nach Einheilung konnte mit diesem Lappen die Orbitalhöhle wiederhergestellt und die angrenzenden Defekte in zufriedenstellender Weise ausgeglichen werden. Das Transplantat war so derb, daß eine Stützeinlage nicht notwendig erschien. Durch die

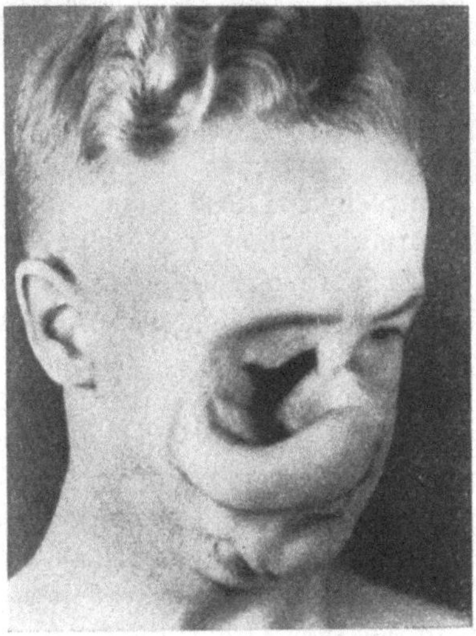

Abb. 172a

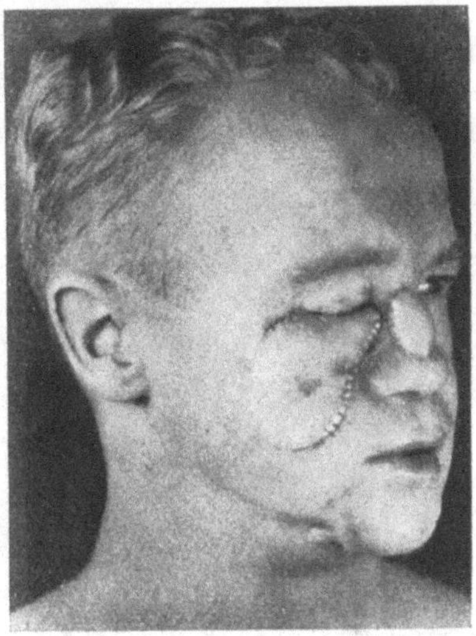

Abb. 172b

Abb. 172a. (E.L.). Großer Wangen-Oberkieferdefekt mit Verlust des rechten Auges. Augen-, Nasen- und Kieferhöhle bilden einen großen Raum. Auf dem Nasenrücken und an der Wange ist je ein Stiel eines über dem Arm herangebrachten Rundstiellappens zur Einheilung gebracht worden.

Abb. 172b. Aus den Resten der Wangenhaut ist eine Innenauskleidung der eröffneten Höhlen geschaffen worden. Der an der Nase inserierende Fuß des Rundstiels wurde abgetrennt, zur Fläche auseinandergerollt und damit eine Augenhöhlenauskleidung und Deckung des Wangendefektes vorgenommen.

Räumung Breslaus kam der Verwundete aus meinen Augen, so daß ich über das weitere Befinden nicht unterrichtet bin.

Verzichtet man bei weitgehender Zerstörung der Orbita mit Verlust beider Lider auf die Schaffung einer prothesenfähigen Höhle zur Aufnahme des künstlichen Auges, so wird der Defekt im allgemeinen durch den v. Bergmannschen Temporallappen gedeckt. Die Entstellung bleibt durch diesen Verschluß zwar groß, wirkt jedoch nicht abstoßend, zumal es möglich ist, durch ein Brillenmilchglas den Eindruck weitgehend zu mildern. Nun ist von einzelnen Operateuren der Versuch gemacht worden, auch solch eine verschlossene Orbita wieder prothesenaufnahmefähig zu machen. Vor allen Dingen setzt sich Ganzer dafür ein. Er legt einen Armlappen mit dem Epithel über eine Zinn-Augenprothese und pflanzt sie in die Orbita hinein. Der Außendefekt wird durch einen Gesichtslappen gedeckt, in den später die Lidspalte eingeschnitten wird. War bereits die Höhle durch einen Temporallappen verschlossen, so geht er durch einen Hautschnitt unter ihn, räumt die Orbita so weit wie erforderlich aus und schiebt durch den Schnitt die mit dem Armlappenepithel umkleidete Prothese in den Hohlraum.

9. Die operative Behandlung der Fazialisverletzung und die Korrektur der gelähmten Gesichtspartien

a) Nervennaht. Die Nervennaht kann nur unter günstigsten Verhältnissen zu Erfolgen führen. Es muß einmal der Ort der Nervenverletzung genau bekannt sein, zum anderen muß es gelingen, beide Enden des Nerven aufzufinden und zur Vereinigung zu bringen. Bei den meisten Verletzungen des Gesichts aber wird die Dehiszenz zwischen beiden Nervenstümpfen so groß sein, daß sich hierdurch schon die Naht verbietet. Die Erfolge, die Sydenhan mit der Überbrückung der Defektstelle durch Silkworm oder Ballance u. a. durch freie Nerventransplantation erreicht haben wollen, werden angezweifelt. Cardwell hat bei einer Fazialislähmung gelegentlich einer Entfernung eines Parotistumors drei Tage nach dem Eingriff drei Stücke eines Hautnerven des Oberschenkels freipräpariert und nach 1 Woche die Hautnerven in der Weise frei transplantiert, daß das proximale Ende an den Fazialisstumpf genäht und das distale in die Muskulatur versenkt wurde. Nach ½ Jahr trat, bis auf den Stirnast, eine Funktionstüchtigkeit des Fazialis auf.

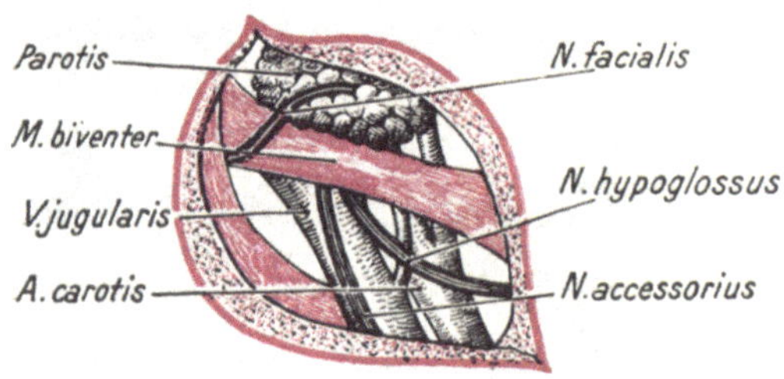

Abb. 173. Anatomie des N. facialis accessorius und hypoglossus.

Auch die Nervenpfropfung hat heute wohl nur noch wenig Anhänger. Benutzt wurden der N. accessorius (Faure), N. trigeminus (Gluck) und N. hypoglossus (Körte). Wenn durch diese Pfropfung auch der Muskeltonus wiederhergestellt wird und damit ein ausreichender kosmetischer Erfolg erzielt werden konnte, so blieb doch in vielen Fällen die aktive Bewegungsmöglichkeit der Gesichtsmuskulatur, in allen Fällen aber die Wiederherstellung der unwillkürlichen Bewegungen bei Gemütserregungen aus. War ein gesamter Nerv zur Pfropfung benutzt, so tritt selbstverständlich eine Atrophie des von ihm ursprünglich versorgten Muskelgebiets ein; bei einer teilweisen Benutzung des Nerven durch seitliche Pfropfung sind die „Mitbewegungen" außerordentlich störend.

Operationsmethoden zur Verbindung des N. hypoglossus mit dem N. facialis. (Abb. 173). Der Hautschnitt zieht bogenförmig von der Warzenfortsatzspitze bis zum Zungenbein. Nach Durchtrennung von Platysma und Faszie tritt der N. facialis im oberen Wundwinkel zutage, sobald der hintere Teil der Parotis nach vorne gezogen wird. Von hier aus wird der Nerv bis zur Austrittsstelle aus dem Schädel, dem Foramen faciale, freipräpariert und durchtrennt. Im unteren Wundwinkel wird der N. hypoglossus aufgesucht, auf eine genügend lange Strecke zentral und peripherwärts freipräpariert und so weit distal durchtrennt, daß er, nunmehr umgeklappt, mit dem Fazialisstumpf in Verbindung gebracht werden kann. (End-zu-Endvereinigung.) Bei der seitlichen, absteigenden Pfropfung durchtrennt man den Fazialis nicht, während bei der seitlich aufsteigenden Pfropfung das periphere Ende des Nerven ohne Durchtrennung in den Hypoglossus eingepflanzt wird.

Die Operationsmethode zur Verbindung des N. accessorius mit dem N. facialis ist die gleiche wie die eben beschriebene, da beide Nerven das freigelegte Gebiet durchziehen.

c) Die Operation des Ganglion zervikale. Die von Leriche zuerst angegebene Durchtrennung des Halssympatikus oder die Entfernung des oberen Halsganglions wurde in der Folgezeit von vielen Operateuren verwandt (Chiasserini, Bozoianu, Hesse, Placinteanu) und ihr schlagartiger Erfolg bestätigt. Allerdings erstreckt sich dieser in der Hauptsache auf die Beseitigung des Lagophthalmus, jedoch soll auch in einzelnen Fällen eine Auswirkung auf die anderen Äste beobachtet worden sein. Chiasserini führt deshalb die Entfernung des Ganglions in Verbindung mit einer Muskelplastik aus dem Masseter (Lexer) aus. Placinteanu und Dobrescu empfehlen besonders die Ganglionoperation, weil durch die neuroplastischen Methoden störende Mitbewegungen der Gesichtsmuskulatur je nach Verwendung des Nerven bei Zungen- und Schulterbewegungen, bei den myoplastischen aber Narben im Gesicht entstehen. Beide beobachteten an ihren Fällen nicht nur einen festen Lidschluß, sondern auch symmetrische Mundbewegungen nach dem Eingriff.

Die Wiederherstellung der Funktion der gelähmten Teile erklärt Dos Santos so, daß zwischen beiden Fazialisnerven Anastomosen vorhanden sind. Bei Zerstörung eines Fazialis tritt aber keine Übernahme der Funktion durch den gesunden Nerven ein, weil die Chronaxie der gelähmten Muskeln nicht die gleiche ist wie die der gesunden Fazialisseite. Das Gleichgewicht bringt erst die Resektion des Ganglion stellare, weil dann die Versorgung der gelähmten Muskeln von dem sympathischen System der anderen Seite erfolgt. Die gleiche Auffassung vertritt Jianu und Bourguignon. Nach Kleinschmidt wird die Ganglionresektion auf folgende Weise durchgeführt (Abb. 174): „Der Kopf des Kranken wird durch eine, unter die Schulter gelegte Rolle nach rückwärts gebogen und nach der gesunden Seite gedreht. Nach der Durchtrennung von Haut und Platysma wird der Hinterrand des Kopfnickers von der Austrittstelle des N. accessorius bis zu seinem Ansatz am Schlüsselbein freigelegt. Nachdem die Wundränder auseinandergezogen sind, dringt man gegen den, das Operationsfeld kreuzenden Musc. omohyoideus vor. Er wird quer durchtrennt. Nun gelingt es, den Kopfnicker mit dem unter ihm liegenden Gefäßnervenstrang mit einem stumpfen Haken nach medial zu ziehen und man gelangt ohne Schwierigkeiten an den Grenzstrang des Sympathikus. Er ist zum Unterschied von anderen Nerven leicht erkenntlich an der meist vorhandenen, kolbigen Auftreibung des mittleren Halsganglions. Ist der Nerv und das Ganglion mit Tupfern frei präpariert, so wird er mit der Thierschschen Zange gefaßt und die Ausdrehung mit nachfolgender Durchtrennung kann erfolgen".

d) Muskelplastiken. Lexer hat über Erfolge bzw. Versager seiner Muskelplastiken bei Fazialisparesen berichtet und kommt dabei zu dem Schluß, daß länger als 4 Jahre zurückliegende Paresen sich nicht bessern und infolgedessen für die Methode nicht mehr in Frage kommen, weil nach dieser Zeit die Atrophie der Muskeln schon zu weit vorgeschritten ist. Da sich die besten Erfolge bei den Fällen zeigten, deren Beginn der Lähmung nicht länger als zwei Jahre zurücklag, uns aber bekannt ist, daß sich Fazialislähmung noch nach einem Jahr spontan erholen können, wird man den günstigsten Termin des Eingriffs wohl zwischen das erste und zweite Jahr legen. Usai-Gallardo empfiehlt die von ihm angegebene Operation vom 2. Jahr ab vorzunehmen.

Während Lexer durch Verpflanzung aktiv beweglicher Muskelzüge die Lähmung des Gesichts zu beheben suchte, erstrebt die Modifikation dieser Methode durch Rosenthal eine Wiederbelebung der gelähmten Muskulatur durch Neurotisation.

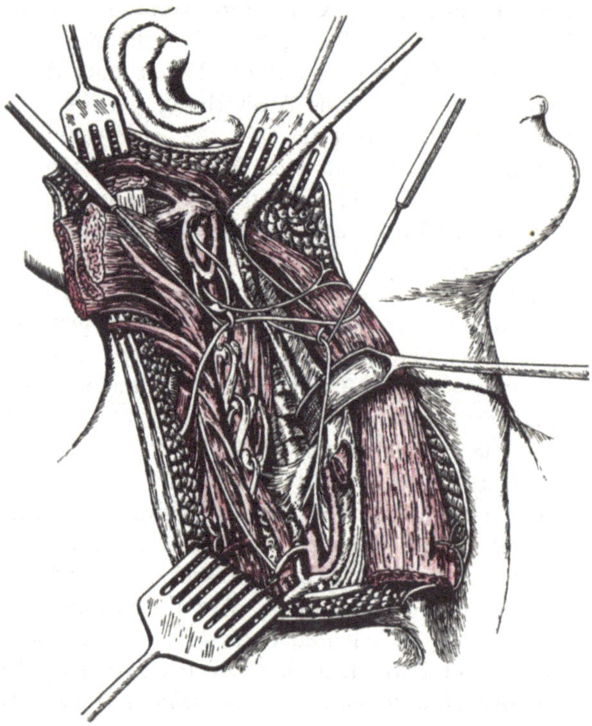

Abb. 174. Ganglionresektion nach Kleinschmidt (Aus Kirschner).

Die Ausführung dieser Muskelplastik aus dem Musc. masseter und dem Musc. temporalis nach der modifizierten Lexerschen Methode beschreibt Westermann: „Zum Ersatz des Mundfazialis wird ein Einschnitt, genau der Nasolabialfalte der gesunden Seite entsprechend, durchgeführt, am Nasenflügel beginnend und bis fingerbreit oberhalb des Unterkieferrandes herunterreichend. Von diesem Schnitt aus erfolgt unter Hochheben der Wange zur Schonung des Ductus parotideus die subkutane Freilegung des vorderen Masseterrandes, der am Unterkieferrand abgetrennt wird (Abb. 175). Aus der ganzen Muskeldicke wird nun ein sich nach oben verbreiternder fingerbreiter Lappen vorsichtig herauspräpariert, bis etwa daumenbreit unterhalb des Jochbeins der Eintritt kleiner Arterien in den Lappen darauf hinweisen, daß die zum Lappen ziehenden Nervenäste in der Nähe liegen. Hiernach müssen die zu neurotisierenden Muskeln (Musc. orbicularis, Musc. zygomaticus und Musc. quadratus labii sup.) sorgfältig freigelegt werden, was nach längerem Bestand der Lähmung sehr schwierig sein kann. Nun wird der Muskellappen aus dem Masseter in drei Teile geteilt, seitlich verschoben und breit mit wenigen Catgutnähten auf die freigelegten Muskeln aufgenäht. Die beiden unteren Zipfel werden mit der Muskulatur ober- und unterhalb des Mundwinkels, der obere mit dem Musc. zygomaticus oder Musc. quadratus labii sup. vereinigt. Zur Verbesserung der Mundwinkelstellung ist es nach LEXERS Vorschlägen angebracht, das Unterhautgewebe über die Muskelplastik mittels einiger Nähte zu raffen. Eine Hautnaht mittels feinster Seide beendet den Eingriff."

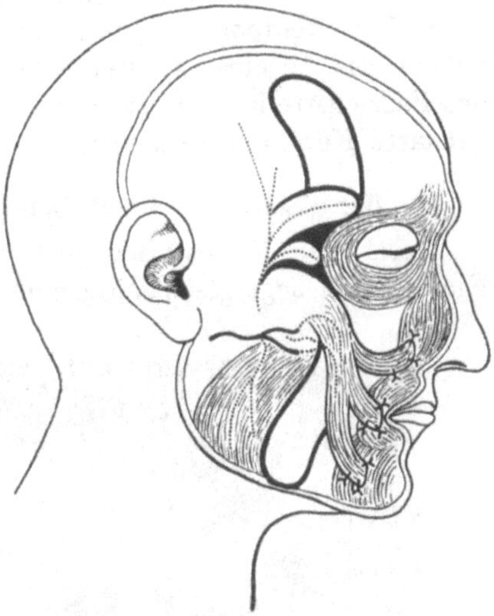

Abb. 175. LEXER-ROSENTHALsche Operation (aus KIRSCHNER).

Zum Ersatz des Augenfazialis legt LEXER den Hautschnitt in die Haargrenze und löst von da die Schläfenhaut bis zum vorderen Rande des Musc. temporalis ab. Aus diesem bildet er in der Faserrichtung einen am Jochbogen gestielten, fast fingerbreiten Muskellappen. Dann wird in der äußeren Hälfte der Unterlidfalte ein Bogenschnitt angelegt, von dem aus der Rand des Musc. orbicularis freipräpariert wird. Beide Operationsschnitte werden durch stumpfe Tunnelierung miteinander verbunden und nun der Temporalislappen bis zum Auge hin durchgezogen. Der Lappen wird in zwei Zipfel geteilt, der obere mit der Rückseite des Musc. orbicularis in Höhe des Augenwinkels, der untere mit der Rückseite des Muskels möglichst weit nach der Mitte des Unterlides zu verbunden, indem zwei feine Catgutfäden von hinten nach vorne durch den Musc. orbicularis durchgeführt und locker auf ihm verknüpft werden.

Der Erfolg der Operation läßt monatelang auf sich warten bis durch die Neurotisation die Beweglichkeit der Muskulatur einsetzt. Für den Patienten stellt dies zunächst eine schwere Enttäuschung dar, weil er ja sobald wie möglich von der Entstellung befreit sein möchte. Aus diesem Grunde schlug HOLLE vor, gleichzeitig mit dem Eingriff eine Verbesserung des Zustandes durch Hautspannungsoperationen vorzunehmen.

Muskelzugoperationen sind von GOMOIU, JIANU und GERSUNY angegeben.

Autoplastisch verpflanzte Faszienstreifen verwenden STEIN, MOSKOWICZ, BURG, PAYR u. a. KIRSCHNER empfiehlt folgendes Verfahren: zwei Hautschnitte von etwa 3 bis 4 cm Länge führen über das Jochbein in die Nasolabialfalte. Das Jochbein wird freipräpariert und eine Kornzange bis zum Nasolabialschnitt durchgeführt. Die Kornzange faßt das Ende eines etwa 2 cm breiten Faszienstreifens der Fascia lata und führt ihn zur Jochbeinwunde über den Jochbeinknochen heraus. Durch einen zweiten Tunnel, der unterhalb der Mundmuskulatur entlang führt, wird das andere Faszienende unter dem Jochbein hochgezogen, die so durch die untertunnelte Muskelpartie und das Jochbein gelegte Faszienschlinge angezogen (nicht überkorrigieren!) und die Enden miteinander vernäht.

STRAATSMA empfiehlt, gleichzeitig die Muskel- und Faszienplastik vorzunehmen.

Den herabhängenden Mundwinkel durch Haut- oder Schleimhautexzision heben zu wollen, wie es PICKERILL, SCHMERZ u. a. vorgeschlagen haben, sind ohne Dauererfolg geblieben.

USAI-GALLARDO, MANNO u. a. präparieren in einer Sitzung einen Faszienlappen vom Musc. temporalis ab und transplantieren ihn subkutan bis zum Musc. orbicularis oris. In einer zweiten Sitzung (2—3 Monate später) wird der Ansatzpunkt des Faszienstreifens an die Fascia temporalis mobilisiert und nach oben unter die behaarte Kopfhaut verlagert.

10. Der Ersatz des Jochbeindefektes

Durch den Verlust des Jochbeins sinkt die darüberliegende Hautpartie ein. Nicht selten liegt gleichzeitig eine Zerstörung des unteren oder seitlichen Orbital-

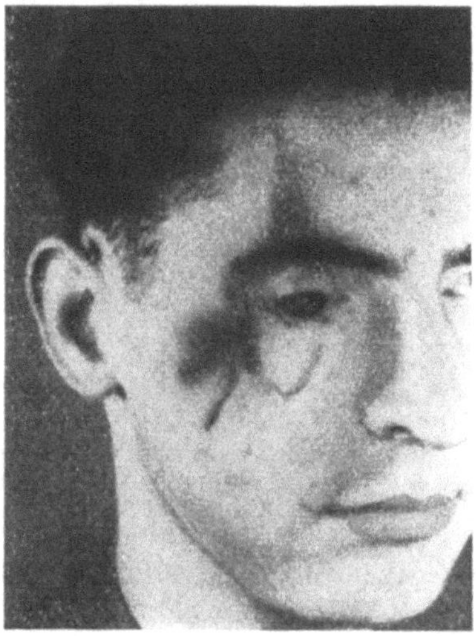

Abb. 176a

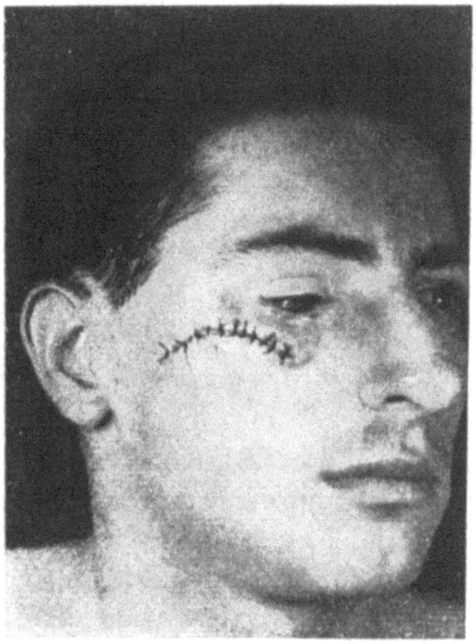

Abb. 176 b

Abb. 176a. (J. W). Verlust des Bulbus, des Os zygomaticum und des seitlichen und unteren Orbitalrandes

Abb. 176b. Ersatz der verlorengegangenen Knochen durch eine Paladonunterlage, eingefuhrt durch den Narbenexzisionsschnitt.

randes vor, so daß die Unterfütterung der abgeflachten oberen Wangenpartie gleichzeitig einen Ersatz des Orbitalrandes notwendig macht.

Während GANZER u. a. den Ersatz des fehlenden Knochens stets durch autoplastisches Material vornehmen, habe ich gute Erfolge mit Paladonprothesen erzielt (Abb. 176a, b).

GANZER legt die Stümpfe des Jochbeins frei, präpariert das Periost ab und schlägt es nach innen ein. Ein freitransplantierter Knochenspan wird mit den Stümpfen des Jochbeins verzapft, so daß das Implantat einen sicheren Halt hat. Bei gleichzeitiger Zerstörung des Orbitalbodenrandes kann das Ersatzstück aus einem Teil bestehen und stützt sich auf die vorhandenen Frakturstümpfe. Bei seitlichem Orbitalranddefekt stehen die Ersatzteile senkrecht zueinander.

Anhang

Keloide

Eine sehr unangenehme Späterscheinung nach einer Gesichtsverletzung oder einem operativen Eingriff stellen die Narbenkeloide dar, welche groteske Formen und Ausmaße annehmen und damit den besten Plastikerfolg verderben können.

Eine einfache Exzision dieser Hypertrophien führt selten zum Erfolg; das Ergebnis ist durch den erneuten Operationsreiz meist noch schlechter als der vorherige Zustand. Prévot, Fèvre, Thibonneau, u. a. sahen nach mehrfach vorgenommenen Exzisionen immer wieder Rezidive auftreten.

Aussicht auf Erfolg bietet wohl nur die Strahlenbehandlung, die von einzelnen Operateuren gleichzeitig mit der Exzision, entweder vorher (Hoffmann) oder hinterher (Deplaen) vorgenommen wurde. Dabei scheinen die Röntgenbestrahlungen, wie Hoffmann sie angewandt hat (5 Sitzungen in dreiwöchentlichen Abständen, 115 KV, 5 mA., 3 mm Al, 350 r), nicht so erfolgreich zu sein wie die Radiumpunktur (Bioglio, Hara). Baensch konnte mit der Radiumpunktur und Distanzbestrahlung bei 36 Keloiden 36% mit sehr gutem kosmetischen Erfolg behandeln, während bei 17% kein nennenswerter Erfolg zu erzielen war. Er spickt das Keloid pro cm² mit 1 mgr Ra-Nadeln und schließt eine Ra-Distanzbestrahlung in 1 cm Abstand an (Filterung 0,5 Platin-Iridium). Dosis je nach Größe des Keloids 80 bis 800 mgh.

E. Literaturverzeichnis

ACHUTIN, M. N., Zur Methodik der primären Versorgung von Kriegsverletzungen. Nov. chir. Arch. 45, 1940, 195—207.

ALVES, O., Nasenprothesen. Rev. otolaring. Sao Paulo 4, 1936.

—, Rippenverpflanzung und Einschluß von Elfenbein zur Wiederherstellung der Sattelnase. Rev. otolaring, Sao Paulo 4, 1936.

—, Teilweise Rhinoplastik. Rev. otolaring, Sao Paulo 4, 1936.

—, Traumatische Fraktur der Nasenscheidewand und ihre Behandlung. Rev. otolaring, Sao Paulo 6, 1938.

—, Elfenbeineinlage bei einem Fall von Sattelnase. Rev. otolaring, Sao Paulo 7, 1939.

AJAZZI MANCINI, M., Arrelenamenti da novocaina-adrenalina. Giorn. ital. Anest. 6, 1940,307—316.

ANSCHÜTZ und SPECHT, Ther. Gegenw., 1930, H. 2.

ASSHAUER, W., Die Entwicklung der Nasenprothetik und ein Beitrag zur Neuanfertigung, Marburg, Diss., 1939.

AXHAUSEN, G., Die freie Schleimhautverpflanzung im Tierexperiment. Chir. Kongr.-Verhandl. 1913. Bd. 2.

—, Über operative Korrekturen bei ungünstig geheilten Lippenplastiken. Chirurg. 1939, 11, 321—334.

—, Die Kriegswundbehandlung im Kiefer- und Gesichtsbereich. Lehmann, München 1940.

—, Technik und Ergebnisse der Lippenplastik. Georg Thieme, Leipzig 1941.

—, Die allgemeine Chirurgie in der Mund-Zahn- und Kieferheilkunde. Lehmann, München-Berlin 1943.

BALDENWECK, L., L'oreille et la guerre. Rev. de Laryng. etc. 61, 1940, 437—465.

BARTH, H., Hals-, Nasen-, Ohrenärztliche Erfahrungen in einem Feldlazarett. Dtsch. Mil.arzt 8, 1943, 36—42.

BAENSCH, W., Über die Strahlenbehandlung der Keloide. Strahlentherapie 60, 204—209, 1937.

BAYER, Prager med. Wschr. 1888.

BAMES, H. O., Wiederherstellung der Nasenspitze. An. Chir. 4, 1938.

—, Riconstruzzione della puncta del naso. Chirurgia plastica 5, 29—35, 1939.

BARDELEBEN, v., Der Schock. Die Therapie des pract. Arztes Ed. Müller. Springer-Berlin 1920.

BEECHER, J. americ. med. Assoc. 111, 2, 1938.

BENESI, O., Kurzdauernde, beiderseitige Amaurose nach Einlage einer 2% Pantocainlösung in den linken unteren Nasengang. Mschr. Ohrenheilk. 71, 1242 1937,.

BERENDES, J., Über die Notwendigkeit der operativen Frühversorgung von Verletzungen der Nase und ihrer Nebenhöhlen. Dtsch. Mil.arzt 7, 1942, 579—581.

BEHRENS, R., Die Zusammenarbeit der Zahnärzte mit dem Rhinologen auf dem Gebiet der operativen und der nach Traumen erforderlichen Nasenkorrekturen, Marburg, Diss. 1940

BEHRING, FR., Zur Frage elastischer Prothesen für Nasen- und Gesichtsdefekte. Münch. med. Wschr. 1939, I, 253—254.

BERNDORFER, A., Die Probleme der Gesichtsplastik. Magy. Orv. 19, 200—202, 1938.

BIBERFELD, Pharmakologisches über Novocain. Med. Klin. 1905.

BICHLMAYR, Über Zwischenfälle bei der örtlichen Betäubung, ihre Entstehung, Vorbeugung und Bekämpfung. Dtsch. zahnärztl. Wschr. 1938, 649—655.

—, Indikationen und Kontraindikationen der örtlichen Betäubung. Dtsch. zahnärztl. Wschr. 1938, 870—871.

BIOGLO, M., Il radium nel campo della chirurgia estetica. Chir. plast. 5, 72—85, 1939.

BLOCK, W. Zur Gesichtsplastik. Chirurg 9, 510—514, 1937.

BONNET-ROY, F., Chondrite suppurée de l'oreille traitée par les rayons X. Rev. de Laryng etc. 59, 97—98.

—, Chondrite suppurée de l'oreille traitée par les rayons X. Otol. internat. 26, 132—133, 1938.

BORSCEV, K., Zur Frage der Projektile in der Nase und ihrer Nebenhöhlen. Vestn. Otol. i. t.d Nr. 2, 40—43. 1939,

BORST, Die Verpflanzung normalen Gewebes in ihrer Beziehung zur zoologischen und individuellen Verwandtschaft. 17. internat. med. Kongreß London 1913.

BRADTMÖLLER, H., Plexiglas und seine Verwendung als neuartiges heteroplastisches Implantationsmaterial in der plastischen Nasenchirurgie. Z. Hals- usw. Heilkd. 49, 1943.

BRAUN, A., Zur Behandlung und Prognose der frischen Nasengerüstfrakturen. Marburg Diss. 1938.

BRISOTTO, P., A proposito di qualche caso di rino e cheiloplastica. Bol. Mal. Or. 56, 89—99, 1938.

BROWN, J. B., Fractures of the bones of the face. Surg. etc. 68, 564—573, 1939.

—, Preserved and fresh homotransplants of cartilage. Surg. etc. 70, 1079—1082. 1940,

—, The closure of surface defects with free skin grafts and with pedicle flaps. Surg. etc. 84, 862—865. 1947,

BRÜNINGS u. ALBRECHT, Neue deutsche Chirurgie, Bd. 16, 1915. Direkte Endoskopie der Luft- und Speisewege.

BRÜNINGS, Die direkte Laryngoskopie, Bronchoskopie und Ösophaguskopie. Bergmann, Wiesbaden 1910.

BULBULIAN, A., Prothetic recodstruction of nose and ear a later compound. J. amer. med. Assoc., 116, 1941.

BUND, GREEN, TAYLOR and LEVENSON (dt. ref. v. KÖBCKE), Übersichtsreferat über Verbrennungen aus Surg. Gyn. and Obstr. Juni 1946. Dtsch. med. Wschr. 1947, H. 19—20.

BURGDORF, Der Novocainschock und seine Überwindung HNO 1950, S. 34.

CALVER, P., Die Bedeutung des Weckproblems nachNarkotisierung im Kriege. Dtsch. Mil.arzt 4, 168—171, 1939.

CAMINITI MANGANARO, E., Dati sperimentale su un nuovo procedimento tecnico nella preparacione del lembo cutaneo tubulato in chirurgia plastica. Rinasc. med. 16, 1932, 11—12.

CARDWELL, E., Direct implantation of free nerv grafts between facial musculature and faciale trunk. Arch. of Otolaryng. 27, 469—471, 1938.

CASTELLANO, J. u. GIGANTI, Plastische und kosmetische Chirurgie. Semana méd. 1939, I, 1337 —1343.

CHAFLIN, R., Construction of a nose by prothesis. Amer. J. Orthodont a or. Surg. 25, 93, 1939.

CHIAROLANZA, R., La cura chirurgica delle cicatrici facciali. Chirurgica plast. 3, 1—3. 1937,

—, Plastiche facciali. Chirugia plast. 4, 114—123, 1938.

CHIASSERINI, Atti e Mem. Soc. Rom. Chir. 1940.

CHILDREY, J. H., Sulfathiazol used with cartilage implants for repair of facial defects. Ann. of Otol. 49, 1940.

—, Simplified intranasal suture. Arch. of Otolaryng. 27, 618, 1938.

CINELLI, A., Nasal atresias; A surgical critique. Ann. of Otol. 49, 4940.

—, The crooked nose. Laryngoscop 48, 1938.

CITELLI, S., Su un mio metodo di plastica per corregere l'occlusione del meato condotto auditivo. Boll. Soc. med-chir. Catania 10, 1942.

CODAZZIA AGUIRRE, J., Über Lippenorthoplastik. Rev. med. del Rosario 27, 1111—1131, 1937.

COELST, De l'emploi des greffes libres d'epaisseur totale dans la curechirurgicale de la microtie. Rev. Chir. 8, 1938.

—, Les fractures nasalis et leurs retentissements dans le domaine de l'otorhino-laryngologic. Bull. Soc. belge Ot. etc. Nr. 1, 1938.

—, Application d'une greffe libre de peau d'epaisseur totale dans l'opération de restauration d'une porte de substance du pavillon d'oreille. Rev. Chir. struct 8, 1938.

—, Un cas de perte totale du lobule et de la sous-cloison. Rev. Chir. struct. 8, 1938.

—, La Chirurgie moderne de la perte totale du nez. Bull. Soc. belge Oto 1940.

COHEN, S., A new approach for nasale implants. Ann. of Otol. 1938.

—, Advantage of mixed bone and cartilage grafts in correction of saddle nose and other depressed deformities of the dorsum. Ann. of Otol. 49, 1940.

COLLIER, J., Facialis paralysis and its operative treatment. Lancet 1940, II.
CONSERVE, J., Correction surgery of the nasallip. Ann. of Otol. 49, 1940.
CRAWFORD, A., The used of celluloid plate of cover skull defects. Ann. Surg. 113, 1941.
CSAPODY, J. v., Neuere Erfahrungen mit der Hohlenplastik. Z. Augenheilk. 1938.
DAVIS, J, The story of plastic surgery. Ann. Surg. 1941, 113.
DENKER-KAHLER, Handbuch der Hals-, Nasen-, Ohrenheilkunde. Springer-Bergmann, Berlin-Munchen 1929.
DEPLAEN, P., Le traitment préventif et curatif des chiloides. Rev. Chir. struct. 7, 1937.
DOMAGK, G., Pathologische Anatomie und Chemotherapie der Infektionskrankheiten. Georg Thieme, Stuttgart 1948.
DOMANIG, Chirurg 1930, H. 16.
DONELLY, J., News methods of operation for congenital atresia of the posterior noases. Arch. of otolaryngol. 28, 1938.
DOROSCHENKO, I. T., Zur Frage der chirurgischen Behandlung der Facialisparese durch Neurotisation. Acta otolaryng. 26, 1938.
DALLA VEDOVA, R., Reporto tardico di autoplastica per naso a sella traumatico. Atti e Mem. Soc. Rom. Chir. 1940.
DOS SANTOS, R., Hypothese der Ausgleichung der Chronaxien zur Klärung der Wirkung der Stelectomien bei der Facialisparese. Rev. Otolaryng. Sao Paulo 4, 1936.
DUFOURMENTEL, M., Reconstruction du Pavillon de l'oreille . Otol. internat. 1938, 22.
—, Reconstruction du pavillon de l'oreille. Rev. de Laryng 59, 1938.
DUJARDIN, E., Frische Transplantation von Nasenknorpel bei Rhinoplastik. Ugeskr. Laeg. 1937.
—, Oto- und Rhinoplastik von Boxerohren und -nasen. Ugeskr. Laeg. 1938.
—, Gesichtsplastik. Ugeskr. Laeg. 1940.
EICKEN, K. v., nach Ossenbach: Stirnhöhle und Trauma Berlin Diss, 1937.
EITNER, E., Ohrläppchenplastik. Wien. med. Wschr. 1938.
ELSCHNIG, Tarsoraphie. Z. Augenheilkunde 33.
ENDERLEN, Histologische Untersuchungen uber die Einheilung von Pfropfung nach Thiersch und Krause. Dt. Zeitschr. f. Chir. 1897, Bd. 45.
ERLENMEYER, Der Schock, seine Bedeutung und Behandlung im Felde. Münch. med. Wschr. 1916, Nr. 27.
ESCH, A., Nasenplastiken. Ztb. Hals- usw. Heilkunde 12, 1928.
—, Die operative Behandlung der narbigen Stenosen und Atresien im Nasenvorhof und Naseninneren. Z. Hals- usw. Heilkunde 1941, 48.
ESSER, F., Die Rotation der Wange und allgemeine Bemerkungen bei chirurgischer Gesichtsplastik.
—, Neue Wege für chirurgische Plastiken durch Heranziehung der zahnärztlichen Technik. Bruns Beitr. 1916.
FASSELT, Zwischenfälle bei Pantokain-Oberflächenanästhesie. Tagung westdt. HNO-Ärzte Köln. Ztbl. Hals- usw. Heilkde. 1939.
FESSEL, K., Funktionelle und kosmetische Ergebnisse bei Lippen- und Wangenplastiken. Z. Stomat. 39, 1941.
FÈVRE, THIBONNEAU et CAYLA, Cheloide du lobule de l'oreille trois fois recidivée, guerie par l'association de la radiotherapie precoce avec l'acte chirurgical. Bull. Soc. Pédiat. Paris 36, 1938.
FORGET, U., Othématome. Un méd. Canada 68, 1939.
FILATOW, I. V., Plastik aus rundem Stiel. Westnik ophthalmologie 1917.
—, Plastik mit rundem Stiel. Klin. Mbl. Augenheilkd. 1922.
—, Practische Bemerkungen zur Nasenplastik nach Joseph. Vestn. otol. i. t. d. Nr. 4.
FIRESTONE, C., Boiled cartilage implants. Am. Journ. Surg. 1946.
FRASSDORF, J. und PARTHEY, W., Bericht uber 3 Falle von Nasenprothesen aus Palapont-Paladon. Dt. zahnärztl. Wschr. 1942.
FRANZ, K., Lehrbuch der Kriegschirurgie. Springer, Berlin 1942.
FRENCKNER und SUNDBERG, Einige Fälle von Plastik und Prothesenbehandlung nach Oberkieferresektion. Acta otolaryng. 1939.
FREY, S., Oberlippenplastik. Zbl. Chir. 1943.

FUCHS, E., Ein einfacher Weg zur Herabsetzung des Gefahrenmoments bei der Injektionsanästhesie. Z. Stomach. 36, 1938.

FUNK, L., Wiederherstellungsfragen in der Lupusbekämpfung. Dermat.-Wschr. 1938.

GABBERT, W., Über Nasenprothesen unter besonderer Berücksichtigung von Paladon als Werkstoff. Dt. zahnärztl. Wschr. 1941.

GANZER, Der frühzeitige Nahtverschluß der äußeren Wunde bei Kieferschüssen. Dt. Mschr. Zahnheilk. 1915, H. 10.

—, Die Bildung von langgestielten Stranglappen bei Gesichtsplastik. Berl. klin. Wschr. 1917.

—, Verwendung von Knochen aus dem Darmbeinkamm als Nasenstütze. Berl. klin. Wschr. 1920.

—, Die plastische Wiederherstellung verloren gegangener Teile nach Verletzungen des Gesichts und des Gesichtsschädels. Dtsch. Zahn-, Mund- u. Kieferheilkd. 1940.

—, Kriegsverletzungen der Kiefer. Dtsch. Mil.arzt 1940.

—, Die Kriegsverletzungen des Gesichts und des Gesichtsschädels. J. A. Barth, Leipzig 1943.

GAUSE, G., Peremesin zur Verhütung des postoperativen Erbrechens. Münch. med. Wschr. 1939.

GEIG, F., Vitallium, skull plates. J. amer. med. Assoc. 117, 1941.

GEISTHÖVEL, W., Die intravenösen Betäubungsmittel als Kurz-Basis-(Kombinations) und Langnarkosen. Münch. med. Wschr. 1940.

GERRIE, J., One hundred broken noses. Canad. med. Assoc. J. 1938.

GILL, W., Fractures of the facial bones. Annal. of Otol. 1937.

GILLIES, H., Die Deformitäten der syph. Sattelnasen. Dtsch. Z. Chir. 250. 1938,

—, Practical use of the tubed pedicle flap. Amer. J. Surg. Nr. 3, 1939.

GNILKA, H., Über die Erfordernisse bei vollständigem Ersatz der Nase nach dem indischen Verfahren. Würzburg Diss, 1936.

GOEDEL, R., Zschr. H.N.O. 1948, Bd. 1.

GONZALEZ LOZA, M., Methode zur Verschönerung der gequetschten Nase ohne Transplantation. Rev. med. del Rosario 1938.

GOT, Les fractures récentes du nez. Rev. de Laryng. 1939.

GREIFENSTEIN, A., Kriegschirurgie im Reservelazarett. Steinkopff, Dresden u. Berlin.

GRIESMANN, Effect of a typical nasal plastic correction on facial expression. Arch. of Otolaryngol. 46, 1947.

GÜNTERT, Allo- oder Autoplastik. H.N.O. 1949.

—, Zur Technik der Rippentransplantation. H.N.O. 1949, Bd. 1.

GUGEL, W., Zur Salbenbehandlung in der Chirurgie. Med. Klin. 1941.

GULECKE, Die chirurg. wichtigsten Eingriffe in der Augenhöhle. KIRSCHNER: allgemeine und spezielle Operationslehre. Springer, Berlin 1935, Bd. III, 1.

GUTTMANN, M., Plastic Surgerie in Prague. Laryngoscop 49, 1939.

GYERGYAY, A., Gemeinsame Leitungsanästhesie der Nase und ihrer Nebenhöhlen. Orv. Közl 3, 1942.

HARTEL, F., Intracranielle Methode der Leitungsanästhesie des Ganglion Gasseri. Zbl. f. Chir. 1912, Nr. 21.

HAGENTORN, A., Gesichtsplastiken. Arch. klin. Chir. 1939.

HALLE, M., The occurence of facial paralysis and methods for its correction. Laryngoscop 48, 1938.

HAMMER, Die freie Hauttransplantation in der Wiederherstellungschirurgie des Gesichts und der Mundhöhle. Klin. Wschr. 1948.

HARA, H., Die Radiumbestrahlung bei der Behandlung von Narbenkeloiden. Z. Ot usw. 47, 1941.

HARTMANN, E., Plastische Gesichtsoperationen. Nord. Med. 1940.

HELLENTHAL, Über den plastischen Ersatz der Nasenspitze. Chirurg 10, 1938.

HENNEBERT, P., Deux cas de cheiloplastic. Bull. Soc. belge Ot. etc. Nr. 1, 1938.

HERRMANN, Ztschr. f. Hals- usw. Heilkde. 1938.

HERSCHENDÖRFER, A., A., Zur Schaffung eines künstlichen prothesenfähigen „Bindehautsackes" durch freie Überpflanzung von Oberhaut. Z. Augenheilkde. 1934.

HILDEBRAND, Klin. Wschr. 1911, Nr. 30.

HILLEBRANDT, Zbl. Chir. 1928.

HIRSCH, C., Lehrbuch der Lokalanästhesie des Ohres und der oberen Luftwege. Enke, Stuttgart 1925.

HOLDEN, W. H., Injuries of the auricle. Surg. clin. N. Americ. 21, 1941.

HOLLE, F., Praktische Erfahrungen über die Schmerzbekämpfung in der Kriegschirurgie des Hauptverbandplatzes und des Feldlazarettes. Dt. Mil.arzt 7, 1942.

HOFENDAHL, A., Die Bekämpfung der Kokainvergiftung im Tierversuch. Acta otolaryng. 1922.

HOFFMANN u. KOCHMANN, Verminderung der Novocainkonzentration d. Kaliumsulfats bei der Lokalanästhesie. Dt. med. Wschr. 1912.

HOFFMANN, W., Treatment of keloid. Arch. phys. Ther. 1937.

HOFRATH, H., Die orthopädische Behandlung von Verletzungen des Gesichts in Lindemann usw., Die Chirurgie des Gesichts, der Mundhöhle und der Luftwege. Urban & Schwarzenberg, Wien 1941.

HUBMANN, Stammanästhesie des N. maxillaris. durch das Foramen palatinum majus. Zahnärztl. Rundschau 33, Nr. 8, 9 u. 47.

HÜNERMANN, Arch. f. Ohrenheilkde. 1943.

HUMC, E. C., Treatment of nasal fractures. Americ. J. Orthodont a. Surg. 1941, Nr. 27.

IMRE, Operationen an den Lidern (in Thiel: Ophthalmologische Operationslehre). Thieme, Leipzig 1942.

IESU, G., Die Auswahl der Anästhesie in der Kriegschirurgie. Rev. espan. Med. y Cir. Guerra, 5, 1940.

ISHII, T., 150 Fälle von kosmetischer Plastik. Otològia (Tokio) 11.

IVANISSERICH and FERRARI, Rhinoplasty. Argent. method. Surg. etc. 1940.

IVY and MILLER, Plastic Surgerie. Arch. of otolaryng. 1938.

JAENSCH, P. R., Die Beteiligung des Auges und seiner Adnexe an den Verletzungen im Bereich des Mundes, der Kiefer und des Gesichts in Lindemann: Die Chirurgie des Gesichts usw. Urban u. Schwarzenberg, Berlin u. Wien 1941.

JAKOO, M., Zur Technik der operativen Korrektur des eingesunkenen Nasenrückens. Chirurgija 5, 1938.

JENKINS, H., Plastic Surgerie of the head and face. Surg. Clin. N. Americ. 21, 1941.

JOOS, A., Knorpelplastik bei Sattelnasen unter besonderer Berücksichtigung der Freiburger Methode. Freiburg Diss, 1941.

JOSEPH, Nasenplastik und sonstige Gesichtschirurgie. Curt Kabitzsch, Leipzig 1931.

KAFER, Feldchirurgie. Steinkopf, Dresden u. Leipzig 1942.

KASPAR, Über die Wertung und Durchfuhrung der rectalen Avertin-Basisnarkose. Arch. klin. Chir. 1933, Bd. 195.

KAST, H., Über einen Wundverschluß mit Kollodiumverband. Plst. chir. 1940.

KELLY, J., The treatment of fractures of the face and nose. Laryngoscop 49, 1939.

—, Fractures of the nose. Amer. J. Surg. 3, 1937.

KETTEL, K., Chirurgische Behandlung der peripheren Facialisparese. Ugeskr. Laeg. 1942.

KILLIAN, Klin. Wschr. 1931, II.

KINDLER, Arch. f. Ohren- usw. Heilkd. 1942.

KIRKHAM, H., The use of preserved cartilage in ear reconstruction. Ann. Surg. 111, 1940.

KIRSCHNER, Hautfreie Stielbildung. Dt. med. Wschr. 1920.

—, Allgemeine und spezielle chirurgische Operationslehre. Springer, Berlin 1927.

—, Lokalanästhesie. Naunyn-Schmiedebergs Archiv 1938.

KLEINSCHMIDT, O., Die Eingriffe am Gesicht und am Gesichtsschädel, in der allg. u. spez. Opera tionslehre von Kirchner.-Springer, Berlin 1935, Bd. III.

—, Plexiglas zur Deckung von Schädellücken. Chirurg 1941.

KLICPERA, L., Zur Korrektur der knorpligen Schiefnase. Arch. Ohr- usw. Heildk. 1940.

—, Kombinierte Nasenplastik. Mschr. Ohrenheilkd. 1940.

KNAPP, im Hdb. der Ohrenheilkunde von Marx. Fischer, Jena 1947.

KOCH, FR., Über Nasen- und Ohrenprothesen. Arch. Ohr- usw. Heilkd. 152, 1943.

KOCHMANN u. ZORN, Über die Kombination von Arzneimitteln. Dt. med. Wschr. 1912.

KÖBCKE, Übersichtsref. über Verbrennungen. Dt. med. Wschr. 1947.

KÖNIG, Deckung von Defekten der Nasenflügel. Berl. klin. Wschr. 1902.

KOFLER, K., Granatsplitter in der Kieferhöhle und unteren Muschel. Zbl. H.N.O.-Heilkde., Bd. 33.

KOHLER, Mit Röntgenstrahlen behandelte Narbenkorrekturen. Münch. med. Wschr. 1918.

KOWARSCHIK, J., Die Behandlung der Facialislähmung. Wien. klin. Wschr. 1941, 1.

KRATZER, F., Spätfolgen nach Schußverletzungen der Kieferhöhle. Würzburg Diss, 1939.
KREIBIG, W., Vereinfachte Operationsmethoden zum Ersatz der Augenlider. Enke-Verlag, Stuttgart 1940.
KÜNSTLER, W., Conziderazione su alcumi casi di chirurgia plastica. Chirurgia plast. 1939.
KUHNT, Zschr. Augenheilkd. 1908.
LEDERER, L., Zwischenfälle bei Septumanästhesie. Arch. Ohr- usw. Heilkd. 150, 1941.
LENDLE, L., Über Vergiftungsmöglichkeiten bei der örtlichen Betäubung mit Kokain-Ersatzpräparaten. Dt. Zschr. f. gerichtl. Medizin 1937.
LEONHARD, D. et GELINAS, Über einen metallischen Fremdkörper des Sinus frontalis. Un. med. Canada 62, 1933.
LEXER, E., Wiederherstellungschirurgie. Ambr. Barth, Leipzig.
—, Ersatz der Ohrmuschel. Arch. klin. Chir. 1910, Bd. 32.
—, Die freie Transplantation. Internat. Chir. Kongreß. New York 1914.
—, Die freien Transplantationen. Neue dt. Chirurgie 1924, Bd. 26a und b.
LINDEMANN, Neue Gedanken über plastische Wiederherstellung angeborener und erworbener Defekte. Chirurg 3, 1931.
—, Leitfaden der Chirurgie und Orthopädie des Mundes und der Kiefer. Meußer, Leipzig.
—, LANGE, FRENZEL, Die Chirurgie des Gesichts, der Mundhöhle und der Luftwege. Urban und Schwarzenberg, Berlin u. Wien 1941.
LITINSKIJ, A. M., Die Transplantation des Leichenknorpels bei Nasendeformationen nach der Methode v. Prof. Michelson in der ambulanten Praxis. Nov. chir. Arch.
LORENZ, O., Die chirurgisch orthopädische Behandlung der partiellen und totalen Nasendefekte. Zbl. Chir. 1943.
—, Die Wiederherstellung des Unterlippen- und Kinndefektes. Med. Monatsschr. 1947.
—, Sterilisation großer Paladonstücke in der Wiederherstellungschirurgie. Med. Klin. 42, Nr. 5.
LOUNSBURY, J., Treatment of hematoma of the ear by means of a new pressure clamp. Arch. of Otolaryng. 1941.
MAJ, M., Sulla velocità di reparazione della mucosa orale. Boll. Soc. ital. Biol. 1942.
MALBEC, E., Ästhetische Chirurgie. Semana méd. 1937.
—, Betrachtungen zur ästhetischen Chirurgie. Semana méd. 1937, II.
—, Ästhetische Chirurgie des Ohrläppchens. Semana méd. 1938.
—, Deformitäten des Ohrläppchens und ihre ästhetische Korrektur. Semana méd. 1938.
—, Elfenbeinprothesen bei den partiellen Nasenplastiken. Semana méd. 1938.
—, Der geistige und seelische Zustand einiger Mißgestalteter. Semana méd. 1939.
—, Plastische und kosmetische Chirurgie. Semana méd. 1939.
—, Korregierende Nasenchirurgie. Semana méd. 1939.
—, Zwei Fälle von Elfenbeinprothesen in der kosmetischen Chirurgie. Semana méd. 1939.
MALINIAK, J., Repairs of facial defects with spezial reformee to the source of a skin grafts. Arch. Surg. 1937.
—, Prevention and treatment of late sequestal in corrective rhinoplaty. Amer. J. Chir. 1940.
—, Reconstruction of deformed chin in its relationsship to rhinoplastik. Amer. J. Surg. 1938.
MANNA, A., Innesti liberi di tessuto adiposo per la restaurazione plastica della regione zigomatica. Chir. plst. 1937.
—, Giudizi e pregiudizi moderni sulla chirurgia plastica. Chir. plast. 3, 1937
—, Interventi plastici nella cura della paralisi facciale. Atti e Mem. Rom. Chir. 1940.
MARCHAND, Der Prozeß der Wundheilung mit Einschluß der Transplantation. Dt. Chir. 1901.
MARCHAND, R., L'idiosyncrasie à la novocaine. Clin. Stomatol. Rev. belge Stomat 36, 1939.
MARÌN, R., Kosmetische Chirurgie und Psyche. Rev. San. nav. 1938.
MARX, H., Kurzes Handbuch der Ohrenheilkunde. Fischer, Jena 1947.
—, (nach Kratzer) Spätfolgen nach Schußverletzungen der Kieferhöhle. Würzburg Diss, 1939.
MARZODKA, H., Zur Frage der freien Fettransplantation als vorbereitende Maßnahme zur Osteoplastik. Dtsch. zahnärztl. Wschr. 1941.
MATSUDA, R., Die plastischen Operationen der Sattelnase usw. Zschr. Otol. 1936.
MAZZI, L., Un anno di shirugia plastica di guerra. Giorn. Med. mil. 1942.
MEADE and OCHSNER, The relative value of catgut, silk, linen and cotton as suture materials. Surgery, 7, 1940.

MEYER, W., Dt. zahnärztliche Wschr. 1943, Nr. 3.
MEYER, J., Epidermis und Hautverpflanzung. Neue Dt. Chirurgie, Enke, Stuttgart 1919.
MITTERMAIER, R. Zschr. Hals- usw. Heilkd. 1940.
—, Zur Wundversorgung kriegsmäßiger Verletzungen des Kopfes und des Halses. Arch. Ohr- usw. Heilkd. 1943.
MOENCH, A., Die Infiltrationsanästhesie im entzündeten Gewebe. Ärztl. Forschung 1947.
MONCORPS, C., Starre Dauerprothesen oder elastische, kurzlebige Prothesen für Nasendefekte. Münch. med. Wschr. 1939.
MOWLEM, R., The use and behaviour of ilac bone grafts in the restoration of nasal contour. Rev. Chir. struct. 1938.
MÜLLER-MEERNACH, O., Eine Erleichterung zur Herstellung der Thiersch'schen Läppchen. Münch. med. Wschr. 1942.
MÜNDNICH, K., Die Schußverletzungen des Ohres und der seitlichen Schädelbasis. Georg Thieme, Leipzig 1944.
NAFTZGER, J. B., Brüche des Gesichtsknochens mit Beteiligung der Nasennebenhöhlen. Ann. of Otol. 1928.
NARSAKI, Kugelverletzungen durch die Augen- und Kiefernhöhle. Zbl. Hals- usw. Heilkd., Bd. 22.
NASIELL, V., Zur Prothesenlehre des Ohres. Acta otolaryng. 1938.
NEFF, G., Acetytcholin in der Wiederherstellungschirurgie. Plast. chirurg. 1940.
NEUGEBAUER, Paladon in der korrektiven, plastischen Nasenchirurgie. H.N.O. 1949.
NEW, G. and JOHN, Repair of postoperative defects of the lips. Amer. J. Surg. 1939.
NEW, G. and DIX, The repair of Defects of the frontal bone. Surg. etc. 1940.
NEW, G. and JOHN, A method to prevent fresh costal cartilage grafts from warping. Amer. J. Surg. 1941.
NEWMANN, J., Reconstruction of the ear, Surg. 1941.
NOELL, A., La Chirurgie esthétique. Son rôle social, Masson & Co., Paris 1926.
OEHLENSCHLÄGER, H. H., Die Verletzungen der Nasennebenhöhlen durch Stich, Schuß oder stumpfe Gewalt. Frankfurt Diss, 1939.
OSSENBACH, N., Stirnhöhle und Trauma. Berlin Diss, 1937.
OTT, H., Körperbau und Heilungsneigung. Erbblätter des Hals- usw. Arztes 1942.
OULELA, F., Versager und Nebenwirkungen bei der örtlichen Betäubung. Zschr. Stomat. 1938.
PADGETT, E., Total reconstruction of the auricle. Surg. 1938.
PALMER A., Complications following rhinoplasty. Arch. of otolaryng. 28.
PASSOT, R., Chirurgie esthétique pure. Doin & Co., Paris 1931.
PASSOW u. CLAUS ,Operationen am Gehörorgan. Bier-Braun u. Kümel, Leipzig 1920.
PERI, M., De l'utilisation du cartilage costal en chirurgie nasale. Rev. Chir. struct. 7, 1937.
PERRET, W., Über zwei Todesfälle nach Einspritzung 1% Novocain-Suprareninlösung. Med. Klin. I, 1941.
PERTHES, Lappenvorbereitung in situ. Zbl. Chir. 1917.
PERWITZSCHKY, R., Temperatur und Feuchtigkeitsverhältnisse der Atemluft in den Luftwegen, I. Mitteilung. Arch. H.N.O.-Heilkd. Bd. 117. 1927,
—, II. Mitteilung, Bd. 1, 1930.
—, Farbige Kokainlösung zur Verhütung von Verwechslungen mit Novokain-Injektionslösungen. Arch. H.N.O.-Heilkd. 1928.
—, Eine Verbesserung der Bruningschen Stirnlampe. Zschr. H.N.O.-Heilkd. 1933.
—, Klinische Erfahrungen mit der Evipan-Natrium-Narkose. Zschr. H.N.O.-Heilkd. 1933.
—, Über eine neue intravenöse Narkose mit Evipan-Natrium. Kongreß süd-westdeutscher H.N.O.-Ärzte Heidelberg 1933.
—, Die Verwendung der Evipan-Natrium—Narkose bei Ohren-, Nasen-, Halsoperationen. Fol laryng. 1933.
—, Behinderte Nasenatmung und deren Einwirkung auf die Luftwege. Ärztetagung Bad Salzbrunn 1936.
—, Die Plattendrahtnaht bei Gesichts- und Kieferschüssen. 1. Mitteilung, Zschr. H.N.O.-Heilkunde 1942, Bd. 48.
—, 2. Mitteilung, Zschr. H.N.O.-Heilkd. 1943, Bd. 48.

PERWITZSCHKY, R., Die frühzeitige Naht bei Kiefer- und Gesichtsschussen. Kongreß der dt. H.N.O.-Ärzte Breslau 1943, Zschr. H.N.O.-Heilkd. 1943.
—, Die Behandlung frischer Gesichtsverwundungen. Tagung der beratenden Sanitätsoffiziere 1943.
—, Die Anwendung des Dieterschen Feldriesen- und Handmagneten zur Lokalisationsdiagnose und Entfernung von Geschoßteilen. Zschr. H.N.O.-Heilkd. 1944.
—, Die Kriegsverletzungen des Halses, der Nase und des Ohres. „Der Kriegschirurg". Brandt-Rostock 1944.
—, Die operative Behandlung der Kiefer- und Gesichtsverwundungen. Breslauer chirurg. Gesellsch. 1944.
—, Die moderne Gesichtschirurgie. Vortrag gehalten vor den San.-Offizieren der Heeresgruppe A. Krakau 1944.
—, Die frühzeitige Naht bei Kiefer- und Gesichtsschüssen. Zschr. H.N.O.-Heilkd. 1943. Verhandlungs-Bericht.
PFITZNER, Klin. Wschr. 1929.
PIERCE and O'CONNOR, Reconstruction surgery of the nose. Ann. of Otol. 1938.
PIERI, G., Contributio alla chirurgia plastica del naso. Chir. plast. 1940.
PLACINTEANU, G. und DOBRESCU, Die Abtragung des Ganglion cervicale sup. als Behandlung der peripheren Facialislähmung. Zbl. Chir. 1942.
PONT, A., Prothèse cranienne et restauration nasale fracture du nez enfoncement de la region frontale. Rev. Chir. 1937.
PORTMANN, G., Traité de technique opérative oto-rhino-laryngologique. Paris Masson & Co., 1931.
PREVOT, Les réactions fibreuses hypertrophiques après intervention esthétiques sur la nez practiquées par voie endo-nasale. Rev. chir. struct. 1937.
PRISAUT, M., Chondrale Autoplastik bei Sattelnasen. Fol otolaryng. orient. 1936.
—, Knorpelplastik bei Sattelnase. Z. usn. Boll. 1937.
RACOVEAU, V., Nos résultats de dix ans de chirurgie esthétique du nez . Rev. chir. struct. 1938.
RADIAN, I., Todesfälle durch Lokalanästhesie. Rev. Med. 1938.
RAGNELL, A., Die moderne plastische und kosmetische Chirurgie, ihr Wirkungsgebiet usw. Nord. med. Tidskr. 1938.
RAPIN, M., Brèves considérations sur la chirurgie corrective du nez. Rev. med. Suisse 1937.
REBELO, J., Atresie der Nasenlöcher. Rev. otolaryng, Sao Paulo 1937.
—, Fortschritte der plastischen Chirurgie des Kopfes und des Halses quer durch die Bibliographie von 1939. Reh. brasil. ot. etc. 1940.
REHAK, P., Plastik nach Stirnhöhlenoperation mit Knochenimplantation. Mschr. Ohrenheilkd. 1937.
REHN, E., Die freie Fettransplantation. Arch. f. klin. Chir. Bd. 98, 1912.
—, Metamorphose des verpflanzten Fettgewebes unter funktioneller Beanspruchung. Internat. Chir. Kongreß, New York 1914.
—, Wiederherstellungschirurgie einschl. der Verwendung freier Transplantationen. Arch. klin. Chir. 1936.
REICHENBACH, Ergebnisse frontnaher Wiederherstellungschirurgie bei Gesichtsverletzungen. Dt. zahnärztl. Wschr., H. 33/42.
REICHENBACH und FRASSDORF, Jkurse ärztl. Fortbildung 1941.
RENIE, R., Management of the traumatized nose. Surg. Clin. N. Amer. 1939.
RETHI und POLGAR, Jochbeinfraktur mit Verletzung der Kieferhöhlenwand. Kgl. Ges. d. Ärzte zu Budapest 1932.
RODE, B., Zur Technik des Gipsverbandes in der Behandlung der Nasenbeinfrakturen und Deformatäten. Z. Hals- usw. Heilkd. 1938.
ROHRSCHNEIDER, Operationen zur Herstellung einer prothesenfähigen Höhle. In Thiel: Ophthalmologische Operationslehre, Thieme, Leipzig 1945.
ROLLIN, H., Zur Frage der Korrektur der Sattelnase. Hals- usw. Arzt, I, 1937.
ROSTOCK, P., Die Nasenbeinfrakturen und ihre Behandlung. Med. Welt 1939.
—, Kompendium der Chirurgie. Urban u. Schwarzenberg, Berlin u. München.
ROSTOCK und BRANDT, Der Kriegschirurg 1944.

ROTH, W. Unresorbierbares Nahtmaterial. Ärztliche Praxis II/2.

ROTTER, W., Über die Gefahr der Blutaspiration bei Schädelverletzten unter besonderer Berücksichtigung kapillärer Sickerblutungen aus den Schleimhäuten der Nase und ihrer Nebenhöhlen. Dtsch. Mil.arzt 1942.

RUPPE, CH., Plaies de guerre de la face. Presse méd. 1939.

SAFIAN, J., An elevation of rhinoplasty. Rev. chir. struct. 1938.

SAFIAN, J., Failures in rhinoplastic surgery. Causes and prevention. Amer. J. Surg. 1940.

SALZBERGER, M., Siebartig durchlöchertes Elfenbein, eingepflanzt zur Korrektur der Sattelnase. Fol. otolaryng. 1936.

SÁNCHEZ-ARBIDE, A., Über Hauttransplantation. Semana méd. 1937.

SANVENERO-ROSELLI, Innesti e trapianti cutanei in chirurgia plastica del viso. Atti e Mem. Soc. Chir. 1937.

—, Plastische Chirurgie in Kriegszeiten. Zschr. ärztl. Fortbildung 1941.

SARBU, Die intravenöse Narkose in der Kriegschirurgie. Chirurg 14, 1942.

SARNOFF, J. A., Simplified operation for hump, hook and twist of the nose. Surg. 7, 1940.

SCAVUZZO, R., Kosmetische Chirurgie der Nase. Semana méd. 1939.

SCHER, S., The deformed nose. Arch. of otolaryng 1941.

SCHMIDT, L., Traumatische Schädigungen, insbesondere auch Spätschädigungen der Nasennebenhöhlen. München Diss, 1938.

SCHMIDT, R., Über brauchbare Prothesen für Nasen- und andere Gesichtsdefekte. Münch. med. Wschr. 1938.

SCHMISCHKE, A., Die Entwicklung der Nasenprothesen. Münster Diss, 1939.

SCHNEIDER, K. W., Die Wangenzuglappenplastik bei Unterlippen und Kinnweichteildefekten. Zschr. Hals- usw. Heilkd., Bd. 50.

—, Über den plastischen Ersatz von Nasendefekten. Zschr. Hals- usw. Heilkd. 1943.

—, Die Meningitisgefahr nach operativen Eingriffen bei chronischen, durch Kriegsverletzungen hervorgerufenen Nebenhöhleneiterungen. Zschr. Hals- usw. Heilkd. 1943.

SCHÖNE, Die heteroplastische und homoplastische Transplantation. Springer, Berlin 1912.

SCHÖRCHER, F., Septische Chirurgie und Feldchirurgie. Thieme, Leipzig.

SCHUCHARDT, K., Ersatz des Ohrläppchens mit einem Rundstiellappen vom Hals. Zbl. Chir. 1942.

—, Ein Beitrag zur Deckung von Gaumendefekten mit extraoralem Rundstiellappen. Dt. zahnärztl. Wschr. 1942.

—, Der Rundstiellappen in der Wiederherstellungschirurgie des Gesichts- und Kieferbereichs. Thieme, Leipzig 1944.

SCHULZ, E., Über Teilplastiken der Nase. Königsberg 1936.

SEIFERT, Kopfverletzungen (in Thönnis, Seifert, Richert Lehmann, München und Berlin.

SEIFFERT, Über die Schußverletzungen der Nasennebenhöhlen. Zschr. Hals- usw. Heilkd. 1943.

SEIFFERT, A., Die Operationen an Mund, Nase und Ohr. Leipzig-Kabitzsch. 1939.

—, Die Beteiligung der Nasenhöhle und der Nebenhöhlen, sowie des Nasenrachens an den Verletzungen des Mundes, der Kiefern und des Gesichts. In Lange, Lindemann und Frenzel: Chirurgie des Gesichts usw. Urban & Schwarzenberg, Berlin u. Wien 1941.

SELZER, A., History of plastik surgery. Laryngoscop 1941.

SEEMEN, H. v., Über allgemeine Grundsätze und Anwendungsgebiete der Wiederherstellungschirurgie. Jkurse ärztl. Fortbildung 1938.

SHEEHAN,, J. De la paralysie du nerf facial et de trois méthodes chir. pour remédier à ses consequences. Congr. franc. Chir. 1936.

—, Plastik surgery of the nose. London Oxford Univ. Press., 1937.

—, The use of free full thickness skin grafts. J. amer. med. Assoc. 1939.

SIEGEL, Erfahrungen an 2000 paravertebralen Leitungsanästhesien. Med. Klin. 1918.

SIEMENS, H., Die Technik von Kunstnasen und Kunstohren. Nederl. Tijdschr. Geneesk. 1938.

—, Bemerkungen über brauchbare Prothesen für Nasen- und Gesichtsdefekte. Münch. med. Wschr. 1938.

SIMON, R., Über Nasenbeinbrüche. Münster Diss. 1936,

SPECHT, F., Fachärztliche Erfahrungen über Gesichtsschädelverletzungen in Krieg und Frieden. Münch. med. Wschr. 1942.

—, Über Folgen unzureichender Versorgung von Verletzungen der Nase und ihrer Nebenhöhlen. Zschr. Hals- usw. Heilkd. 1943.

SPRETER VON KREUDENSTEIN, Gewebsverluste durch Noma und ihre plastische Deckung. Klin. Wschr. 1948.

STADLER, H., Die traumatische Sattelnase und ihre chirurgische Wiederherstellung. München Diss. 1936,

STAEHLER, F., Zur Frage der Bekämpfung von Erregungszuständen nach intravenösen Narkosen. Schmerz usw. 1939.

STEFANI, F., Riconstructioni delle porcioni sup. e media del naso con procedimento originale. Rev. Chir. 1937.

STEIN, Bruch der vorderen Stirnhöhlenwand. Laryngosc. 1927.

STEURER, O., Die Kriegsverletzungen der Nase und ihrer Nebenhöhlen. Im Lehrbuch der Ohren- usw. Erkrankungen. Bergmann, München 1944.

STRAATSMA, C. R., Plastic reconstruction in face. Laryngoscop 1939.

—, Some problems in Nasal plast. surgery. Laryngoscop 1940.

STRAITH, C., Reconstruction about the nasal lip. Amer. J. Surg. 1939.

—, and DE KLEINE, Plastic surgery in children. J. amer. med. Assoc. 1938.

— —, Surgery of the head and neck. Surg. etc. 1938.

— and SLAUGHTER, Grafts preserved cartilage in restorations of facial contour. J. amer. med. Assoc. 1941.

SZENDE, B., Vorübergehende Ophthalmoplegie und Amaurose bei Septumanästhesie. Mschr. Ohrenheilkd. 1937.

THEODORESCU, D., Die Frakturen des Jochbeins. Z. Stomat. 1942.

THIEL, Ophthalmologische Operationslehre. Thieme, Leipzig.

THIELEMANN, Pantocainvergiftungen bei Schleimhautoberflächenanästesie, Prophylaxe mit Glykogenspeicherung. HNO 1948.

TÖNNIES, Richtlinien für die Behandlung der Schußverletzungen des Gehirns usw. Lehmann, München u. Berlin.

TWYMAN, E. D., Nose defects, partial. A new modification of the ,,French" method of restoration with sliding flaps. of adjoining tissue. West. J. Surg. 1940.

USAI-GALLARDO, A., Neue Methode statischer Korrektur der Gesichtsnervenlähmung zu zwei Zeiten. Chirurgia plastica 7, 1941.

VARA-LOPEZ, R. und NEGRETE, Eine neue Methode der kosmetischen Hautnaht. Med. espan. 1940.

VOSS, O., Die Verletzungen und chirurgischen Krankheiten des äußeren Ohres. Katz-Blumenfeld: Hdb. der speziellen Chirurgie des Ohres und der oberen Luftwege. Kabitzsch, Leipzig 1924.

—, Die Chirurgie der Schädelbasisfrakturen (nach Öhlenschläger). Die Verletzungen der Nasennebenhöhlen durch Schuß, Stich und stumpfe Gewalt. Frankfurt Diss. 1939,

VORSCHÜTZ, Zbl. Chir. 1929, 12.

WALDAPFEL, R., Eine seltene Schußverletzung. Zbl. HNO-Heilkd., Bd. 21.

WASSMUND, M., Lehrbuch der praktischen Chirurgie des Mundes und der Kiefer. Barth, Leipzig 1939.

—, Die Nahtvereinigung der Gesichtswunden, ihre Grundsätze und Technik. Dtsch. zahnärztl. Wschr. 1943.

WEBSTER, J., Thoraco-epigastric tubed pedicles. Surg. Clin. N. Amer. 1937.

WEILAND, Über endokranielle Verwicklungen bei traumatisch entstandenen Stirnhöhleneiterungen H.N.O. 1948.

WESTERBORN, A., Moderne chirurgische Betäubung. Sr. Läkartiden 1941.

WESTERMANN, Ausgewählte Kapitel aus der allgemeinen und speziellen Chirurgie. Thiel: Ophthalmologische Operationslehre. Thieme, Leipzig 1945.

WOLFE, M., The partial saddle nose: A simplified technique without the use of implant or transplant. Ann. of Otol. 1940.

WÜST, Über die Unterbindung der Arteria carotis communis und interna. Tagung der westdeutschen HNO-Ärzte. Koln 1949.

WUSTROW, Nebenhöhlenerkrankungen als Folge von Oberkieferbrüchen. Dtsch. zahnärztl. Wschr. 1940.
ZEMBALD, Zur Plattendrahtnaht aber nicht bei Kinndefekten. Zschr. HNO-Heilkd. 1943.
ZENO, L., Korrektive Nasenplastik. Ann. Chir. 3, 1937.
—, Sattelnase, Einsenkungen und Seitenabbiegung der Nase. Ann. Cir. 4, 1938.
—, Nasenbeinbrüche; Gipsauflage. Bol. Soc. Cir. Rosario 1938.
—, Kosmetische Chirurgie der Nase. Ann. Otol. etc. Uruguay 8, 1938.
—, Die plastische Chirurgie in Italien. Bol. Soc. Cir. Rosario 1939.
ZINSSER, Bemerkungen über brauchbare Prothesen für Nasen- und Gesichtsdefekte. Münch. med. Wschr. I, 1939.

Sachregister

Band 44:

Erich Sonntag

Krampfadern

Einschl. Ekzem, Beingeschwür, Venenentzündung und Elephantiasis

Groß-Oktav. Mit 42 Abbildungen. VII, 76 Seiten. 1950. Ganzleinen DM 7.50

Das sehr verbreitete Krampfaderleiden mit seinen verschiedenen Folgekrankheiten beansprucht schon von jeher das besondere Interesse des Praktikers. Die vorliegende ausführliche Darstellung zeigt, daß es in den meisten Fällen in der Praxis gelingt, durch Einspritzung geeigneter Heilmittel das Leiden mit Erfolg zu behandeln.

Band 46:

Helge Sjövall

Die Chirurgie der Poliomyelitis

Groß-Oktav. Mit 52 Abbildungen. VIII, 98 Seiten. 1951. Ganzleinen DM 13.80

Die Kinderlähmung und die Bekämpfung ihrer Folgen gehören zu den wichtigsten Aufgaben der Medizin. Gerade die praktischen Ärzte und die Nichtspezialisten bedürfen eines orientierenden Überblicks über die Möglichkeiten, auf chirurgischem Wege und mit den Hilfsmitteln eines allgemeinen Krankenhauses die Folgen dieser Volkskrankheit zu begrenzen.

Band 48:

Theodor Schultheis

Der unfreiwillige Harnabgang

Diagnose, Klinik und Therapie der Harninkontinenz

Groß-Oktav. Mit 46 Abbildungen. VIII, 109 Seiten. 1951. Ganzleinen DM 12.—

Das vorliegende Werk ist die Frucht langjahriger wissenschaftlicher und klinischer Beschäftigung mit urologischen Fragen. Durch sorgfaltige und kritische Auswertung von Untersuchungsergebnissen an zahlreichen Kranken sind die neuen Erkenntnisse und Vorstellungen des Verfassers gewachsen. Das Buch bringt damit einen wesentlichen Fortschritt für das Verständnis des unfreiwilligen Harnabganges und ist daher für die wissenschaftliche und praktische Medizin von großer Bedeutung.

Band 50:

Rudolf Stich

Der Darmverschluß und sonstige Wegstörungen des Darmes

Groß-Oktav. Mit 66 Abbildungen. Etwa 200 Seiten. 1951. Ganzleinen DM 16.80

Seit der Veröffentlichung der grundlegenden deutschen Werke über den Darmverschluß sind Jahrzehnte vergangen. Manches, was vorher unklar war, hat sich seitdem klären lassen, neue Fragen sind aufgetaucht, neue Hilfsmittel gefunden, um den Kampf mit dieser gefahrlichen Krankheit zu bestehen. Alle neuen Erkenntnisse und Erfahrungen uber den Darmverschluß hat der Verfasser in dem vorliegenden Werk eingehend erörtert. Das Buch dient vorwiegend praktischen Zwecken und wird gerade auch dem weniger erfahrenen Arzt und Chirurgen wesentliche Kenntnisse auf diesem Gebiet vermitteln.

Band 53:

Karl Vogeler

Die Chirurgie der Hernien

Groß-Oktav. Etwa 280 Seiten. In Vorbereitung

Die Lehre von den Hernien wurde in den letzten Jahren immer ausgefeilter und das Urteil über die Eingriffe immer fester und sicherer. Trotzdem herrscht noch heute über die wichtigsten Fragen keine Einigkeit unter den Chirurgen.

So gehört auch das Gebiet der Hernien zu den medizinischen Themen, die noch in keiner Weise abgeschlossen sind, sondern immer wieder nach einem gewissen Zeitraum neu bearbeitet werden müssen. Wie die Hernienlehre in der Gegenwart gesehen wird, will das vorliegende Buch darstellen.

FSC
www.fsc.org
MIX
Papier | Fördert gute Waldnutzung
FSC® C083411

Zeitfracht Medien GmbH
Ferdinand-Jühlke-Straße 7
99095 Erfurt, Deutschland
produktsicherheit@kolibri360.de